"十四五"普通高等教育本科部委级规划教材

# 食品毒理学

**Shipin Dulixue**

裴世春  闫鑫磊◎主编

U0217043

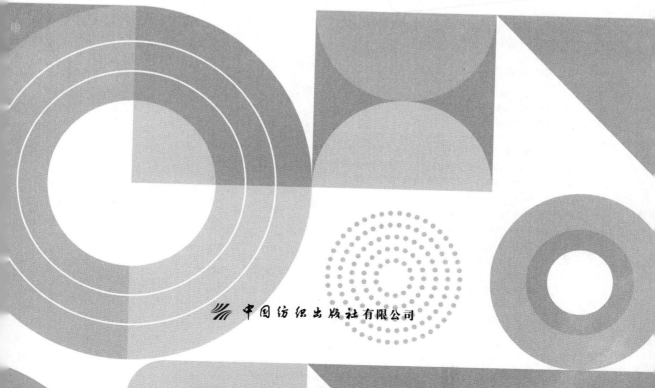

中国纺织出版社有限公司

# 内 容 提 要

食品毒理学是现代毒理学的一个分支学科,主要研究食品中有害外源化学物对机体产生的不良作用及其机制,并确定这些物质的安全限量和安全性评价,是现代食品科学的一个重要组成部分。本书共13章,内容涵盖食品毒理学的基本概念、研究范畴和方法、评价标准和法规等。书中重点介绍了外源性化学物质在体内的生物转运及转化、毒作用机制及影响因素、毒性评价方法、生殖毒性、免疫毒性、致突变和致癌作用,以及风险评估理论等内容。

本书在已有的食品毒理学理论基础上吸收了相关标准和研究成果,注重学习内容的实际应用性,适合作为应用型本科院校食品质量与安全、食品营养学、食品科学与工程等专业的教材,同时也可以作为食品学科相关领域专业人员学习的参考书籍。

**图书在版编目(CIP)数据**

食品毒理学 / 裴世春,闫鑫磊主编. — 北京:中国纺织出版社有限公司,2021.5

"十四五"普通高等教育本科部委级规划教材

ISBN 978-7-5180-8160-8

Ⅰ.①食…　Ⅱ.①裴…　②闫…　Ⅲ.①食品毒理学—高等学校—教材　Ⅳ.①R994.4

中国版本图书馆 CIP 数据核字(2020)第 215785 号

---

责任编辑:闫　婷　郑丹妮　　责任校对:王花妮

责任印制:王艳丽

---

中国纺织出版社有限公司出版发行

地址:北京市朝阳区百子湾东里 A407 号楼　邮政编码:100124

销售电话:010—67004422　传真:010—87155801

http://www.c-textilep.com

中国纺织出版社天猫旗舰店

官方微博 http://weibo.com/2119887771

三河市宏盛印务有限公司印刷　各地新华书店经销

2021 年 5 月第 1 版第 1 次印刷

开本:787×1092　1/16　印张:18.75

字数:380 千字　定价:49.80 元

---

# 普通高等教育食品专业系列教材
## 编委会成员

# 《食品毒理学》编委会成员

# 前　言

《关于引导部分地方普通本科高校向应用型转变的指导意见》指出，转型发展要创新应用型技术技能型人才培养模式，课程内容与职业标准、教学过程与生产过程对接，加强实验、实训、实习环节，实训实习的课时占专业教学总课时的比例达到30%以上，建立实训实习质量保障机制。随着国内众多高校的转型发展，适用于应用型大学和高职高专院校教学的教材需求也在不断增加。

本教材主要是为满足应用型大学和高职高专院校的食品质量与安全专业及相关专业的教学需要而编写的教材。在编写过程中主要是以已出版的食品毒理学教材和医学专业的毒理学教材为参考，以国家出台的食品毒理学相关现行有效的国家标准和法规为基础，以公开发表的相关学术论文和著作中的内容为补充，结合国内应用型大学和高职高专院校的食品毒理学教学需求而进行编写。

本教材由通化师范学院、内蒙古农业大学、齐齐哈尔大学、黑龙江八一农垦大学、延边大学、吉林工商学院等六所大学联合编写，具体分工为：第一章"绪论"由通化师范学院裴世春和内蒙古农业大学闫鑫磊编写；第二章"毒理学基本概念"由内蒙古农业大学闫鑫磊和齐齐哈尔大学高建伟编写；第三章"外源化学物在体内的生物转运"、第四章"化学物质在体内的生物转化"由内蒙古农业大学张文羿编写；第五章"毒作用机制"由闫鑫磊和通化师范学院张晓燕编写；第六章"影响毒作用的因素"由内蒙古农业大学的包海泉编写；第七章"食品毒物的一般毒作用及其评价"由闫鑫磊、延边大学李范珠和张华编写；第八章"外源化学物的生殖毒性"、第九章"外源化学物的致突变作用"、第十章"外源化学物的致癌作用"由通化师范学院裴世春编写；第十一章"化学毒物的免疫毒性"由通化师范学院裴世春和延边大学李范珠编写；第十二章"转基因食品的安全性评价"由通化师范学院裴世春和夏广清编写；第十三章"风险分析"由通化师范学院李晓静和吉林工商学院张园园编写。全书由裴世春和闫鑫磊统稿。

由于作者首次主编教材，编写经验不足，书中难免有不妥和疏漏之处，敬请诸位同行和广大读者提出批评指正，以便后期更正、补充和完善。

编者

2021 年 2 月

# 目  录

# 第一章　绪论

**内容提要**

本章主要介绍了食品毒理学的基本概念、发展历史、发展趋势等。

**教学目标**

1. 了解食品毒理学的相关研究内容及其发展过程。

2. 了解食品毒理学的定义、研究对象、研究任务、研究方法及现代技术在食品毒理学中的应用等。

**思考题**

1. 食品毒理学的研究对象是什么？

2. 食品毒理学的研究内容有哪些？

3. 食品毒理学的发展前景？

## 第一节　食品毒理学概述

### 一、食品毒理学的概念

早期人们对毒物的认识主要依据其形态、种类及对人和动物产生的毒性来加以识别，随着人类对毒物的性质及其中毒和解毒机理的不断总结，逐步产生了专门研究毒物的独立学科，即毒理学（Toxicology）学科。毒理学通常也被称为中毒学、毒物学等，我国将Toxicology一般称为毒理学，因此，国内通常将Food Toxicology翻译成食品毒理学。食品毒理学（Food Toxicology）是来源于现代毒理学的一个分支学科，其主要研究食品中外源化学物的性质、来源与形成以及它们对机体产生的不良作用与可能的机制，并确定这些物质的安全限量和安全性评价的一门学科。该学科的作用是从毒理学的角度研究食品中可能含有的外源化学物质对食用者的致毒作用和毒性机理，检验和评价新资源食品（包括外源化学物）的安全性，为食品安全性评估和监控提供科学依据和分析方法。

### 二、食品毒理学的研究对象和任务

食品毒理学的研究对象是食品中有害的外源化学物（xenobiotics），外源化学物是指在外界环境中存在，可能与机体接触进入机体并在体内发生一定生物学作用的化学物质。食品毒理学中所涉及的外源化学物一般是指有害的毒性化学物质。食品中的外源化学物主要包括食材中存在的天然毒性物质、生物性污染物（如细菌毒素和霉菌毒素）、化学性污染物（农药、兽药、环境污染物）、食品添加剂等。毒性物质主要通过化学损伤危害机体，化学损伤是指通过改变机体内生物化学过程从而导致机体器质性病变的损伤。这些化学物质按其毒性强弱可分为剧毒、中毒、低毒、微毒等。对于食品中的外源化学物来说,毒性的大小很大程度上取决于摄入量。某些物质在正常的食用方式和用量下长期食用不会产生毒性,可认为是安全的,但这种安全是有条件的、相对的,如人体对硒的安全摄入量为每日50~200 μg,如低于50 μg则会导致心肌炎、克山病等疾病并诱发免疫功能低下和老年性白内障的发生;但若摄入量在200~1000 μg则会导致中毒,而每日摄入量超过1 mg则可导致死亡。还有类似于亚硝酸盐的过量摄入对正常人造成毒作用,但对氰化物中毒者则是有效的解毒剂的情况。

食品毒理学研究的主要任务是研究食品中化学物的分布、形态及其进入人体的途径和在人体内的代谢规律,阐明中毒发生和发展的各种条件;研究化学物在食品中的安全限量,评定食品安全性,制定相关卫生标准;研究食品中化学物的急性和慢性毒性,特别应阐明其致癌、致畸、致突变、致敏等特殊毒性,并提出相应的安全管理措施。其研究成果为确定食品中外源化学物的安全界限、制定有效防治方法、预防外源化学物对人体的危害提供理论依据,从而达到保证食品安全,进而保障人类健康的最终目标。

### 三、食品毒理学的起源和发展

从人类文明的发展进程可以发现,人类最早发现毒物是一种偶然,大多是在采集食物和寻找食物的过程中发现了某些植物和动物含有剧毒,可以说人类同来之于水、土壤、微生物和动植物中的有毒物质斗争的过程也是世界文明史的一个重要组成部分。因此,与其说食品毒理学是毒理学的分支学科,不如认为毒理学一开始就是人类探索食物安全性的一门古老科学。但是由于古代人类对毒性物质的毒性机理了解程度有限,使得对毒性物质一直存有恐惧心理,因此,早期人们主要是将毒性物质应用于战争、巫术、谋杀和狩猎等。

实际上,古代和中世纪以前传统的药和毒是不分家的,那时人们把了解某些毒药知识的人尊称为"部落的术士"。随着古代社会一些有识之士开始收集、整理和描述民间体验毒素的正反经验教训,毒物开始用于治疗一些特殊疾病,因此长久以来,毒理学一直是药理学范畴的一部分。

古代印度人、中国人、希腊人、埃及人等都有使用毒物的历史,中国有神农氏尝百草一日而遇七十毒的传说,传说神农氏一路游历,一路遍尝所见之物,仔细观察所见之物和食用后的反应,并将观察到的现象和感觉反应记录下来,流传下来《神农百草经》一书,神农氏(公元前2696年)奠定了我国中医药学的基础。传说神农氏活到130岁那天,因在天台山采药,尝试了一种名为"火焰子"的毒草,中毒身亡。后来人们万分悲痛,把"火焰子"称为断肠草。在中国古代丰富的史料中,许多名医都对毒药进行过研究,包括马王堆医书《五十二病方》在乌头解毒方面有详细记载,《后汉书·华佗传》中,华佗配制的"麻沸散"用于医治伤病,其神秘配方及成分到现在也不为人完全了解。另外还有很多毒物记载文献,如巢元方(公元6—7世纪)的《诸病源候论》、孙思邈(541—682年,存在争议)的《备急千金要方》、王焘(670—755 年)的《外台秘要》、王怀隐的《太平圣惠方》(992 年)、陈梦雷(1650—1741 年)的《古今图书集成·医部全录》、吴其濬(1789—1847 年)的《植物名实图考》、藏医毯画"配毒、中毒、毒物及其来历"、古彝族文经书《毒的起源经》等,形成了世界毒物研究不可或缺的重要文献资料。

历史上两河流域是最早的文明发祥地,位于底格里斯河和幼发拉底河之间(美索不达米亚)的最南端,后来称为巴比伦的地区(今伊拉克共和国南部)的早期民族苏美尔人(活动时期在公元前 4000 年至公元前 3000 年末)的经文中提到,苏美尔人崇拜一个名为古拉(Gula,公元前 1400 年)的下毒女神医,由于她掌握魔法、咒语和毒物,所以人们称她为"康复女神"和"伟大的医生"。

据考古研究,古埃及人掌握的毒物学知识非常丰富。早在公元前 3000 年的时候,埃及的第一王朝法老王曼尼斯就已经指派人研究种植有毒植物和药用植物。公元前 1550 年的《埃伯斯纸草文稿》是人类最早的医学记载。古埃及的祭司们是人类历史上已知最早、也是最善于利用毒物的一群人。埃及艳后曾用奴隶来检验天仙子、颠茄和角蟾的毒性。

伟大的希腊医学家盖伦(130—200 年)在其著作中记载了 540 种植物药,180 种动物药和 100 种矿物药。罗马的博物学家普林尼(Pliny,23—79 年)在他的著作《自然史》(Historia Naturalis)一书中记载了多达 1000 种可入药的植物。还有人尝试一点一点地增加毒物的使用量,以达到对它们的免疫,大仲马的《基督山伯爵》中有类似的描写。这些早前研究为欧洲毒理学的发展奠定了基础。

中世纪是现代毒理学的启蒙时期,开始出现大量具有应用价值的著作,包括跟随罗马皇帝尼禄的军队到处征战的希腊著名医生迪奥斯克里德斯(Dioscorides,40—90 年)所写《药物论》(De Mareria Medica)、拜占庭医学著作《毒物学》、阿拉伯医学家贾比尔的《毒物》、阿拉伯医学家阿维森纳(Avicenna)的《医典》(Canon)、穆斯林医学之父拉齐(Rhazes,865—925 年)的《曼苏尔医书》(The Book on Medicine for Mansur)等。

1198 年,在西方文艺复兴前,著名的犹太哲学家、名医摩西·迈蒙尼德(Moses Maimonides,1135—1204 年)著有《论毒物及其解毒剂》(Treatise on Poisons and their Antidotes)一书。书中探讨了生物利用度,注意到牛奶、奶油和黄油可以延缓小肠对毒物的吸收,指出油腻或脂肪食物有减少胃部吸收毒性的效果。这是早期食物和毒物关系研究的成果之一。

中世纪处于启蒙时期的毒理学为近代毒理学的形成创造了条件,随着药物学、法医学等自然科学的发展,毒理学研究内容不断丰富和扩大,继而逐步形成了具有独立学科体系的现代毒理学。在毒理学学科体系形成过程中,著名瑞士医学家帕拉塞尔苏斯(Paracelsus,1493—1541 年)的贡献最为显著,帕拉塞尔苏斯曾提出的毒理学实验等相关原则一直到现在也是毒理学研究的基本依据。

帕拉塞尔苏斯对毒理学的贡献如下:

(1)首次提出"毒物是化学物"和"剂量反应"概念。

在 1567 年出版的第一本关于职业病的著作《矿工病与矿山病》中，论述了金属粉尘及烟雾引起的肺病及其他疾病。书中指出，治疗作用和毒作用同样是化合物的特性，有时两者难以区分。他提出了"What is there that is poison? All substances are poisons, there is none which is not a poison. The right dose differentiates a poison and a remedy"的理论，即"所有物质都是毒物，没有什么物质没有毒性，药物和毒物的区分在于适当的剂量"，该论断清晰地阐述了物质要区别治疗作用和毒作用，"剂量唯一能决定的是该物质是不是毒药""剂量反应"等相关概念。

（2）化学物的毒性研究需要进行试验观察。

（3）第一次提出"靶器官"的概念。

（4）为近代毒理学的诞生奠定了理论基础。

帕拉塞尔苏斯的研究成果为 18 世纪和 19 世纪毒理学发展奠定了良好的基础，在此基础上，Robert Christison（1797—1882 年）、Theodore Wormley（1826—1897 年）、Mathieu Orfila（1787—1853 年）、Louis Lewin（1850—1929 年）和 Eduard Rudlof Kobert（1854—1918 年）等相继出版了毒理学相关教材。其中，法国毒理学家 Mathieu Orfila 在 1814—1815 年首次编写出版了以毒药为主题的毒理学专著《毒物与毒理学概论》（包括英译本《论述发现于矿物、蔬菜和动物王国的毒理学及其与生理学、病理学和法医学之间的相互关系》，*A general system of toxicology, or, a treatise on poisons, found in the mineral, vegetable, and animal kingdoms, considered in their relations with physiology, pathology, and medical jurisprudence*），在书中，他首次提出了毒理学是一门独立的学科，这一著作的出版代表了现代毒理学新学科的诞生，由此 Mathieu Orfila 也被誉为"现代毒理学之父"。

Orfila 最先提出"进入人体的毒素蓄积在一定的组织中"，只有用化学分析法从人体内脏中分离出毒物来，才能够对中毒案件作出公正裁判。

Orfila 对毒理学的贡献如下：

（1）提出毒理学是一门独立的学科。

其代表著作除了《毒物与毒理学概论》以外，先后编辑出版了《医学化学元素》（1817年）、《论中毒的诊断与治疗》（1818 年）、《法医教程》（1823 年）、《尸体腐烂变化》（1830年）等著作。

（2）研究"剂量—反应"关系取得新进展。

Orfila 于 1814~1815 年在法国用几千条狗做实验，系统地观察了有毒物质与生物体之间的"剂量—反应"关系，结论是，小剂量毒物引起的疾病与较大剂量引起的极为相似，在病理变化方面也观察到同样现象。

（3）用尸检材料和化学分析方法作为中毒的法律依据。

Orfila 是历史上第一位在法庭上系统地把尸检材料和化学分析方法作为中毒的法律证据的毒理学家。

早期经典毒理学相关教科书见表 1-1。

表 1-1 早期经典毒理学教科书

| 作者 | 书名,出版年份 |
| --- | --- |
| Eduard Rudlof Kobert(1854—1918) | Practical Toxicology for Physicians and Students, 1897 |
| Louis(Lewis) Lewin (1850—1929) | Textbook of Toxicology, 1885 |
| Mathieu. Orfila(1787—1853) | Traite' des Poisons Tire's des Re'gnes Mineral, Vegetal, Vegetal et Animal, ou Toxicologie Ge'ne'rale, 1812 |
| Robert Christison(1797—1882) | A Treatise on Poisons in Relation to Medical Jurisprudence, Physiology, and the Practice of Physic, 1832 |
| Theodore Wormley(1826—1897) | Microchemistry of Poisons, 1867 |

进入 20 世纪以来,毒理学进入了快速发展时期,毒理学开始从传统的自然毒素和药品的评估扩展到对环境、食品、化妆品、饲料等所有与人类相关的外源性化合物的识别、评估及控制研究,并分化出了各类现代分支学科,比如,法医毒理学、临床毒理学、管理毒理学、食品毒理学、工业毒理学、农药毒理学、军事毒理学、放射毒理学、环境毒理学、生态毒理学、昆虫毒理学、兽医毒理学、人体毒理学、植物毒理学、药物毒理学、器官毒理学、肝脏毒理学、肾脏毒理学、眼毒理学、耳毒理学、神经毒理学、生殖毒理学、免疫毒理学、皮肤毒理学、血液毒理学、细胞毒理学、遗传毒理学、膜毒理学、生化毒理学、分子毒理学、毒代动力学和毒效动力学等,虽然毒理学分支学科众多,但是毒理学研究工作基本上可划分为描述性毒理学(Descriptive toxicology)、机制性毒理学(Mechanistic toxicology)和管理性毒理学(Administrative toxicology)三个领域。

食品毒理学是在大量重大食品安全事故、事件的发生后引起各国政府的关注而逐步形成的。Bernard L. Oser 为食品毒理学的形成和发展做了重要的贡献。19 世纪后半叶,"秘方"药物曾一度风行,并由此发生了几起药物中毒事故。这些"秘方"药物的危害,以及肉食包装工业的欺诈行为,促使美国于 1906 年颁布了《纯食品和药品法》,影响了世界范围内的食品立法。在立法之前正是毒理学家提供了准确的安全性评估数据,从而通过立法遏制了食品掺假问题。

第二次世界大战期间,由于用来控制农作物虫害和增加粮食产量的滴滴涕(DDT)和苯氧除草剂的问世是农药毒理学急剧扩张的重要起因,这些化学有害物的危害开始引起人们的重视。1955 年,莱赫曼(Lehman)和他的同事们为美国食品药品监督管理局(Food and Drug Administration, FDA)制定了"食品、药品和化妆品安全的实验评价程序",这对食品毒理学的发展产生了深远的影响。1958 年,在《联邦食品、药品和化妆品法》中增加了添加剂条款,禁止把任何对人和动物有致癌性的化学物加入食品中。1982 年美国 FDA 对"食品、药品和化妆品安全的实验评价程序"进行了修订补充后,著名的戈登研究会议(Gordon Researche Conference, GRC)举办了毒理学和安全性评价研讨会,克劳德·贝尔德(Claude Bernard)和奥塞尔(Oser)为首届会议主席,戈登会议的举办将食品毒理学带入了一个全新的发展阶段。

1961 年第十一届世界粮农组织大会和 1963 年世界卫生组织第十六届大会批准建立国际食品法典委员会（Codex Alimentarius Commission，CAC），并通过了《食品法典委员会章程》，至此大量食品原料及食品添加物的安全性需要进行科学评估，在此基础上食品毒理学受到各国的重视，开始渐渐发展成为一门重要的毒理学分支学科。

20 世纪 60 年代以来，毒理学及其分支学科和专业队伍在世界范围内进一步扩展，从而推动了毒理学社团组织的发展。多数国家的食品毒理学社团组织隶属于具有独立法人资格的毒理学社团组织，据不完全统计，全世界有 100 多个独立法人的毒理学社团组织，一些国家和地区的毒理学社团组织状况见表 1-2。

表 1-2　一些国家和地区的毒理学社团组织

| 学会名称 | 成立年 |
| --- | --- |
| 阿根廷毒理学会 | 1979 |
| 亚洲毒理学会 | 1994 |
| 欧洲毒理学联盟 | 1989 |
| 澳大利亚临床与实验药理学与毒理学学会 | 1966 |
| 奥地利毒理学会 | 1991 |
| 英国毒理病理学会 | 1985 |
| 英国毒理学会 | 1971 |
| 中国毒理学会 | 1993 |
| 埃及毒理学会 | 1983 |
| 欧洲兽医药理学及毒理学学会 | 1997 |
| 德国实验和临床药理学与毒理学学会 | 1920 |
| 国际法医毒理学家协会 | 1963 |
| 国际毒素学会 | 1962 |
| 爱尔兰毒理学会 | 1962 |
| 国际毒理学联盟 | 1977 |
| 日本毒理学会 | 1975 |
| 韩国毒理学会 | 1984 |
| 环境毒理学与化学学会 | 1979 |
| 加拿大毒理学学会 | 1964 |
| 美国毒理学学会 | 1961 |

我国毒理学会成立于 1993 年 12 月，学会性质为全国毒理学工作者自愿组成的非营利性学术团体，主管单位是中国科学技术协会，登记注册机关为中华人民共和国民政部，挂靠单位是中国人民解放军军事医学科学院，是国际毒理学联合会（IUTOX）团体会员，亚洲毒理学会（ASIATOX）团体会员，下设工业毒理、食品毒理、药物依赖性毒理、临床毒理、生化与分子毒理、饲料毒理、遗传毒理、免疫毒理、生殖毒理、环境与生态毒理、生物毒素毒理、分析毒理、兽医毒理、军事毒理、放射毒理、毒理学史、管理毒理、中毒与救治、药物毒理与安

全性评价、毒理研究质量保证、神经毒理、纳米毒理专业委员会22个专业委员会,历届理事长分别是吴德昌院士(第一、二届)、叶常青(第三届)、庄志雄(第四、五届)和周平坤(第六届)。

从以上的毒理学发展历程看,食品毒理学的发展历史可总结为以《神农百草经》和《埃伯斯纸草文稿》等著作为标志的古代毒物学、《毒物与毒理学概论》著作发表为标志的近代毒理学和成立"国际食品法典委员会"为标志的现代食品毒理学3个发展阶段。

毒理学学科发展过程中,出版毒理学专著、期刊和论文集是毒理学发展的重要标志。毒理学专著的出版情况,特别是那些成为毒理学里程碑的书籍是毒理学发展的重要基础。从Orfila出版第一本现代毒理学专著以来,到20世纪中旬时,全世界已经出版发行了十几种专著。特别是从1950年开始,毒理学相关资料出版速度剧增。

其中1951~1960年,平均每年新出版10种,1961~1970年,平均每年出版15种,1971~1990年,平均每年出版20~25种,之后由于毒理学分支学科的庞大,各种毒理学相关的书籍、手册、会议录、教科书、政府报告、专著等已经难以进行精确统计,世界各国都有大量相关资料的出版发行。我国食品毒理学的部分教材见表1-3。

表1-3　我国食品毒理学部分教材

| 主要作者 | 书名 | 出版年 |
| --- | --- | --- |
| 王向东 | 食品毒理学 | 2007 |
| 孙震 | 简明食品毒理学 | 2009 |
| 严卫星,丁晓雯 | 食品毒理学 | 2009 |
| 金刚 | 食品毒理学基础与实训教程 | 2010 |
| 孙素群,刘美玉 | 食品毒理学 | 2012 |
| 单毓娟 | 食品毒理学 | 2013 |
| 沈明浩,易有金,王雅玲 | 食品毒理学 | 2014 |
| 李宁,马良 | 食品毒理学 | 2016 |
| 张立实,李宁 | 食品毒理学 | 2017 |
| 麻微微 | 食品毒理学 | 2019 |

我国食品毒理学的研究始于20世纪50年代,可以认为与毒理学研究是同步启动。中央卫生研究院营养系与卫生部生物鉴定所开展的木薯毒性、农残毒性、粮食熏蒸剂及白酒中甲醇毒性等安全性毒理学评价是我国现代食品毒理学形成和发展的基础。20世纪80年代,鉴于国际上毒理学的发展和我国的实际需要,我国在一些医学院的预防医学专业开设了卫生毒理学基础课程,之后随着食品科学与工程专业的发展,在非医学院校也相继开设了食品毒理学课程,2002年教育部批准食品质量与安全专业之后,食品毒理学成为了食品质量与安全专业的必修课。

### 四、食品毒理学研究的发展趋势

#### （一）体外试验大量应用

食品毒理学是毒理学的分支,也是诸多学科的交叉。因此该学科不可避免地借鉴了其他学科的先进手段和技术,并随着这些学科的发展而发展。过去毒理学研究主要以整体动物试验和人体观察相结合,在相当一段时期内这仍然是重要和必要的手段。但随着分子生物学的理论和方法应用于毒理学的研究,将使外源化学物的毒性评价发展到体外细胞、分子水平的毒性测试与活体试验相结合的新模式,而传统以动物为基础的毒理学研究将减少。

#### （二）转基因动物的建立

在食品毒理学的研究中,重要的问题是如何把从动物试验中所获得的资料应用于人,把复杂的整体系统化为简单的并能人为控制的系统,以及如何提高检测的灵敏性等。转基因技术为解决这些问题提供了崭新的手段。在代谢途径上,通过基因转移能人为控制某一化学物的代谢;在整体水平上,可以人为控制某一基因的表达水平,从而阐明该基因在化学物致毒过程中的作用。所以各种转基因动物模型的建立将是现代毒理学研究的一个重要发展趋势。

#### （三）生物标志物的应用成为热点

生物标志物包括反映机体暴露水平的暴露标志物、反映毒作用的效应标志物和反映个体遗传敏感性的易感标志物。在对外源化学物进行毒性评价时,利用早期灵敏的生物标志物作为评价终点可大大减少不确定性,尤其是在人群流行病学研究中,以生物标记物为手段的监测研究将成为食品毒理学研究的一个热点。

可以预见,21世纪的食品毒理学研究将会获得更大的发展,并为保障人类健康作出更大贡献。虽然近年来细胞、分子水平的研究取得了很大的进展,但仅从基因分子水平研究外源性化学物的毒性及其机制是不够的,因为机体还有宏观的一面,因此把微观研究与宏观研究紧密结合的整体试验与体外细胞、分子水平的研究相结合的方法将是未来食品毒理学研究发展的趋势。

## 第二节　食品毒理学的研究内容和研究方法

### 一、食品毒理学的研究内容

食品毒理学主要研究食品中外源化学物的理化性质、来源和分类以及其与机体相互作用的机制,检验和评价食品安全性并开展食品中外源化学物对人体健康危害的风险评估。具体来说主要包括如下几个方面:

（一）食品中外源化学物的性质、来源和分类

食品中外源化学物大体可分为：①天然有毒物质，指动植物含有的天然毒素，如河豚毒素，土豆发芽后产生的龙葵素等；②外来化学物质，指通过各种途径进入食品的污染物，如工业污染物（镉、汞、砷等）、环境污染物、农药残留及兽药残留；③食品贮藏和加工过程中形成的有害物质，如亚硝基化合物，食品烹调过程中形成的杂环胺、多环芳烃、丙烯酰胺等；④食品添加物，指食品加工和贮存过程中为满足一些特殊需要，人为地在食品中添加的物质，如防腐剂、营养强化剂等。

（二）食品中外源化学物与机体相互作用的机制

主要研究随食品进入机体的化学物质在体内的吸收、分布、生物转化和排泄过程，外源化学物对机体的毒作用和机制，影响毒作用的因素等方面。

（三）食品中外源化学物对机体毒作用的评价

主要指毒理学试验，包括急性毒性试验、亚急性或亚慢性毒性试验、慢性毒性试验、遗传毒性试验、生殖和发育毒性试验、致癌试验、神经毒性试验、免疫毒性试验、致敏试验等。也包括个体观察和流行病学调查等。

（四）毒理学安全性评价

在风险评估基础上，各种新食品在上市前都应进行毒理学安全评价，制定各类人群的安全摄入标准。

（五）食品中外源化学物的风险评估

开展食品中各类可能存在的有害物质对人类健康的风险评估。

## 二、食品毒理学的研究方法

毒理学试验大体可分为试验研究和人群调查两大类。其中试验研究又可分为体内试验和体外试验。毒理学研究的最终目的是研究外源化学物对人体的损害作用（毒作用）及其机制，但实际上对人体的研究难以实现，毒理学主要是借助于动物模型模拟引起人体中毒的各种条件，观察实验动物的毒性反应，再外推到人。动物，特别是哺乳动物和人体在解剖、生理和生化代谢过程方面有很多相似之处，这就是动物实验的结果可以外推到人的基础。而随着现代生物学技术的发展，一些现代技术和方法也逐步被毒理学研究所用，体外替代试验也逐渐成为一种趋势。

（一）试验研究

1. 体内试验

体内试验是以试验动物模型进行的毒理学试验，也称为整体动物试验。体内试验可用于急性毒性、亚急性或亚慢性毒性、慢性毒性、致癌变、致畸变、致突变研究。体内试验通常以哺乳动物为研究对象，例如大鼠、小鼠、豚鼠、家兔、仓鼠、狗和猴等。在特殊需要的情况下，也采用鱼类或其他水生生物、鸟类、昆虫等。转基因动物作为特殊动物模型常用于特定基因功能及其调控作用研究。哺乳动物体内试验是毒理学研究的基本方法，其结果原则上

可外推到人。

2. 体外试验

体外试验一般指采用游离的动物脏器、组织、原代培养细胞、细胞系、细胞器为模型进行的毒理学试验。体外试验可用于外源化学物毒性筛查、代谢转化、靶细胞（器官毒性）和毒作用机制研究。

（1）游离器官　利用器官灌流技术将特定的液体通过血管流经某一离体的脏器（肝脏、肾脏、肺、脑等），借此可使离体脏器在一定时间内保持生活状态，与受试化学物接触，观察在该脏器出现的有害作用，以及受试化学物在该脏器中的代谢情况。

（2）细胞　利用从动物或人脏器分离的原代细胞（Primary cell）或经传代培养的细胞，如细胞株及细胞系进行试验。

（3）细胞器　将细胞制作匀浆，进一步离心分离成为不同的细胞器或组分，例如线粒体、微粒体、核等用于试验。

（4）全胚胎　全胚胎培养技术是在离体条件下对不同发育阶段的胚胎进行多气体动态培养，兼具体外试验和体内试验的特点。但由于胚胎并未发育成熟，且培养是在体外条件下进行，因此将其归为体外试验。

体内试验和体外试验各有其优点和局限性。体内试验的优点在于可严格控制接触条件，能测定多种效应且能评价宿主特征，其局限性在于影响因素较多，难以进行代谢和机制研究，动物暴露与人暴露相关性的不确定等。体外试验的优点在于影响因素少，易于控制、人力物力花费较少，其缺点则在于缺乏整体毒物动力学过程、不能全面反映毒作用、不能作为毒性评价和危险性评价的最终依据、难以观察慢性毒性等。因此应根据实验研究的目的要求，采用最适当的方法，并且加以互相验证。

（二）人群调查

1. 流行病学调查

流行病学调查是将毒理学试验研究结果外推并在人群进行验证的主要手段之一。流行病学调查是以人群为观察对象，了解外源化学物对人体的潜在毒性。采用分子流行病学方法可以筛查敏感生物学标志和易感基因，为毒性鉴定和机制研究提供可靠数据，使危险评定和卫生标准的制定更加安全合理。长期的人群毒性监测数据和大样本的回顾性调查有利于外源化学物与人体毒性的因果关系及影响因素分析。由于人体的复杂性、暴露的长期性以及外源化学物低剂量和联合作用等特点，人群流行病学调查中观察的许多指标是非特异性的，其影响因素和因果关系的分析也是十分复杂的。把毒理学试验研究和人群流行病学调查结合在一起才能阐明外源化学物与人体毒效应之间的因果关系和作用机制，进而有效保障人群健康。

2. 人体观察

通过中毒事故的处理或治疗，可以直接获得关于人体的毒理学资料，这是临床毒理学的主要研究内容。有时可设计一些不损害人体健康的受控的实验，但仅限于低浓度、短时间的接触,并且毒作用应有可逆性。人体观察可能获得动物试验所不能获得的资料,减少动物试验结果外推到人的不确定性,因此健康志愿者的毒理学研究资料备受研究人员的重视。但参与人体观察必须在志愿者知情同意并且在不危及其人身健康和不违背医学伦理学前提下进行。

上述两种方法各具优点,也存在其局限性。人体观察的优点大致为能规定限定的暴露条件、可直接在人群中测定毒效应并能测定效应的强度;而局限性在于耗资巨大,仅限于较低浓度、较短时间、较少量的人群(一般少于 50 人)、暂时、微小、可逆的毒效应的暴露,一般不适于研究最敏感的人群。流行病学调查的优点在于可直接测定对人群的毒作用,能表示全部人的敏感性;其局限性在于耗资大、耗时多、无健康保护、干扰因素多、难以明确暴露条件、有混杂暴露问题、测定的毒效应不深入。

综上所述,在毒理学研究中必须将体内和体外试验的结果外推到人,并与人体观察和流行病学研究的结果综合起来,以对所研究的外源化学物进行危险度评价。

**(三)现代技术在食品毒理学中的应用**

随着生物化学、细胞病理学、细胞生物学、分子生物学等边缘学科的迅速发展,食品毒理学研究中的试验方法也被极大地拓展,许多分子生物学技术目前也已广泛应用至食品毒理学研究中,在极大方便了科学研究的基础上也促进了分子毒理学领域的发展。美国科学家 Marshall 在 1993 年于《科学》(*Science*)杂志上发表了题为"毒理学进入分子水平"的专题文章,标志着分子毒理学时代的开始。这些新技术主要包括 PCR 技术、DNA 测序技术、基因芯片技术、基因插入技术、荧光原位杂交技术、流式细胞技术、单细胞凝胶电泳技术,甚至包括转基因动物的建立。本节我们简单介绍如下几种常用技术:

1. PCR 技术

PCR(polymerase chain reaction)即聚合酶链式反应技术,也称无细胞克隆技术,是一种对特定的 DNA 片段在体外进行快速扩增的方法,是目前分子生物学研究中最基础、最常用的技术之一。其大体过程由变性、退火和延伸三个步骤反复循环构成。首先,待扩增的 DNA 双链在高温下受热变性成为两条单链 DNA 模板;而后在合适温度条件下(37~55℃)两条人工合成的寡核苷酸引物与互补的单链 DNA 模板结合;其后在高温条件下,通过 DNA 聚合酶的作用合成新的 DNA 双链。目前,PCR 技术已广泛应用于毒理学的各个研究领域,在食品毒理学研究中,PCR 方法是常用方法之一,包括如下几种:

(1)PCR-单链构象多态性分析技术　PCR-单链构象多态性分析(PCR-single-strand conformation polymorphism,PCR-SSCP),是用于基因分析和检测的方法之一。原理是单链 DNA 分子在非变性的聚丙烯酰胺电泳(PAGE)中电泳迁移率随其构象的变化而改变,而单链 DNA 分子的构象变化既可由 DNA 多态性引起,又可由基因突变引起,因而可根据电泳迁移率判断 DNA 的多态性或基因有无突变,亦可根据泳动率的差异而将变异 DNA 与"正常"DNA 进行比较并加以区别。虽然该技术具有操作简单且敏感性高的优点,但其不能确定基因变异的类型和部位。

（2）免疫 PCR　免疫 PCR（immuno PCR，Im-PCR）是利用抗体与 DNA 特异性结合来检测抗原，把抗原抗体反应与 PCR 反应联合应用而建立的一种抗原检测系统。其原理是使用一种可同时与 DNA 分子和抗体分子特异性结合的中介分子，其一端与作为标记物的 DNA 分子结合，另一端与抗原—抗体复合物结合，从而形成一个特殊的抗原—抗体—DNA 复合物。作为标记物的 DNA 分子可用 PCR 扩增，若存在特异 PCR 产物即表明作为标记物的 DNA 分子已特异地与抗原—抗体复合物结合，也就证明了抗原的存在。该方法的优点在于抗原检测的灵敏度高，与酶联免疫吸附测定（enzyme linked immunosorbent assay，ELISA）相比，约高 $10^5$ 倍；与放射免疫分析法相比较，也高出几个数量级。但该方法的不足之处在于影响其灵敏度的因素较多，如连接物浓度、抗体的浓度、PCR 循环数及 PCR 产物的检测方法等。

（3）反转录 PCR　反转录 PCR（reverse transcription PCR，RT-PCR）是一种间接扩增 RNA 并进行检测的方法。原理是先将 RNA 反转录为 cDNA 链后再进行普通 PCR 扩增，通过对扩增产物的检定来推测 mRNA 的量。RT-PCR 技术可将 RNA 检测灵敏度提高几个数量级，使极微量的 RNA 样品分析成为可能。但该方法的不足之处在于灵敏度较高，有时会出现非特异性扩增，造成假阳性结果。

2. 基因引入技术

基因引入（gene transfer）技术是把一段 DNA（可以是一个完整的基因，也可以是一个基因片段）引入到细胞或生物体内。引入的 DNA 可以改变毒物的作用强度，或改变毒物作用方式。因此，可以通过毒物作用程度或方式的改变来判断引入的 DNA 所起的毒作用；也可利用该方法所建立的转基因细胞系、转基因动物模型研究外源化学物的遗传毒性和相关机制。

3. 原位杂交技术

原位杂交技术（in situ hybridization，ISH）是分子生物学、组织化学及细胞学相结合而产生的一门新兴技术，始于 20 世纪 60 年代。其基本原理是利用核酸分子单链之间互补的碱基序列，将有放射性或非放射性的外源核酸（探针）与组织、细胞或染色体上待测 DNA 或 RNA 互补配对，结合成专一的核酸杂交分子，经一定的检测手段将待测核酸在组织、细胞或染色体上的位置显示出来。目前常用的原位杂交技术有基因组原位杂交技术、荧光原位杂交技术、多彩色荧光原位杂交技术、原位 PCR 等。该技术因具有灵敏度高和准确性强等优点日益受到科研人员的关注，并广泛应用于基因定位、性别鉴定和基因图谱构建及染色体结构和数目畸变分析等研究领域。在毒理学相关研究中常用于检测中期或间期细胞染色体畸变、微核来源鉴定及哺乳动物精子非整数倍体检测等研究。

4. 基因芯片技术

基因芯片（gene chip）又称 DNA 芯片（DNA-chip）或微阵列（microarray），是 20 世纪 80 年代末发展起来的一种新技术。其原理是采用光导原位合成或显微印刷等方法将大量特定序列的探针分子密集、有序地固定于经过相应处理的载体上，然后加入标记的待测样品，进行多元杂交。通过杂交信号的强弱及分布来分析目的分子的有无、数量及序列,从而获得受检样品的遗传信息。其工作原理与经典的核酸分子杂交如 Southern 和 Northern 印迹杂交一致,都是应用已知核酸序列与互补的靶序列杂交,根据杂交信号进行定性与定量分析。该技术与传统杂交技术相比,具有检测系统微型化、样品需要量少等优点,可同时检测上千种目标序列,并能更好地解释基因之间的相互关系。在毒物的筛选和毒作用机制、确定单独或混合毒性物质的遗传毒性、测定低剂量下的毒性影响等研究中被广泛应用。

5. 单细胞凝胶电泳技术

单细胞凝胶电泳(single cell gel eletrophoresis,SCGE)是 Ostling 和 Johanson 于 1984 年首创,后经 Singh 等进一步完善而逐渐发展起来的一种快速检测单细胞 DNA 损伤的实验方法。因其细胞电泳形状颇似彗星,故又称彗星试验(comet assay)。该技术的原理是正常细胞因未受损伤,电泳中核 DNA 因其分子量大而停留在核基质中,经荧光染色后呈现圆形的荧光团,无拖尾现象。若细胞受损,在碱性电泳液(pH>13)中,DNA 双链解螺旋且碱变性为单链,单链断裂的碎片因其分子量较小即可进入凝胶中,在电泳时断链或碎片离开 DNA 向阳极迁移,形成拖尾。细胞核 DNA 损伤越重,产生的断链或碱易变性片段就越多,其断链或短片也就越小,在电场作用下迁移的 DNA 量多,迁移的距离长,表现为尾长增加和尾部荧光强度增强。因此,通过测定 DNA 迁移部分的光密度或迁移长度就可定量测定单个细胞 DNA 损伤程度。该方法灵敏、简便、快速、低耗、重复性好,目前在毒理学相关研究中常用于 DNA 的损伤与修复、细胞凋亡、遗传毒性评价等相关研究。

6. 流式细胞技术

流式细胞技术(flow cytometry,FCM)是利用流式细胞仪进行的一种单细胞定量分析和分选技术。该技术的工作原理是在细胞分子水平上通过单克隆抗体对单个细胞或其他生物粒子进行多参数、快速的定量分析。它可以高速分析上万个细胞,并能同时从一个细胞中测得多个参数,具有速度快、精度高、准确性好的优点,是当代最先进的细胞定量分析技术之一。该技术目前主要用于细胞内蛋白质和核酸的定量研究、DNA 倍体分析、细胞功能及代谢动力学研究、细胞分选和细胞收集等。在毒理学中常用于细胞凋亡检测、淋巴细胞分型及鉴定、细胞代谢通路研究等相关研究。

7. 转基因动物

转基因动物是在其基因组中含有外来遗传物质的动物。通过转基因技术,将修饰后的目的基因片段导入实验动物的受精卵,采用相关技术使目的片段整合进入受精卵的基因组中,而后将该受精卵转移到雌性动物的子宫或输卵管内并完成胚胎的发育。这样产生的后代基因组内便携带有目的基因并能呈现该基因的生物效应。需要注意的是外源基因可能整合到动物的部分细胞和组织的基因组中,称为嵌合体动物;若动物的所有细胞均携带有外源基因且该基因具有遗传给子代的能力,才能称为转基因动物。由于转基因动物集整体、细胞和分子水平于一体,更能体现生命整体研究的效果,因此成为毒理学研究的热点之一。

# 参考文献

[1] 张立实,李宁. 食品毒理学[M]. 北京:科学出版社,2017.

[2] 李宁,马良. 食品毒理学[M]. 北京:中国农业大学出版社,2016.

[3] 孙长灏. 营养与食品毒理学[M]. 北京:人民卫生出版社,2012.

[4] 中国科学技术协会,中国毒理学会. 毒理学学科发展报告[M]. 北京:中国科学技术出版社,2011.

[5] 王向东. 食品毒理学[M]. 南京:东南大学出版社,2007.

[6] 周宗灿. 毒理学教程[M]. 北京:北京大学医学出版社,2006.

[7] 史志诚. 毒物简史[M]. 北京:科学出版社,2012.

[8] 中国疾病预防控制中心营养与食品安全所 GB 15193.1—2014. 食品安全国家标准 食品安全性毒理学评价程序[S]. 北京:中国标准出版社,2014.

[9] HAYES A., TOUWAIDE A. Toxicology, The History of Reference Module in Biomedical Sciences[M]. Encyclopedia of Toxicology (Third Edition), 2014, 731-745.

# 第二章　食品毒理学的基本概念

**内容提要**

食品毒理学的基本概念、常用术语和基础知识。

**教学目标**

1. 掌握食品毒理学的基本概念。

2. 掌握毒性的分级、毒作用的分类、表示毒性的常用参数、安全限值等。

3. 理解剂量—反应关系以及剂量—反应曲线。

**思考题**

1. 毒理学中主要的毒性参数有哪些？

2. 毒理学研究中为什么要研究剂量—反应关系，有何意义？

## 第一节　毒物、毒性和毒作用

### 一、外源化学物和毒物

#### （一）外源化学物（xenobiotics）

外源化学物是毒理学中常用的概念，是指在人类生活的外界环境中存在、可能与机体接触并进入机体，在体内呈现一定的生物学作用的一些化学物质。与外源化学物相对的概念是内源化学物（endobiotics），是指机体内原已存在的和代谢过程中所形成的产物或中间产物。需要指出的是，某些生物体的内源化学物对别的生物可能是外源化学物，如士的宁是马钱子植物产生的天然化学物，但对动物和人是外源化学物。作为外源化学物，士的宁具有较强的毒性。另外，内源化学物，如组胺及其他血管活性物质、自由基、同型半胱氨酸等在体内的生物学过程中作用过强或摄入过多，也可对机体产生损伤作用。毒理学研究的是外源化学物和内源化学物对机体的有害作用，而不是有益作用（如营养作用、治疗作用等）。任何一种化学物只要达到一定的剂量，在一定条件下都可能对机体产生有害作用。

#### （二）毒物（toxicant, poison, toxic substance）

毒物是指在较低的剂量下可导致生物体损伤的物质。毒物可以是固体、液体或气体，在与机体接触或进入机体后，由于其本身固有的特性，能对机体产生损害作用或使机体出现异常反应。毒物是一个定量概念，几乎所有的物质在一定剂量下都是有害的，而同时在更低的剂量下却没有毒性。即使是安全的药物或食品中的某些主要成分，如果过量给予，也可引起毒效应。例如，食盐一次服用 $1.5 \sim 6$ g 有益于健康，而一次服用 $15 \sim 60$ g 则有害于健康，若一次用量达 $200 \sim 250$ g 可因其吸水作用导致电解严重紊乱而引起死亡。剂量的重要性可由一些人体必需的金属元素更好地加以说明,在日常饮食中需要补充适量的镁、铁、钴、铜、锰和锌等金属元素,若人体中这些金属元素含量水平太低则表现为缺乏,若水平太高则引起一定的毒害作用。所以对毒理学研究而言,剂量—效应关系是其基础。

一种化合物的毒性还会随着进入有机体途径的不同而发生改变,如消化道、呼吸道或皮肤。例如少量食盐经口摄入不会有不良作用,但同量食盐接触眼结膜或鼻粘膜,就会产生刺激作用,甚至引起溃疡。所以,接触途径也是使外源性化学物质成为毒物的条件。毒物的定义还存在物种和个体因素,一种化合物对一种或同一种属的生物体有毒,而对其他的生物体可能是相对无害的。例如,砷可致人类皮肤、肝、肺和胃肠道的癌症,但在实验动物中未发现有此作用,再如四氯化碳对很多生物而言具有很强的肝脏毒性,但它对鸡却是相对无害的。并且大多数化学毒物只造成机体一个或几个组织器官的损害,而不能使所有的组织器官受损。

人类最早接触的毒物主要是动植物中的天然毒物以及有毒矿物质。随着社会的发展和人口数量的迅速膨胀,特别是 20 世纪 40 年代以来,伴随科学技术的迅猛发展,数量庞大的化学合成物质不断进入生产和生活领域。目前全世界已登记的化学物质高达 1000 余万种,而人们经常接触和使用到的化学物质则可达到 7 万~8 万种,其中不少种类的产量和用量都十分巨大。此外,每年仍有 1000 余种新的化合物投入市场,使人们接触的化学物质从种类和数量上来看都在不断增加。毒物的分类根据目的和习惯的不同有多种分类方法。例如按毒物的用途和分布范围可分为:工业化学品、食品中的有毒物质、环境污染物、日用化学品、农用化学品、医用化学品、生物毒素、军事毒物及放射性物质。其中食品中的有毒物质主要包括残留在食品对人体有害的外源性化学物质,包括微生物及其毒素、重金属污染物、药物残留、农药残留、食品加工过程中产生的有害物质及食品添加剂及动植物原料中的天然毒素。此外毒物还可按化学结构、理化性质、毒性级别、毒作用的靶位置、毒作用性质、毒作用的生理生化机制进行分类,在具体研究中可依据具体情况进行分类选择。

## 二、毒性与毒作用

### (一) 毒性

毒性(toxicity)是指物质引起生物体有害作用的固有能力。一种物质进入生物体后,其损害作用越大,毒性也越大。毒性反映的是毒物的剂量与机体反应之间的关系,因此引起某种有害反应的剂量是衡量毒物毒性的指标。

毒性较高的物质,只需相对较小的剂量或浓度即可对机体造成一定的损害;而毒性较低的物质,则需要较高的剂量或浓度才能表现毒作用。例如水,只有在饮入极大量时才能引起机体中毒,常被认为是实际无毒的外源性化学物质;而另外一些物质,如肉毒梭菌毒素,很小量(以 μg 计)就能使动物中毒死亡,常被称为是极毒的外源性化学物质。此外,外源性化学物质的毒性除了与剂量有关外,还与接触方式与途径(经口给药、经皮给药、注射给药)以及接触期限和频率有关:

1. 接触方式与途径

大多数情况下,外源化学物需要进入血液并随血液循环到达作用部位后才能发挥其毒作用。而同一种化学物质经不同途径(经口、经皮、经呼吸道、经静脉等)与机体接触时,其吸收系数(即入血量与接触量之比)是不同的。例如,经静脉染毒时,化学物质直接进入血液循环,其吸收系数为1,即完全被吸收,通常表现的毒性也是最高的;而非静脉染毒途径吸收系数一般都小于1,表现出的毒性也相应降低。经口染毒时外源化学物质需经胃肠道吸收后,经静脉系统到达肝脏从而被代谢。这种情况下外源化学物质对机体的损害作用便取决于其代谢产物而不是外源化学物本身。

2. 接触期限和频率

在毒理学研究中通常依照实验动物染毒的时间长短分为急性、亚慢性和慢性毒性试验。急性毒性试验为1次接触或24 h内多次接触毒物;而亚慢性和慢性毒性试验则为较长时间(至少一个月以上)使实验动物反复低剂量接触(详细内容见第七章)。许多化学物质的急性染毒与较长时间染毒的毒性表现存在不同,一般前者迅速而剧烈,后者相对平缓。除了强度差别外,有时还存在性质上的差别。如有机溶剂苯的急性中毒表现为中枢神经系统抑制,而小剂量长期接触则会导致再生障碍性贫血和白血病。

3. 选择毒性(selective toxicity)

选择毒性通常指外源化学物对不同物种产生的毒性差异,但从广义上来讲外源化学物的这种毒性差异可产生于不同物种间,也可产生于相同物种的不同个体以及相同个体内不同系统或器官之间。外源化学物存在选择毒性的原因尚不完全明晰,目前认为存在如下几种可能:

(1)物种和细胞学差异 细菌与人相比存在诸多差异,如:细菌细胞存在细胞壁结构而人体细胞则没有细胞壁,利用该差异研制的各种抗菌药物(如青霉素)可杀灭致病菌而不对人体产生相应损害。

(2)不同组织器官对化学物质的亲和力存在差异 如一氧化碳(CO)与血红蛋白中的二价铁具有高度亲和力,可阻断血红蛋白与氧气的结合和释放,从而导致人体缺氧产生CO中毒。

(3)外源化学物及其代谢产物在不同生物或组织器官的蓄积能力不同 如除草剂百草枯主要在肺中蓄积,导致肺脏组织损伤,使组织纤维化,进而造成机体的通气功能障碍;再如临床上利用放射性碘治疗甲状腺机能亢进,就是利用碘可以选择性地蓄积在甲状腺这一特性实现的。

(4)外源化学物在不同生物或组织器官中的生物转化存在差异 细菌不能直接吸收叶酸,而是利用对氨基苯甲酸、谷氨酸和蝶啶进行合成;而相反的是哺乳动物体内不能合成叶酸,只能从食物中摄取。根据该差异研制的磺胺类药物对细菌具有选择毒性,而对人体无害。这是因为磺胺在电荷数和分子结构及大小上与对氨基苯甲酸相似,可拮抗其参与叶酸的合成过程。

(5)不同生物或组织器官对外源化学物所造成损害的修复能力存在差异 如脑组织的

再生能力很差,一旦发生实质性的损害便难以修复;而肝脏、肺脏等器官的再生能力很强,即使造成损害,只要脱离外源化学物的接触就有修复的可能,进而恢复其正常功能。

选择毒性反映了生物现象的多样性和复杂性,其存在虽然会在一定程度上对实验动物的毒性试验结果外推到人的过程产生一定的影响;但是正是因为选择毒性的存在才使得人类发明出各种特异性的产品,这些产品在农业、畜牧业和医疗卫生等领域都得到了广泛应用并发挥了重要作用。

4. 中毒(poisoning)

中毒是生物体受到毒物作用而引起功能性或器质性改变后出现的疾病状态。根据病变发生的快慢,中毒可分为急性中毒和慢性中毒。在慢性中毒过程中有时可出现急性发作。其中,食物中毒(food poisoning)是指进食被致病性细菌及毒素、真菌毒素、化学毒物所污染的食物,或因误食含有自然毒素的食物所引起的急性中毒性疾病。

(二)毒作用及分类

毒作用又称毒性作用或毒效应,是化学毒物对机体所致的不良或有害的生物学改变,故又可称为不良效应或有害效应。毒性和毒作用的概念是有区别的,毒性是化学物固有的生物学性质,我们不能改变化学物的毒性;而毒作用是化学物毒性在某些条件下引起机体健康有害作用的表现,改变条件就可能影响毒作用。

毒作用的特点是在接触化学毒物后,机体表现出各种功能障碍、应激能力下降、维持机体稳态能力降低及对于环境中的其他有害因素的敏感性增高等。外源性化学物对机体的毒作用可根据其特点、发生的时间和部位,按以下几个方面进行分类。

1. 速发毒作用与迟发毒作用

某些外源化学物在一次暴露后的短时间内所引起的毒作用称为速发毒作用(immediate toxic effect),也称作即时毒效应。比较典型的例子是某些化学物质的刺激毒性和腐蚀作用,再如氰化钾和硫化氢等引起的急性中毒。一般来说,暴露毒物后迅速中毒,说明其吸收好、分布快,作用直接,反之则说明吸收缓慢或需经代谢活化。中毒后迅速恢复,说明毒物能很快被排出或被解毒,反之则说明解毒或排泄效率低,或已产生病理性损害难以恢复。

在一次或多次暴露某种外源化学物后,经一定时间间隔才出现的毒作用称为迟发毒作用(delayed toxic effect)。这是由于在接触当时所产生的不可逆损伤并无临床表现,需要较长时间的发展才有所表现的缘故。例如,某些具有迟发神经毒作用的有机磷类化合物,以三邻甲苯磷酸酯(TOCP)为代表,在急性中毒恢复后 8~14 d 又出现肢体麻痹、共济失调等临床表现相当严重的中毒性神经病;又如化学致癌物,人类一般要在初次暴露后 10~20 年才能出现肿瘤;而母亲在妊娠期间服用己烯雌酚会引起子代青春期阴道癌。

2. 局部毒作用和全身毒作用

根据毒作用发生的部位和影响的范围,外源物的毒性效应可分为局部毒作用和全身毒作用。

局部毒作用(local toxic effect)是指某些外源化学物在生物体暴露部位直接造成的损害

作用。如接触或摄入强酸、强碱等腐蚀性物质可直接损伤皮肤、胃肠道;吸入刺激性气体、蒸气和雾作用,如氯气、氢氰酸可对呼吸道黏膜、眼结膜或角膜产生刺激作用。

全身毒作用(systemic toxic effect)是指外源化学物被机体吸收并分布至靶器官或全身后所产生的损害作用。例如 CO 引起机体的全身性缺氧;重金属铅吸收后可引起血液、神经、消化、生殖等多系统病变。多数全身作用的外源化学物并非引起所有组织器官的损害,其损害一般发生于一定的组织和器官系统。

除一些活性很高的物质外,大多数化学物产生全身毒作用,有些物质两种作用兼而有之。如四乙基铅在接触部位对皮肤有损害作用(局部毒作用),吸收后分布到全身,对中枢神经系统以及肝、肾等实质性脏器发挥其毒性(全身毒作用)。某些严重的局部作用也可间接引起全身作用,如严重的酸灼伤后,可引起未接触到酸的肾脏受损。

3. 可逆性毒作用和不可逆毒作用

从组织损害的恢复情况即预后的角度来分析,外源物的毒作用可分为可逆性毒作用与不可逆性毒作用两类。

可逆作用(reversible effect)是指停止暴露后可逐渐消失的毒作用,造成的损伤可逐渐恢复。通常机体接触外源性化学物质的浓度越低、时间越短、造成的损伤越轻,则脱离接触后该毒物对机体的毒作用消失得就越快,所产生的毒作用多是可逆的。

不可逆作用(irreversible effect)是指在停止暴露外源化学物后其毒作用继续存在,甚至对机体造成的损害作用可进一步发展。机体接触的化学物的剂量大、时间长,常产生不可逆的作用。例如,外源化学物引起的肝硬化、肿瘤等就是不可逆的。还有致突变、神经元损伤等往往是不可逆的。化学物的毒作用是否可逆,在很大程度上还取决于所受损伤组织的修复和再生能力。例如肝脏再生能力强,多数外源性化学物对其的轻度损害是可逆的,而中枢神经系统再生能力很弱甚至不能再生的组织,则损伤多数是不可逆的。一般由化学毒物引起的组织形态学改变的毒作用多是不可逆作用。

4. 过敏性反应

过敏性反应(hypersensitivity)也称变态反应(allergic reaction),是机体对外源化学物产生的一种病理性免疫反应。引起这种过敏性反应的外源化学物称为过敏原,过敏原可以是完全抗原,也可以是半抗原。常见于过敏体质的病人。外源化学物可作为半抗原,进入机体后与内源性蛋白质结合形成抗原,然后再进一步激发免疫系统,再次暴露即可产生超敏反应。超敏反应可分为 I–IV 型。I 型超敏反应称为变态反应,难以发现典型的 S 形剂量反应关系曲线。但对特定的个体来说,变态反应可与剂量有关,例如一个花粉致敏的人,其过敏反应强度与空气中花粉的浓度有关。人类最常见的化学物变态反应有皮炎、皮肤瘙痒、荨麻疹和结膜炎等,有时可引起严重的过敏性休克,甚至死亡。近年来由于接触外源性化学物引起的过敏性哮喘有明显增加的趋势。

5. 特异体质反应

特异体质反应(idiosyncratic reaction)系因遗传因素所导致的对某些化学物质的反应异

常,该反应较为罕见,发生率为 $1/10^5 \sim 1/10^2$。典型的不良后果在传统临床前安全性研究或临床试验可能无法预测。特异体质反应对公众健康可以构成重大风险,导致严重的后果。除了在药物动力学的相互作用外,特异体质反应取决于毒物和病人有关的危险因素。与毒物有关的危险因素包括代谢、生物活化、共价结合和抑制细胞的关键功能;与病人相关危险因素包括基础疾病、性别、年龄、营养状况、免疫系统的激活和遗传因素。只有当与一些危险因子结合时,才会发生特异质毒性。如肌肉松弛剂丁二酰胆碱在一般情况下所引起的肌肉松弛时间较为短暂,因为其可被血清中的胆碱酯酶迅速分解;但有些特殊人群由于缺乏该酶,故在接受一个标准治疗剂量的丁二酰胆碱后可出现长时间的肌肉松弛甚至呼吸暂停。再如,先天性缺乏 NADH-细胞色素 b5 还原酶活性的患者对亚硝酸盐和其他能引起高铁血红蛋白症的外源化学物异常敏感,原因是编码该酶的基因中的 127 密码子发生了突变,使原来编码的丝氨酸被脯氨酸所取代,从而导致该酶丧失活性。特异体质反应作用模式有多种假说,如活性中间体假说,半抗原假说,遗传多态性假说,线粒体功能障碍假说,危险(有害的免疫激活)假说,适应破坏假说,症应激假说,多决定因素假说等。因此,超敏反应包括在广义的特异体质反应的范畴中。

6. 功能、形态损伤作用

功能损伤作用通常指靶器官或组织的可逆性异常改变;形态损伤作用则指肉眼或显微镜下所观察到的组织形态学异常改变,其中有许多改变往往是不可逆的,如坏死、肿瘤等。因此功能损伤和形态损伤从广义上来讲也可包含在可逆毒作用和不可逆毒作用的范围内。目前,由于免疫组化和电镜技术的广泛应用,大大提高了形态学检测的敏感性。但不可否认的是,在许多情况下,某些功能测定本身只能发生在靶器官有明显的形态学改变之后。如血清中酶的改变在改变的中晚期才能由酶组织化学或电镜方法检测出来。但许多功能性指标改变则更为敏感。因此,测定功能性指标有着重要作用。

一种外源化学物的毒效应可能同时涉及上述几种分类。例如,青霉素对某些个体引起的变态反应是间接作用,有时是立即的全身毒作用,此作用可能是可逆的。强酸可引起皮肤的局部毒作用,并且是立即作用,但早期是可逆的。氯乙烯在较低剂量的长期接触下可引起肝血管肉瘤,但在一次高剂量接触后可引起麻醉和肝毒性。

## 三、非损害作用与损害作用

外源化学物在生物体内可引起一定的生物学效应,其中包括非损害作用(non-adverse effect)和损害作用(adverse effect)。外源化学物对机体产生毒性的具体表现是造成不同程度的损害作用,所以毒理学的主要研究对象是外源化学物的损害作用。

在外源化学物对生物体的非损害作用中,机体发生的生物学变化应在生物体适应代偿能力范围之内,不影响机体的功能容量,如进食量、体力劳动负荷能力等涉及解剖、生理、生化和行为方面的指标。一般不造成机体形态、结构、功能异常;也不造成机体生长发育过程和寿命的改变;并且生物体对其他外界不利因素影响的易感性也不应增高;再有,在非损害作用中,一切生物学变化都是暂时的和可逆的,机体与外源化学物停止接触后,不能检出机体维持体内稳态能力的降低。

损害作用是外源化学物对机体的损害作用,是指影响生物体行为的生物化学改变、功能紊乱或病理损害,或降低生物体对外界环境应激的反应能力,是与非损害作用相对应的概念,一般发生损害作用时,会造成机体功能容量的各项指标改变,如生理、生化和行为方面的指标变化超出正常值范围;机体正常形态、生理学、生长发育过程均受到影响,寿命缩短;对其他环境有害因素的易感性也增高。这种外源化学物所造成的机体生物学改变是持久的和不可逆的。此外,某些代谢和生化方面的改变也被认为是损害作用。如代谢过程中的某些关键酶受到抑制或者酶系统中两种酶的相对活性比值发生改变。总体来说,损害作用应具备下列特点:

①机体的正常形态、生长发育过程受到严重的影响,寿命也随之缩短;

②机体功能容量或对额外应激状态代偿能力降低;

③机体维持稳态能力降低;

④机体对其他环境因素造成的不利影响的易感性增高。

在试验中观察到的某种效应,是否是损害作用,这依赖于该效应的性质,需要专业的判断。例如,有机磷酸酯农药引起的血浆胆碱酯酶抑制可作为暴露生物标志,但不认为是毒性效应。肝重量的可逆性增加可能是适应性反应,而不是毒效应,但需要进行辅助研究。但在许多情况下,尤其在临床表现出现之前,区别损害作用和非损害作用是比较困难的。随着生命科学的不断发展,对损害作用和非损害作用的区别也逐渐深入和细微。将不断出现一些新的指标、检测方法,有可能对一些更为细微的生物学作用进行更为灵敏的测定,出现一些更能反映机体内细微的生物学变化的灵敏指标,所以过去认为是非损害作用的,今后可能是损害作用。

## 四、毒效应谱

外源性化学物与机体接触后,取决于外源化学物的性质和剂量,可引起多种效应,包括肝、肾、肺等实质性损伤以及内分泌系统紊乱、免疫抑制、神经行为改变、出现畸胎、形成肿瘤等多种形式,毒效应的这些性质与强度的变化构成了外源性化学物的毒效应谱(spectrum of toxic effect)。

外源化学物经暴露吸收进入生物体内的作用强度较低(即剂量或浓度较低,作用时间较短),机体的生理适应和抗损伤过程相对较强时,机体保持相对稳定,仅有负荷增加或生理意义不明确的一些改变,不出现损害作用。生物体的自稳机制是有限度的,如果外源化学物作用强度较强(即剂量或浓度较高,作用时间较长),引起损害作用,机体进行病理性适应,病理性适应是可逆的,包括组织改建、代偿性肥大和增生、化生等。当外源化学物作用强度进一步增加时,机体的病理性适应和代偿失调,进而出现一系列较特异的中毒症状及体征,最后还可导致死亡(图2-1)。此外毒效应谱还包括致癌、致突变和致畸胎作用。

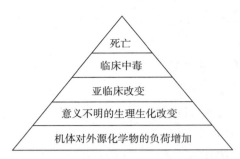

图 2-1 人体对外源化学物异常变化的反应形成的毒效应谱

## 五、靶器官和效应器官

外源性化学物进入机体后,对体内各器官的毒作用并不一样,往往具有选择毒性(selective toxicity),外源化学物可以直接发挥毒作用的器官就称为该物质的靶器官(target organ)。如肾脏是镉的靶器官,甲状腺是碘化物的靶器官,脑是甲基汞的靶器官。而毒作用的强弱,主要取决于该物质在靶器官中的浓度。在全身毒作用中常见的靶器官有神经系统、血液和造血系统、肝、肾、肺等。

机体与外源化学物接触后引起毒性效应的器官称为效应器官。效应器官可以是靶器官,或不是靶器官。例如有机磷酸酯农药作用于神经系统,会抑制胆碱酯酶酶活,造成胆碱能神经突触处乙酰胆碱蓄积,结果表现为瞳孔缩小、流涎、肌束颤动等。因此,有机磷酸酯农药的靶器官是神经系统,而效应器官则是瞳孔、唾液腺和横纹肌等。

靶器官也不同于蓄积器官。蓄积器官是毒物在体内的蓄积部位。毒物在蓄积器官内的浓度高于其他器官,但对蓄积器官并不一定显示毒作用。如 DDT 等氯化烃类农药的靶器官虽是中枢神经系统和肝脏,但这类农药主要蓄积在脂肪组织之中。再如吸收的铅初期分布在血液、肝脏和肾脏中,经过长时间暴露后,体内的铅主要(约 95%)存在于骨骼中。但其毒作用的靶器官是造血系统和神经系统。

某个特定的器官成为毒物的靶器官可能与毒物动力学、生物转化和毒效学等多种原因有关:①器官在体内的解剖位置和功能,毒物吸收和排泄器官;②该器官的血液供应情况;③存在特殊的酶或生化途径;④具有特殊的摄入系统;⑤毒物与特殊的生物大分子结合;⑥代谢毒物的能力和活化/解毒系统的平衡;⑦对损伤的修复能力;⑧对特异性损伤的易感性等。

## 六、生物标志

生物标志(biomarker)是毒理学的前沿性研究,在发现由低水平接触产生的生物效应及深入探讨毒作用机制方面离不开生物标志,应用于食品毒理学领域时,对阐明食品中污染物与健康损害的关系发挥了重要作用。生物标志是指外源化学物通过生物学屏障并进入组织或体液。对该外源化学物或其他生物学后果的测定指标,可分为接触标志、效应标志和易感性标志(图2-2)。

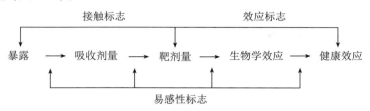

图2-2　从暴露到健康效应的模式图和与生物学标志的关系

**(一)接触生物标志**

接触生物标志(biomarker of exposure)又称暴露生物标志,是测定组织、体液或排泄物中吸收的外源化学物及其代谢物,或与内源性物质的反应产物,作为吸收剂量或靶剂量的指标,提供关于暴露于外源化学物的信息。广义的接触生物标志包括体内剂量标志和生物效应剂量标志。

1. 体内剂量标志

体内剂量标志是外源化学物及其代谢产物在体内可测量到的剂量标志物,它表示被人体吸收的外源化学物的数量,是外源化学物进入人体的可靠证据。体内剂量的生物标志物一般容易检测,但只能定性或半定量计算可能达到靶细胞的剂量,不能确切反映与靶组织细胞相互作用的含量。在细胞、组织或体液(如血液、唾液、乳汁、尿液、粪便、汗液、毛发)中可直接测定外源化学物及其代谢物的浓度,如毛发或指甲中的砷、铅等金属;血液中乙醇和乙醛的含量等。

2. 生物效应剂量标志

生物效应剂量标志是指外源化学物进入机体后,能与靶组织细胞内DNA或蛋白质产生相互作用的外源性物质或其反应产物。这种标志物不仅可从靶细胞及其周围组织中测量到,有时也可从替代物如血液中测量到。迄今已发现各种烷化剂、芳香胺、多环芳烃和黄曲霉毒素($AFB_1$)等多种致癌物和突变剂可导致加合物的形成,主要有芳香胺、黄曲霉毒素、多环芳烃、氯乙烯、苯等20余种毒物的血红蛋白加合物,其次还有黄曲霉毒素的白蛋白加合物;多个动物试验中已观察到$AFB_1$-DNA和血$AFB_1$-白蛋白加合物的形成。研究表明,尿中AFB-N7-鸟嘌呤与$AFB_1$摄入量有很好的相关性。因此测量尿中AFB-N7-鸟嘌呤水平可很好地反映肝脏组织细胞DNA受损的程度及$AFB_1$致肝癌危险性,但是目前生物效应剂量的标志物的检测与应用存在很多局限。

**(二)效应生物标志**

效应生物标志(biomarker of effect)指机体中可测出的生化、生理、行为或其他改变的指标,可反映出结合到靶细胞的外源化学物及其代谢产物的持续作用,进一步引起细胞与组织的生物学或生物化学的变化,表现为确定的或潜在的健康损害或疾病。这些变化主要发生在细胞的特定部位,尤其是在基因的某些特定序列。常常引起机体某些不可逆转性的生物学效应。在效应生物标志中出现比较多的是细胞遗传标志物。

效应生物标志物包括反映早期生物效应（early biological effect）、结构和/或功能改变（altered structure/function）及疾病（disease）三类生物标志，分别提示与不同靶剂量的外源化学物或其代谢物有关联的对健康有害效应的信息。

1. 早期生物效应标志

主要用于反映外源化学物与细胞相互作用后在分子水平上的变化早期效应。例如紫外线照射对 DNA 的氧化损伤，使 DNA 链断裂等。

2. 结构和/或功能改变的效应生物标志

可反映外源化学物与细胞相互作用后的形态或功能改变。例如有机磷农药中毒时胆碱酯酶活性降低，心肌损伤时谷草转氨酶（SGOT）和肌酐激酶活性升高，肝脏损伤时丙氨酸氨基转移酶（ALT）、血清谷胱甘肽-S-转移酶（GST）和乳酸脱氢酶（LDH）活性的升高。

3. 疾病效应标志

这是从暴露到疾病整个过程中的最后一组标志，这一类标志与出现机体亚临床或临床症状密切相关，常常是为了疾病筛选而提出的，是机体疾病的反映。例如血清甲胎蛋白是肝癌、胃肠道疾病及胎儿神经管缺失的亚临床疾病的效应生物标志物。

### （三）易感性生物标志

易感性生物标志（biomarker of susceptibility）是关于个体对外源化学物的生物易感性的先天具有或后天获得的对暴露外源性物质产生反应能力的指标。

不同的个体对于剂量与性质相同的外源化学物表现出不同的反应，这取决于个体的易感性。在外源化学物与机体的相互作用过程中，机体因素是十分重要的。易感性生物标志虽然不包括在暴露效应（疾病）关系链中，但在暴露效应关系中的每一步都起到了重要作用，这类生物标志物是在暴露之前就已存在的遗传性或获得性的可测量指标，是决定疾病是否发生的主要因素。外源化学物在接触者体内代谢酶及靶分子的基因多态性，属遗传性易感性标志物。如患有着色性干皮病的个体暴露于紫外线发生皮肤癌的危险性增高，是因为他们机体内缺乏 DNA 修饰蛋白，这种遗传决定的易感性因素大部分是稳定的。当环境因素作为应激原时，机体的神经、免疫和内分泌系统的反应及适应性，属获得性易感性标志物，其可随环境与时间的变化导致易感程度的变化。易感性生物学标志可用以筛检易感人群，保护高危人群。

通过动物体内试验和体外试验研究生物学标志并推广到人体和人群研究，生物标志可能成为评价外源化学物对人体健康状况影响的有力工具。暴露标志用于人群可定量确定个体的暴露水平；效应标志可为人体暴露环境引起的疾病提供联系，可用于确定剂量—反应关系并有助于在高剂量暴露下获得的动物实验资料外推至人群低剂量暴露的危险度；易感性标志可鉴定易感个体和易感人群，应在危险度评价和危险度管理中予以充分考虑。

## 第二节　表示毒性损伤的指标

### 一、剂量、量反应与质反应

#### （一）剂量

剂量（dose）是决定外源化学物对机体造成损害作用的重要因素，或指在实验中给予机体受试物的量，也可指化学毒物被吸收的量或在体液和靶器官的量。当外源性化学物进入机体达到一定的剂量时，才能引起毒作用。剂量概念较为广泛，可包括以下几种：

1. 接触剂量（exposure dose）

又称外剂量（external dose），表示个人或人群接触的物质的量，适用于职业和环境暴露；在实验情况下，动物的接触剂量被称为给予剂量。接触剂量又可分为潜在剂量和应用剂量，其中潜在剂量是指机体实际摄入、吸入或应用于皮肤的外源化学物的量；而应用剂量是指直接与机体的吸收屏障接触可供吸收的量。

2. 吸收剂量（absorbed dose）

又称内剂量（internal dose），是通过各种途径被吸收进人体内血循环的外源性化学物质及其代谢产物的含量。此定义说明只有在接触部位被吸收的剂量才造成远离部位的损害，例如血液中铅和镉浓度可分别作为铅和镉的内剂量。

3. 到达剂量（delivered dose）

又称为生物有效剂量（biologically effective dose）或靶器官剂量（target organ dose），指发生损害作用部位的外源化学物的量，可更好地反映剂量—效应之间的联系。

化学物对机体的损害作用的性质和强度，直接取决于其在靶器官中的剂量，但要准确测定体内外源性化学物的含量十分复杂。一般而言，给予的接触剂量越大，靶器官内的剂量也越大。因此，常以接触剂量来衡量，所以通常所谓的剂量指外源性化学物的接触剂量或给予受试物的量。表示剂量的单位为 mg/kg 体重，如果是接触空气和水中的污染物可用 mg/m$^3$ 空气或 mg/L 水来表示。

在毒理学中，机体最常见的接触外源化学物的途径为经口、吸入和经皮，其他如静脉注射、皮下注射等。不同途径的吸收量和吸收速率各不相同，因此在提及剂量时，必须说明给药途径。经口、经皮及其他途径的接触剂量表示为 mg/kg 体重，而吸入途径接触剂量表示为规定时间内接触环境中浓度（mg/m$^3$）。

#### （二）量反应与质反应

1. 量反应

量反应（graded response）也称效应（effect），指接触一定剂量外源化学物后所引起的个体、器官或组织的生物学改变。此种变化的程度用计量单位来表示，有强度和性质的差别，可以被定量测得，而且所得的资料是连续性的。例如苯可使血液中白细胞计数减少，四氯化碳能引起血清中谷丙转氨酶的活力增高,有机磷农药可使血液中胆碱酯酶和羧酸酯酶的活力降低等,均为各种外来化学物在机体引起的效应。

2. 质反应

质反应(quantal response)也称反应(response),指接触某一外源化学物的群体中出现某种效应的个体在群体中所占的比率,这类质反应没有强度的差别,不能以具体的数值来表示,只有两种可能性,即发生与不发生,一般以百分率或比值表示,如死亡率、肿瘤发生率等。常以"正常或异常""有或无"等计数资料来表示,例如患病或未患病、中毒或未中毒、死亡或存活等。

量反应通常用于表示外源化学物在个体中引起的毒作用强度的变化,质反应则用于表示外源化学物在群体中引起的某种毒作用的发生率。在一定的条件下,量反应可以转换成质反应。如把血液中谷丙转氨酶的活性单位大于或等于80单位时诊断为肝脏损伤,低于此值则为肝脏功能正常,即可将量反应转换为质反应。

## 二、剂量—反应关系

"剂量—量反应关系"和"剂量—质反应关系"是毒理学的重要概念,也是毒理学所有分支领域的最基本的研究内容。有时两者可以通用,统称为剂量—反应关系。

### (一)剂量—量反应关系(graded dose- response relationship)

剂量—量反应关系表示外源化学物的剂量与个体或群体中发生的量反应强度之间的关系。例如血液中铅浓度增加引起 $\delta$-氨基-$\gamma$-酮戊酸脱水酶(ALAD)的活性相应下降、空气中的 CO 浓度增加导致红细胞中碳氧血红蛋白含量随之升高,都是表示剂量—量反应关系的实例。

### (二)剂量—质反应关系(quantal dose- response relationship)

剂量—质反应关系表示化学毒物的剂量与某一群体中质效应的发生率之间的关系。如在急性吸入毒性实验中,随着苯的浓度增高,各试验组的小鼠死亡率也相应增高,表明二者之间存在剂量—质反应关系。

剂量—反应关系研究在毒理学中有重要的意义,它是反映暴露与毒作用之间因果关系的重要证据。机体内出现某种损害作用,如果肯定是由某种外源性化学物所引起的,一般来说就应存在明确的剂量—反应关系。即外源性化学物的剂量越大,所产生的量反应的强度应该越大,或出现的质反应发生率应该越高。所以,剂量—反应关系是毒理学研究的核心,因为安全性评价或各种允许量标准的制订主要建立在剂量—反应关系上,只有剂量—反应关系的研究成果才能用于评价对人类的安全性。

## 三、剂量—反应关系曲线

剂量—反应关系可用曲线表示。把外源性化学物接触或给予的剂量作为横坐标,以表示量反应的生物体毒作用强度的计量单位或表示质反应的百分率或比值为纵坐标绘制散点图,所得到的一条曲线即剂量—反应关系曲线。

**(一)剂量—反应关系曲线的形式**

不同外源化学物在不同接触条件下,产生的效应或反应类型是不同的,这是由于剂量与反应的相关关系不同。一般情况下,剂量—反应曲线有以下几种类型。

1. 直线形

在这种剂量—反应关系曲线中,反应强度与外源性化学物剂量成直线关系。即随着剂量的增加,反应的强度也随着增强,并成正比关系(图 2-3)。但由于在生物体中效应的产生要受到多种因素的影响,情况十分复杂,故这种曲线关系较少见。仅在某些体外试验或离体器官试验中,在一定剂量范围内存在。例如用修复缺陷的细菌试验系统进行致突变试验时,在较低剂量下可观察到线性的剂量—反应关系。

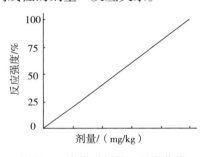

图 2-3　直线形剂量—反应曲线

2. S 形曲线

在毒理学实验中,S 形曲线是典型的剂量—反应曲线,可分为非对称 S 形曲线(图 2-4)和对称 S 形曲线(图 2-5)两种形式。

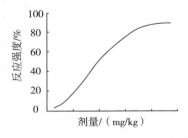

图 2-4　非对称 S 形剂量—反应曲线

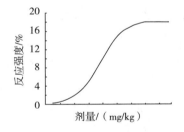

图 2-5　对称 S 形剂量—反应曲线

(1)非对称 S 形曲线　该曲线的两端不对称,与对称形曲线比较,该曲线在靠近横坐标左侧的一端由平缓转为陡峭的距离较短,而靠近右侧的一端曲线又伸展较长。非对称 S 形曲线反映个体对该外源化学物毒作用的易感性呈偏态分布。由于毒理学试验使用的动物数量和试验组数有限,同时群体中存在一些耐受性较高的个体,所以此种曲线在毒理学中最为常见。

(2)对称 S 形曲线　当群体中的全部个体对某种外源性化学物的敏感性差异呈正态分

布时,剂量与反应强度之间的关系表现为对称 S 形曲线。对称 S 形曲线往往见于被调查或检测的试验动物样本数量足够大时,在毒理学中仍属少见。

无论是对称 S 形曲线还是非对称 S 形曲线,在低剂量范围内,随着剂量的增加,毒效应发生率增加较慢;在其中间部分,即反应率 50% 左右,斜率(slope)最大,剂量略有改变就会引起反应率较大的改变;而当剂量继续增加时,毒效应的发生率又趋向缓和。曲线中段斜率较陡的提示毒性较高,较平坦的提示毒性较温和。因此,毒理学中常用引起 50% 反应率的剂量来表示化学物质的毒性大小。如半数致死剂量、半数效应剂量、半数中毒剂量等。

3. 对数曲线

也称抛物线型(图 2-6),剂量与反应呈非线性关系,许多外源性化学物的剂量—反应关系呈现一条先陡峭后平缓的曲线,在曲线前段,随着剂量的增加,反应强度也增高;但在曲线后段,则变化相对缓慢。如将剂量换算成对数剂量就可转换成一条直线,可便于在低剂量与高剂量或低反应强度与高反应强度之间进行相互推算。

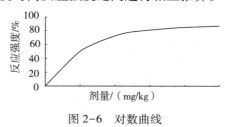

图 2-6 对数曲线

4. U 形曲线

某些生物体生理功能需要的微量元素和多种维生素等外源性营养物质,接触或给予剂量与个体效应程度之间的关系呈"U"形(图 2-7)。在最低剂量区域,生物体有害效应的"程度"最高,随着剂量的增加,生物体的有害效应逐步减轻。对生物体必需营养物质而言,剂量—反应曲线的这一区域常称为营养缺乏,即因营养缺乏而引起的生物体的有害效应。当剂量增加到一定程度时,营养缺乏有害效应不再存在,机体呈自稳状态。如果剂量进一步加大并超过生理需要量,机体就可能出现某些与营养缺乏不同的中毒效应,若每日的摄入量超过一定量时甚至会导致死亡。例如,人体对硒的安全摄入量为 50~200 μg/d,

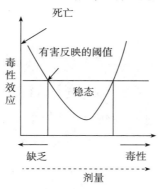

图 2-7 "U"形剂量—反应曲线

当摄入量低于 50 μg/d 可能会导致大骨节病和克山病的高发和免疫力的下降。当剂量增加到 50~200 μg/d 时,有利于人体健康;如果剂量进一步加大并超过 200 μg/d 时,机体会出现中毒效应,若每日的摄入量超过 10 mg 则可能导致死亡。像大多数外源性化学物一样,这种有害效应的程度随着剂量的增大而加重。例如,大剂量接触维生素、硒、雌激素等机体必需物质,可分别造成肝损害、出生缺陷和脑组织损害,或者使患乳腺癌的危险度明显增加。所以根据这些微量元素的剂量—反应关系,找出其对健康的安全剂量,是食品毒理学研究的主要内容。

5. "全或无"反应

在毒性试验中有时会出现"全或无"的剂量—反应关系。这种现象仅在一个狭窄的剂量范围内才能观测到。例如死亡与生存、惊厥与不惊厥等,必须用多个动物或多个实验标本进行实验,以阳性率表示其效应。

**(二)剂量—反应曲线关系的转换**

通过数学的方法可更加准确地计算半数致死量($LD_{50}$)、可信区间以及曲线的斜率等某些重要的毒理学参数,从而对不同外源性化学物质的毒性参数进行比较,可以将"S"形曲线转化成直线。

1. 对称 S 形曲线转换成直线

当把纵坐标的标示单位反应率改为反应频数时,对称 S 形曲线转换为呈钟形的高斯曲线(图 2-8)。在该分布曲线下,如把使一半受试个体出现反应的剂量作为中位数剂量,并以此为准划分若干个标准差,则在其两侧 1 个、2 个或 3 个标准差范围内分别包括了受试总体的 68.3%、95.5% 和 99.7%。将各标准差的数值均加上 5(-3~3 变为 2~8)即为概率单位。概率单位与反应强度之间的对应关系见表 2-1。

表 2-1　反应强度与概率单位之间的关系

| 反应强度/% | 概率单位 |
| --- | --- |
| 0.1 | 2 |
| 2.3 | 3 |
| 15.9 | 4 |
| 50.0 | 5 |
| 84.1 | 6 |
| 97.7 | 7 |
| 99.9 | 8 |

当纵坐标单位用概率单位表示时,对称形曲线即转换为直线(图 2-8)。

2. 非对称 S 形曲线转换成直线

非对称 S 形曲线,当以反应频数对应剂量作图时,所得到的是一种右侧线段向横轴延伸很长的偏态分布曲线。若要将其转换为直线,需要分两步进行。先要把横坐标的剂量单位换算为相应的对数,此时,原来的偏态分布转变为对数正态分布;然后,再把纵坐标标示改为概率单位,即可成为一直线。

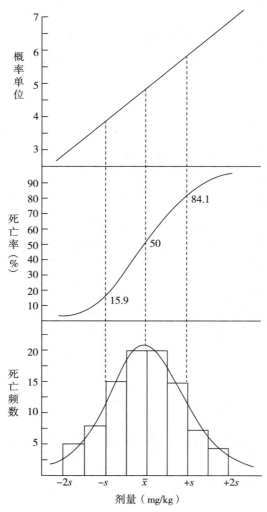

图 2-8  S 形剂量—反应曲线向直线的转换

# 第三节  毒性参数

外源化学物的毒性大小可以利用两种方法来描述:一种是比较相同剂量外源化学物引起的毒作用强度,另一种是比较引起相同的毒作用的外源化学物剂量,后一种方法更易于定量,被用来描述下列毒性参数和安全限值的概念。

毒理学中的毒性参数可分为两类。一类为毒性上限参数,是在急性毒性试验中以死亡为终点的各项毒性参数。另一类为毒性下限参数,即有害作用阈剂量及最大未观察到有害作用剂量,可以从急性、亚急性、亚慢性和慢性毒性试验中得到。毒性参数的测定是毒理学试验剂量—量反应关系和剂量—质反应关系研究的重要内容。

## 一、致死剂量或浓度

致死剂量(lethal dose,$LD$),指在急性毒性试验中外源化学物引起受试动物死亡的剂量或浓度,通常按照引起动物不同死亡率所需的剂量来表示。一般用 mg/kg 体重表示,如化学物存在于空气或水体中,则叫致死浓度(lethal concentration,$LC$),用 mg/m$^3$ 或 mg/L 表示。

### (一)绝对致死量或浓度

绝对致死量或浓度(absolute lethal dose or concentration,$LD_{100}$ 或 $LC_{100}$)是指引起一组受试动物全部死亡的最低剂量或浓度。如降低剂量,就会有受试动物存活者。

由于一个群体中,不同个体之间对外源化学物的耐受性存在差异,个别个体耐受性过高,可造成 100% 死亡的剂量显著增加。所以表示一种外源化学物的毒性高低或对不同外源化学物的毒性进行比较时,一般不用绝对致死量($LD_{100}$),而采用半数致死量($LD_{50}$),$LD_{50}$ 较少受个体耐受程度差异的影响,比 $LD_{100}$ 更为客观和准确。

### (二)最小致死量或浓度

最小致死量或浓度(minimum lethal dose or concentration,$MLD$,$MLC$ 或 $LD_{01}$)是指一组受试动物中,仅引起个别动物死亡的最小剂量或浓度。从理论上讲,低于此剂量不能使动物出现死亡。

### (三)最大耐受量或浓度

最大耐受量或浓度(maximal tolerance dose or concentration,$MTD$,$LC0$ 或 $LD_0$)是指一组受试动物中,不引起受试动物死亡的最大剂量或浓度。与 $LD_{100}$ 的情况相似,受个体差异的影响 $LD_0$ 存在很大的波动性。从理论上讲 $MLD$ 和 $LD_0$ 是两个无限接近的剂量。

### (四)半数致死量或浓度

半数致死量或浓度(median lethal dose or concentration,$LD_{50}$ 或 $LC_{50}$)是指引起一组受试动物半数死亡的剂量或浓度,该剂量为经过统计得出的估计值,也称致死中量。当观察指标为效应时,改称为半数效应量(50% effective dose,$ED_{50}$)。这个概念是 1927 年由 Trevan 提出的一种带有置信限估计的中介值,是反映外源性化学物质毒效应的上限指标。$LD_{50}$ 的表示单位为每千克体重所摄入受试物质的质量(mg,g)或体积(mL),即 mg/kg 体重、g/kg 体重或 mL/kg 体重。例如硫酸吗啡的 $LD_{50}$ 为 900 mg/kg 体重(大鼠、经口)。

$LD_{50}$($LC_{50}$)值代表受试群体感受性的平均情况,它位于剂量—反应关系 S 形曲线的中央。因此,它不受两端个别动物感受性特高或特低的影响。此处曲线的斜率最大,剂量稍有增加就能引起死亡率明显的变化,因而灵敏性高。其附近的线段又几乎成直线,所以稳定性好。死亡是一个能够准确观察且简便的观察指标,因此 $LD_{50}$ 是评价外源化学物急性毒性大小最主要的指标,也是对不同化学毒物进行急性毒性分级的基础标准。外源化学物毒性大小与 $LD_{50}$ 呈反比,$LD_{50}$ 的值越小,表示外源化学物的毒性越强;反之,$LD_{50}$ 的值越大,则毒性越低。

一般来讲,对动物毒性很低的物质,对人体的毒性也很低,$LD_{50}$ 越大表明其毒性越小,在食品使用时其安全性越高。例如过氧化苯甲酰属于实际无毒类,苯甲酸属于低毒类,而肉制品常用的亚硝酸钠和亚硝酸钾以及早餐谷类所添加的营养强化剂氧化锌都属于中毒类。

$LD_{50}(LC_{50})$ 值受各种因素影响,对于同一种外源化学物,由于不同种属的动物敏感性不同,其 $LD_{50}$ 值可能有较大差异。例如异氰酸甲酯对大鼠的 $LD_{50}$ 为 69 mg/kg,对小鼠则为 120 mg/kg。另外,染毒途径和方式均也可影响外源化学物的 $LD_{50}$,如内吸磷对大鼠经口染毒的 $LD_{50}$ 为 2.5 mg/kg、经皮染毒的 $LD_{50}$ 为 8.2 mg/kg。因此,在表示 $LD_{50}$ 时,必须注明接触途径和动物种属。此外,动物的生产和饲养条件、动物的性别、染毒时间、实验室环境、受试物的浓度、溶剂的性质,以及实验者操作技术的熟练程度均对 $LD_{50}$ 值产生明显影响。所以,在计算 $LD_{50}$ 时还应求出 95% 可信限,以 $LD_{50} \pm 1.96\sigma$ 表示误差范围。

## 二、最小有作用剂量

最小有作用剂量(minimum effect level,MEL)也称阈剂量或阈值(threshold),是指在一定时间内,一种外源性化学物按一定的方式或途径与机体接触,使机体开始发生效应的最低剂量或浓度。

阈剂量又分急性阈剂量与慢性阈剂量两种,急性阈剂量(acute threshold dose,Limac)是与外源性化学物一次接触所得,慢性阈剂量(chronic threshold dose,Limch)则为长期反复多次与之接触所得。通常情况下,一种外源性化学物的急性阈剂量比慢性阈剂量高,受试对象表现出的中毒症状也较为明显。从理论上讲,低于此剂量的任何剂量都不应对机体产生任何损害作用。

但在试验过程中,能否观察到外源化学物造成的损害作用,在很大程度上受检测技术灵敏度和精确性、样本大小以及被观察指标的敏感性的限制。因此,所谓"阈剂量",确切的应称为"观察到损害作用的剂量或浓度",而不是有损害作用的剂量或浓度。阈剂量应确切表述为"观察到损害作用的最低剂量(lowest obserred adverse effect level,LOAEL),或观察到作用的最低剂量(lowest observed effect level,LOEL)"。

一种外源化合物对每种效应都可能有一个阈剂量,因此一种化学物可有多个阈剂量;对某种效应,对易感性不同的个体可有不同的阈剂量;同一个体对某种效应的阈剂量,也可随时间而改变。阈值并不是实验所能确定的,在进行危险评定时通常用未观察到损害作用的剂量(no-observed adverse effect level,NOAEL)或未观察到作用的剂量(no-observed effect level,NOEL)作为阈值的近似值,因此对有害效应的阈值应说明是急性、短期重复剂量、亚慢性或慢性毒性的阈值。一般认为,外源化学物的一般毒性(器官毒性)和致畸作用的剂量—反应关系是有阈值的(非零阈值),而遗传毒性致癌物和性细胞致突变物的剂量—反应关系是否存在阈值尚没有定论,通常认为是无阈值(零阈值)。

### 三、最大无作用剂量

最大无作用剂量(maximal no-effect level,$MNEL$;$ED_0$),是指外源性化学物在一定时间内,按一定方式与最敏感的实验动物接触后,根据现有的知识水平,采用现代的检测方法和最灵敏的观察指标,未能观察到对机体有任何损害作用的最高剂量或浓度。最大无作用剂量是一个理论值,也不能通过试验获得。与阈剂量的情况类似,损害作用能否检出主要与检测方法及样本大小有关。故一般使用 $NOEL$ 或 $NOAEL$ 更妥当。

从理论上讲,最大无作用剂量和阈剂量之间应该相差极微。在最大无作用剂量的基础上,任何剂量的微小增加即可达到阈剂量水平。但由于受到检测手段的限制,很难发现机体的细微异常改变。只有剂量增加到一定水平时,才能观测到损害作用。故在实际工作中得到的 $LOAEL$ 和 $NOAEL$ 这两个剂量之间存在一定的差距。对于同一外源化学物,在使用不同种属动物、染毒方法、接触时间和观察指标时,最大无作用剂量和阈剂量也会发生变化。因此,在表示某种外源性化学物质的 $LOAEL$ 和 $NOAEL$ 这两个毒性参数时,应注明实验动物的物种品系、接触方式和途径、接触时间和观察指标等。

$NOAEL$ 是食品安全性毒理学评价中最重要的指标之一,代表食品的长期迟发毒性,是评价外源化学物毒作用与制订安全限值的重要依据,具有重要的理论和实践意义。通过动物试验获得的 $NOAEL$ 数据可外推到人,食品毒理的各种卫生标准,如某种外源性化学物质的每日允许摄入量(acceptable daily intake,$ADI$)和最高容许残留量(maximum residue limit,$MRL$)等,大多是以"未观察到有害作用的剂量"作为基本依据和参数来制定的。

### 四、毒作用带

毒作用带(toxic effect zone)是前苏联毒理学家提出来的表示外源化学物毒作用特点的参数,用它来综合评价外源化学物毒性危险性的大小。毒作用带又分为急性毒作用带与慢性毒作用带。

#### (一)急性毒作用带

急性毒作用带(acute toxic effect zone,$Z_{ac}$)是外源化学物的半数致死剂量与急性阈剂量的比值。$Z_{ac}$ 值越小,说明化学物质从产生轻微损害到导致急性死亡的剂量范围窄,引起急性毒性死亡的危险性大,例如蘑菇中天然毒素的毒性;反之,$Z_{ac}$ 值越大,则说明化学物质从产生轻微损害到导致急性死亡的剂量范围宽,因而引起急性中毒死亡的危险性小,例如细菌性食物中毒。

$$Z_{ac} = \frac{LD_{50}}{Lim_{ac}}$$

### (二)慢性毒作用带

慢性毒作用带(chronic toxic effect zone, $Z_{ch}$)是指急性阈剂量与慢性阈剂量的比值。如果化学物的慢性毒作用带越宽,即 $Z_{ch}$ 比值越大,说明该化学物的急性阈剂量与慢性阈剂量之间的剂量范围宽,慢性中毒的发展难以觉察,故发生慢性中毒的危险性越大,例如铅中毒;同时也可能提示该化学物的蓄积作用大,实验动物多次接受较低剂量(浓度)的化学物,即能产生慢性毒效应。反之, $Z_{ch}$ 比值越小,即引起急性中毒的阈剂量与引起慢性毒性的阈剂量范围窄,则说明发生慢性中毒的危险性小,例如通常的细菌性食物中毒。

$$Z_{ch} = \frac{Lim_{ac}}{Lim_{ch}}$$

毒作用带的概念以外源化学物对实验动物的毒效应为中心反映其毒作用特点。毒剂量可以用 NOAEL 来代表,我们称之为毒作用范围(margin of toxic effect, MOT)。

$$MOT_{ac} = \frac{LD_{50}}{NPAEL_{ac}} \text{和} MOT_{ch} = \frac{NOAEL_{ac}}{NOAEL_{ch}}$$

## 第四节　安全限值

安全限值即卫生标准,指为保护人群健康,对某种环境因素(物理、化学和生物)的总摄入量的限制性量值或在生活、生产环境和各种介质(空气、水、食物、土壤等)中所规定的浓度和暴露时间的限制性量值。在低于该浓度和暴露时间内,根据现有的知识,不会观察到任何直接和(或)间接的有害作用。就是说,在低于此种浓度和接触时间内,对个体或群体健康的危险度是可忽略的。安全限值是实施卫生法规的技术规范、卫生监督和管理的法定依据,对于保护人民健康和保障环境质量具有重要意义。主要包括每日允许摄入量(acceptable daily intake, ADI)、最高容许残留量(maximum residue limit, MRL)、可耐受的每日摄入量(tolerable daily intake, TDI)、参考浓度(reference concentration RfC)及参考剂量(reference dose, RfD)等。

### 一、每日允许摄入量

每日允许摄入量(acceptable daily intake, ADI)是允许正常成人每日由外环境摄入体内的特定化学物质的总量。在此剂量下,终身每日摄入该化学物质不会对人体健康造成任何可测量出的健康危害。ADI 是 WHO 提出的,根据"未观察到有害作用剂量"来制订的安全参数。以每千克体重可摄入的量表示,即 mg/(kg 体重·d)。其计算公式如下:

$$ADI(\text{mg/kg 体重} \cdot \text{d}) = \frac{NOAEL(\text{mg/kg 动物体重} \cdot \text{d})}{\text{安全系数}}$$

安全系数(safety factor, SF)是根据所得的未观察到损害作用的剂量(NOAEL)提出安全限值时,为解决由动物实验资料外推至人的不确定因素及人群毒性资料本身所包含的不确定因素局限性而设置的转换系数。由于人和动物的敏感性不同、人群中的个体差异以及用有限的实验动物数据外推到大量的接触人群等因素，在制定人群接触的卫生标准时，把动物实验数值换算为人类的数值时，需要安全系数。例如车间内接触的化学品如敌敌畏，一般采用安全系数<10；对毒作用带窄的，采用的安全系数>10，如印度博帕尔市异氰酸甲酯中毒事件中，人们接触到的异氰酸甲酯毒作用带非常窄，安全系数为100。

例如某食品添加剂对动物未观察到有害作用的剂量（NOAEL）为 10 mg/kg，安全系数为100，如果一般成人体重以 60 kg 计，则此食品添加剂的成人最高摄入量每日不应超过（10 mg/kg/100）×60＝6 mg/（kg 体重·d）。我国几种常见的食品添加剂的 ADI 值见表2-2。

表 2-2　几种常见的食品添加剂的 ADI 值

| 品名 | ADI mg/（kg BW·d） | 最大使用量 g/kg | 用途 |
|---|---|---|---|
| 六偏磷酸钠 | 0~70 | 5.0 | 方便面 |
| 三聚磷酸钠 | 0~70 | 5.0 | 方便面 |
| 苯甲酸 | 0~5 | 0.2~1.0 | 食品防腐 |
| 过氧化苯甲酰 | 0~40 | 0.06 | 面粉熟化,增白 |
| 山梨酸 | 0~25 | 0.2~2.0 | 食品防腐 |
| 乳酸亚铁 | 0~0.8 | 0.2~0.5 | 豆奶粉,豆粉 |
| 磷酸氢钙 | 0~70 | 1.0 | 发酵制品,婴儿食品 |
| 丁基羟基茴香醚 | 0~0.5 | 0.1~0.2 | 油炸食品,方便面等 |
| 二丁羟基甲苯 | 0~0.3 | 0.2 | 早餐谷类食品 |

所用的安全系数的值取决于受试物毒作用的性质、受试物应用的范围和用量、适用的人群以及毒理学数据的质量等因素。可以理解为种间差异与个体差异各为10，则 10×10＝100。但根据毒性资料，100倍的安全系数只是一个估计值，并不十分精确，可因各类环境标准而异，目前缺乏统一的意见，很大程度上是凭经验的，可供选用的范围也很大，WHO 专家委员会曾建议可在 10~2000 范围内选用。食品采用的标准一般都比较严格，从未观察到有害作用剂量外推到用于人的 ADI，需要除以安全系数100计算获得。

## 二、最高容许残留量

最高容许残留量（maximum residue limit，MRL）简称容许量，也称最高残留限量，是指允许在食物表面或内部残留的药物或外源性化学物的最高含量（或浓度）。具体来说，就是指在屠宰或收获以及加工、储存和销售等特定时期内，直到被人体消费时，食物中的药物或外源性化学物残留的最高容许含量或浓度。

$$MRL = \frac{ADI（mg/kg 体重·d）×体重（kg）}{人每日摄入食物总量（kg/d）×食物系数（\%）}$$

式中，食物系数指待测食物占食物总量的百分率。

### 三、可耐受的每日摄入量

可耐受的每日摄入量（tolerable day intake，*TDI*），是由国际化学品安全规划署（IPCS）提出的，指人类终生每日摄入一种物质而没有对健康产生可估计的损害作用的容许量，取决于摄入途径。*TDI* 可以用不同的单位来表述，如吸入可表示为空气中的浓度（mg/m³）。

### 四、参考剂量（浓度）

参考剂量（浓度）是美国环境保护局（EPA）首先提出来的概念，用于非致癌物质的危险性评价。参考剂量（reference dose，*RfD*）和参考浓度（reference corleerltration，*RfC*）是指人类在环境介质（空气、水、食物、土壤等）中接触某种外源化学物的日平均剂量和估计值。人群（包括敏感亚群）终身暴露于该水平时，预期在一生中发生非致癌（或非致突变）性有害效应的危险度很低，在实际上是不可检出的。其计算公式如下：

$$RfD(RfC) = \frac{NOAEL(LOAEL)}{SF \times MF}$$

式中：*SF* 为安全系数；*MF* 为修正系数。

修正系数（modifying factor，*MF*）主要考虑研究的科学性以及各种未能包括的不确定因素。当研究中的不确定因素可由安全系数进行充分估计时，修正系数为1。但当无法充分估计其不确定因素时，例如无作用机制方面的资料，或者无法判断受试物导致实验动物的损害作用与人类是否相似，需要再多采用一个修正系数，一般 *MF*<10。

## 参考文献

［1］方士英，张宝勇. 食品毒理学基础［M］. 北京：中国医药科技出版社，2019.

［2］沈惠丽，姜月明. 食品毒理学［M］. 合肥：合肥工业大学出版社，2017.

［3］张立实，李宁. 食品毒理学［M］. 北京：科学出版社，2017.

［4］孙素群. 食品毒理学［M］. 武汉：武汉理工大学出版社，2017.

［5］李宁，马良. 食品毒理学［M］. 北京：中国农业大学出版社，2016.

［6］沈明浩. 食品毒理学［M］. 北京：科学出版社，2014.

［7］王心如. 食品毒理学基础［M］. 北京：人民卫生出版社，2012.

［8］刘宁，沈明浩. 食品毒理学［M］. 北京：中国轻工业出版社，2011.

［9］张爱华，孙志伟. 毒理学基础［M］. 北京：科学出版社，2008.

［10］王向东. 食品毒理学［M］. 南京：东南大学出版社，2007.

［11］周宗灿. 毒理学教程［M］. 北京：北京大学医学出版社，2006.

# 第三章　外源性化学物质在体内的生物转运

**内容提要**

本章内容主要介绍食品中外源性化学物质的来源以及外源性化学物质在体内的生物转运。

**教学目标**

1. 了解生物膜的基本结构、外源性化学物质在体内通过生物膜的方式以及食品中化学毒物的来源。

2. 掌握生物转运的基本概念及其毒理学意义。

3. 熟悉外源性化学物质在机体内转运的过程和各种转运方式的特点以及影响外源性化学物质在体内生物转运的因素。

**思考题**

1. 外源性化学物质在体内可以通过哪些转运方式进行吸收、分布、排泄？

2. 哪些因素会影响外源性化学物质在呼吸道中的吸收？

3. 简述吸收的基本概念。

4. 影响外源性化学物质在体内分布的因素有哪些？

5. 什么是外源性化学物质的生物转运？简述生物转运各阶段的特点以及生理意义。

6. 简述外源性化学物质透过膜的方式以及特点。

7. 毒物是如何在体内储存的？毒物是如何被排泄到体外的？

## 第一节　食品中外源性化学物质的来源

食品污染隐患一直以来都是人们关注的重点。无论是从食品原料、加工、运输，还是储存、销售以及消费的整个过程中都有可能存在不同程度的污染。食品中的污染主要分为三类：物理性污染、化学性污染和生物性污染。

在毒理学中，我们所要研究的主要内容是化学性污染。食品中的化学性污染是指食品从原料、生产、加工、运输、贮存等过程中进入或者产生的化学物质，以及食用后可能引起急性、慢性中毒或者慢性累积性伤害的化学物质。根据化学物质不同的来源，可以将其分为三大类：第一类是天然物质，第二类是污染物，第三类是食品添加剂。天然物质是指食品中天然存在的化学物质；食品中的污染物包括食品本身在加工、贮存、烹饪过程中产生的某些化学衍生物；食品添加剂则指为了满足食品加工工艺过程中的需求而人为加入的某些物质。天然物质属于食品本身存在的，即内源性化学物质；而污染物和添加剂均属于外来的化学物质，即外源性化学物质。食品中的各种化学物质可能会随着食品进入到人体内，当达到一定剂量时,就在某些特定条件下对机体产生生理毒害作用。

## 一、天然物质

天然物质(natural-occurring substance)是指存在于动植物性食品本身以及由其合成和代谢的物质。我国每年都有大量的人群因摄入食物中天然的有毒物质而导致食物中毒。例如,遗传、过敏反应、食用量过大等因素都有可能引起中毒反应。食物中天然物质主要包括两大类:植物源性天然物质和动物源性天然物质。

### (一)植物源性天然物质

植物源性天然物质中的有害成分是导致人类食源性中毒的重要威胁之一,对人类的健康和生命都有着较大的危害。研究有毒植物以及植物源性天然有害物质具有多方面的意义。比如从食品安全的角度来看,可以有效预防天然植物性食物中毒;从开发植物新资源的角度来看,通过研究植物源性有毒物质的性质以及作用机制,可以开发人类食用和畜用的植物新资源;从其结构和作用的角度来看,可以研制开发新的农药等。

植物源性天然物质的有害成分及代谢物大致可以分为以下五类:

第一类,含有功能团的物质。例如棉酚、豆类中的多酚等酚类物质。

第二类,具有生理作用的物质。例如胆碱酯酶抑制剂或者活化剂。另外,在石杉科植物千层塔和马铃薯中的龙葵素都含有胆碱酯酶抑制剂。

第三类,能产生毒素的物质。例如生氰苷,存在于木薯和豆类中。

第四类,会致癌的物质。例如苏铁植物中的苏铁素(甲基氮化甲氧糖苷)具有致突变性和致癌性。

第五类,抗营养物(antinutritive substances)。是指能产生营养缺乏或者干扰身体对营养素吸收利用的物质。例如,黄豆中的外源凝集素会干扰大肠内的肠道菌群,影响营养物质的吸收。

植物性食品中的有害物质是植物生长过程中的代谢物,是指存在于植物体本身并且会对食用者产生毒害作用的成分。这些天然毒性物质不包括由环境污染的外源化合物以及吸入植物体内的外源化合物,如农药残留和重金属污染物等。在食品中常见的植物源性天然有毒物质主要包括有毒蛋白质类、苷类、生物碱、酶类、过敏原以及蘑菇毒素等。

#### 1. 有毒蛋白质类

异体蛋白质进入人体组织可引起过敏反应,内服某些蛋白质也可产生各种毒性。目前为止,人类所发现的有毒蛋白质大多数来自于植物性食品,包括植物红细胞凝集素、蛋白酶抑制剂以及某些有毒氨基酸类物质。例如,存在于未煮熟大豆及其豆乳中的胰蛋白酶抑制剂,可影响人体对大豆蛋白质的消化吸收,导致胰脏肿大以及抑制食用者(包括人类和动物)的生长发育。在大豆和花生中含有的血球凝集素,其具有凝集红细胞的作用等,它们都属于植物源性食品中的毒蛋白质类。

(1)植物红细胞凝集素(phytohaemagglutinin,PHA) 又称外源凝集素。它是一类能进行非共价、可逆结合特异性单糖、寡糖的蛋白质,主要存在于豆科及大戟科蓖麻的种子中。由于植物红细胞凝集素对红细胞有凝聚作用,并且能专一性结合碳水化合物,所以当其进入机体后,可与小肠细胞表面的特定部位发生结合,对小肠细胞的生理功能产生明显的不良影响。通过损伤胃肠细胞而在胃肠道中结合蛋白质、糖类等营养物质,进而导致机体所需营养素的缺乏,抑制机体的正常生长。另一方面,这种有毒蛋白进入人体之后,能与血液中的红细胞产生凝集作用,所产生的主要症状为恶心、呕吐,严重者可导致死亡。目前该类毒素已发现十多种,包括蓖麻毒素、巴豆毒素、相思子毒素、大豆凝集素、菜豆毒素等。植物红细胞凝集素具有较高的耐热性,在80℃的环境条件下数小时也不能使之失活,但是在100℃的环境中1 h即可破坏其活性。因此生食或者食用未煮熟的这类植物种子均可引起中毒,尤其在食用新鲜豆角类食品时,应该先用清水浸泡去毒,烹饪时一定要煮熟、煮透直至失去原有绿色,破坏其中的凝集素,以防中毒。

(2)蛋白酶抑制剂(protease inhibitor)　这是一类能与蛋白酶分子活性中心上的一些基团相结合,使蛋白酶活力降低甚至消失,而不使酶蛋白变性的物质。在许多植物的种子和荚果中都会存在着消化酶的抑制剂,比如胰蛋白酶抑制剂、糜蛋白酶抑制剂和$\alpha$-淀粉酶抑制剂,这类物质实质上是植物为了繁衍后代、防止动物啃食所产生的防御性物质。豆类和谷类也是消化酶抑制剂含量较高的食物,其他种类的食物例如马铃薯、茄子、洋葱等也含有此类物质。研究表明,蛋白酶抑制剂的毒作用首先在于抑制蛋白酶的活性,降低食物蛋白质的水解和吸收利用率,从而导致肠胃产生不良反应,影响动物生长;其次,它可以刺激胰腺增加其分泌活性,作用机制通过负反馈作用来实现。这样就增加了内源性蛋白质和氨基酸的损失,使动物对蛋白质的需求增加,从卫生和营养两个方面对机体造成损害。豆类中的胰蛋白酶抑制剂和$\alpha$-淀粉酶抑制剂是营养限制因子,用含有胰蛋白酶抑制剂的生大豆脱脂粉饲喂实验动物可造成明显的生长停滞。去除蛋白酶抑制剂最简单有效的措施就是将其高温加热钝化,经常采用的方法是在常压下蒸汽加热处理30 min或者在0.1 MPa压力下加热10~25 min,便可破坏大豆中的胰蛋白酶抑制剂。

(3)有毒氨基酸类物质　该类物质主要指有毒的非蛋白氨基酸或者肽类,大多数存在于毒蕈和豆科植物中。有毒肽类物质在毒蕈中存在最多,其主要作用于肝脏。对人体的肝脏、肾脏、心脏和神经系统造成不同程度的损害,一般病情比较凶险,发病死亡率较高。此外,一些有毒氨基酸及其衍生物也可对机体造成不良影响,如山黧豆毒素原可导致神经麻痹和骨骼畸形,刀豆氨酸能阻碍体内精氨酸的代谢,L-3,4-二羟基苯丙氨酸能引起急性溶血性贫血症。

2.毒苷类物质

苷类又称配糖体或者糖苷。在植物中,糖分子(如葡萄糖、鼠李糖、葡萄糖醛酸等)中的半缩醛羟基和非糖类化合物分子(如醇类、酚类、甾醇类等)中的羧基脱水缩合而形成具有环状缩醛结构的化合物,称为苷。苷类都是由糖和非糖物质(称苷元、甙元或者配基)两部分组成。苷类大多为带色晶体,易溶于水和乙醇,而且易被酸或者酶水解为糖和苷元。

苷元的化学结构不同,苷的种类也有多种。例如皂苷、氰苷、芥子苷、黄酮苷、强心苷等。它们广泛分布于植物的根、茎、叶、花和果实中。其中皂苷和氰苷等常引起人类的食物中毒。

(1)生氰糖苷类 生氰糖苷亦称氰苷、氰醇苷,是指由氰醇衍生物的羟基和 D-葡萄糖缩合形成的糖苷,有较好的水溶性。生氰糖苷的种类很多,但与食物中毒有关的生氰糖苷主要有苦杏仁苷和亚麻苦苷。苦杏仁苷主要存在于苦杏仁、桃仁、李子仁、枇杷仁、樱桃仁等果仁,亚麻苦苷主要存在于木薯、亚麻籽及其幼苗。生氰糖苷本身不呈现毒性,其毒性主要是由氢氰酸和醛类化合物引起,当咀嚼或者嚼碎含生氰糖苷的植物性食品时,受损的组织细胞内的生氰糖苷与β-葡萄糖糖苷酶和α-羟腈酶接触而被降解,释放出有毒的氢氰酸、葡萄糖及醛或者酮而引起中毒。氢氰酸解离出的氰离子极易与细胞色素氧化酶中的铁结合,破坏细胞色素氧化酶在生物氧化中传递氧的功能,使机体陷入窒息状态。氰苷中毒会出现口中苦涩、留涎、头痛、头晕、恶心、呕吐、心悸及四肢软弱无力等症状,中毒严重者会感到胸闷并且伴有不同程度的呼吸困难,最后可能会出现意识不清、大小便失禁、眼球呆滞等症状。生氰糖苷的毒性主要在于其分解物氢氰酸和醛类化合物,其中氢氰酸的最小致死口服剂量为 0.5~3.5 mg/kg。

(2)皂苷类物质 又称皂甙(saponin)、皂素,是苷元(配基)为三萜或者螺旋甾烷类化合物的一类氧糖苷,是糖苷中结构比较复杂的化合物,其水溶液能形成泡沫。含有皂苷的植物有豆科、五加科、蔷薇科、菊科、葫芦科和苋科,含有皂苷的食源性植物主要是菜豆(四季豆)和大豆,容易发生食物中毒而且一年四季皆可发生。皂苷按其配基结构可分为两类:甾族皂苷和三萜皂苷。皂苷的毒性主要体现在溶血性及其水解产物苷元的毒性,皂苷元可对胃肠道黏膜造成强烈刺激,引起局部充血、肿胀、炎症,以致出现恶心、呕吐、腹痛、腹泻等症状;低浓度的皂苷溶液可对红细胞造成破坏,从而产生溶血现象;大剂量的薯蓣皂苷可能对肝脏产生一定的毒害作用。皂苷的毒作用机制可能是由于皂苷与胆甾醇结合生成的分子复合物。

(3)芥子苷(glucosinolate) 即硫代葡萄糖苷,简称硫苷,是由葡萄糖与非糖部分通过硫苷键联合起来的化合物,是导致甲状腺肿大的前体物质。它主要分布于十字花科植物的种子中,例如,花椰菜、西兰花、油菜、野油菜、中国甘蓝、芥菜、萝卜等植物的种子中。榨油后的油菜籽饼粕是良好的饲用蛋白源,但如果处理不当就会引发家畜中毒。芥子油本身无毒,但在芥子酶(葡萄糖硫苷酶)或者胃肠中细菌酶的催化作用下可以分解为硫氰酸酯、异硫氰酸酯、腈类、硫氰酸盐等有毒物质,其中腈类物质的毒性最强,往往能抑制动物生长甚至导致其死亡。其他几种分解产物会在不同程度上导致甲状腺肿大,但这些硫化物大多为挥发性物质,可通过加热去除。

3. 生物碱(alkaloid)

生物碱又称植物碱,是一类含氮的有机化合物。大多数生物碱有含氮杂环或者类似碱的性质,可与酸结合成盐,具有光学活性和一定的生理学作用。大多数的生物碱几乎不溶或者难溶于水,而能溶于乙醇等有机溶剂,但遇酸生成的生物碱盐却可以溶于水。生物碱大多数分布在高等植物中,尤其是双子叶植物中,极少数分布在低等植物中。就目前已知的研究报道,至少有 50 个科 120 个属以上的植物中含有生物碱,已发现分离出来的生物碱有近 6000 种。存在于食用植物中的生物碱主要是龙葵碱(solanine)、秋水仙碱(colchocine)、吡咯烷生物碱(pyrrolidine alkaloids)及咖啡碱(caffeinum)等。

**4. 酶**

某些植物体中会含有对人体健康有害的酶类。如抗维生素类酶可分解维生素等人体生长必需成分或者释放出有毒化合物。蕨类植物中的硫胺素酶通过破坏动植物体内的硫胺素,导致人和动物体内维生素 $B_1$ 的缺乏。大豆中还存在破坏胡萝卜素的脂肪氧化酶。

**5. 过敏原(allergen)**

"过敏(allergy)"是指接触或者摄取某种外源性物质后所引起的免疫学上的反应。引起这种反应的外源性物质就称为过敏原(allergen)。食物过敏是指免疫系统对某一特定食物产生的一种不正常的免疫反应。免疫系统会对此食物产生一种特异性免疫球蛋白,当这种特异性免疫球蛋白与食物结合时,会释放出许多化学物质,造成过敏症状,严重者甚至可能引起过敏休克,根据反应出现的快慢和抗体是否存在可分为Ⅰ、Ⅱ、Ⅲ、Ⅳ型。据相关资料最新统计表明,全球大约有 25% 的人受到Ⅰ型变态反应疾病的影响,植物中的花粉、汁液和果实可以作为吸入性、接触性和食入性过敏原影响过敏体质的人群。儿童中常见的致敏食物主要有蛋、奶、豆、小麦、花生、坚果、鱼及甲壳类水产动物,在成人中导致食物过敏的主要有坚果、花生、鱼和贝类等。过敏反应的发生与个人身体素质和特殊人群有关。解决过敏反应最有效的方法就是远离和避免食用或者接触含过敏原的食物,许多国家已经将食物过敏原信息加入到食品标签中,消费者可通过查看食物外包装,快速了解食品相关信息,从而有效避免食物过敏。

**6. 蘑菇毒素(mushroom toxins)**

蘑菇又称蕈类,属于真菌植物,通常所说的毒蘑菇就是指毒蕈,是指大型真菌的子实体食用后对人或者畜禽产生中毒反应的物种。我国蘑菇种类繁多、形态各异,分布地域广阔,其中大部分是可食用的,已经报道的毒蘑菇有 80 余种,其中对人体造成生命威胁的有 30 余种。在我国每年都有毒蘑菇引起的重大中毒事件,如 1997 年在南方某省发生了一次 200 多人中毒、73 人死亡的重大中毒事件;2001 年江西永修县发生新中国成立以来最大的毒蕈中毒事件,约有 5000 人中毒。

蘑菇毒素的成分比较复杂,种类不同所含毒素不同,有时一种蘑菇可含有多种毒素。根据蘑菇毒素中毒的临床表现,大致分为四种类型:胃肠毒素、神经毒素、溶血毒素、肝毒素。其中有一些中毒机制尚不明确的毒素有待进一步研究,应尽早确定去毒机理以及安全制作的过程,让人们安全放心的食用。

目前,随着人们对饮食健康的不断重视,使用野菜逐渐成为一种流行,但很多野菜还未经过系统毒理学试验和安全性评价,种植环境也不确定,因此在对野菜摄入问题上需持有谨慎态度。此外,在开发保健食品时,对中草药的利用也要保持谨慎的态度,因为大多数保健食品针对的对象往往是处于健康边缘或者亚健康的人群。因此,现行的毒理学试验未必能检测出某些活性物质的特殊毒效应,比如对免疫功能、内分泌、精神行为、营养素的作用等。对于各种新型食品和食品新资源的开发需要现代科学水平的安全性研究。

### (二) 动物源性天然物质

动物性食品是人类膳食的重要来源之一,能够提供人体所需要的蛋白质及多种维生素和矿物质,是我们每日饮食中必不可少的食物,但是某些动物性食品中含有天然的毒素,可以引起食用者中毒。从毒理学的角度上我们把人类食入的动物性食品分为三类:第一类是本身无毒的;第二类是条件有毒的;第三类是本身有毒的。我们应该更加重视第二类条件性有毒的食物,即有时有毒、有时无毒。由于其毒性产生的条件和毒作用的机理尚不明确,因此更易出现人食用后产生食物中毒的现象。常见的动物源性天然物质的有毒成分主要包括动物体的内分泌腺、动物肝脏中的毒素、鱼类毒素、贝类毒素以及其他类型的毒素等。

1. 内分泌腺毒素( endocrine adenotoxin)

动物腺体所分泌的激素,其性质、功能和人体的腺体大致相同,提取后可作为药物治疗疾病,但如果摄入量过多,就会扰乱人体正常的生理功能,引起中毒。哺乳动物的内分泌腺主要有甲状腺、甲状旁腺、肾上腺、胰岛、胸腺和性腺等,主要功能是在下丘脑—垂体系统的调控下分泌各种激素,维持正常的生理活动,而激素也可以对下丘脑起反馈作用。在牲畜腺体中毒中,最常见的是甲状腺中毒,人一旦误食了大量的动物甲状腺,就会出现类似甲状腺功能亢进的症状,同时扰乱人体正常内分泌活动,从而引发内分泌激素紊乱而出现的一系列症状。因此,屠宰者应在屠宰动物之后先将甲状腺取下,并且在售卖的时候不得与"碎肉"混在一起,避免食用者中毒。此外,动物体内的肾上腺激素和病变淋巴腺也常常都会造成中毒事件,为了食用安全,家畜在屠宰时要及时摘除肾上腺和淋巴腺。

2. 肝脏内的毒素

动物肝脏是富含蛋白质、维生素 A、叶酸和铁的营养食品,鱼肝油中还有丰富的维生素D,有益于人体的健康。动物肝脏不仅味道鲜美,还具有预防某些疾病的作用,常被加工制成肝精、肝粉、肝组织液等,用于治疗或者改善贫血、营养不良等症状。但是动物肝脏同时也含有胆固醇及胆酸等对人体不利的成分,过量维生素 A 的摄入也会造成中毒。更加值得注意的是,肝脏是动物代谢废物和外源毒物的处理工厂,肝脏中可能会蓄积外源性化学物质和机体本身的代谢毒素,可能还会存在病原体带来的有毒物质及寄生虫等,对动物肝类食品的安全性构成潜在威胁。

3. 鱼类毒素

鱼类的肉质细嫩,味道鲜美,蛋白质含量比畜禽肉类都要高,且脂肪含量低,营养价值高,是人们喜爱的食物,深海鱼油中多含不饱和脂肪酸,对人体有益,更受人们追捧。我国鱼类资源丰富,但是其中有毒鱼类有近数百种,主要是深海鱼类(鲭鱼类、雪卡鱼类等),其中最为严重的就是由于食入河豚而引起的食物中毒。河豚毒素是毒性极强的物质,大约有80 种河豚已知含有或者可能含有河豚毒素,毒力相当于氰化钠的 1250 倍。由河豚中毒引起的死亡人数占由食物中毒引起的总死亡人数的 60%~70%。如果不经过特殊加工手段,往往会导致中毒死亡。另外鱼类腐败变质后产生一定数量的组胺,摄入机体后可发生中毒,一些鱼中的鱼卵、鱼血、鱼胆毒素也可以引起中毒。

**4. 贝类毒素**

贝类是人类动物性蛋白食品的来源之一。世界上可作为食品的贝类约有 28 种,已知的大多数贝类均含有一定数量的毒性物质。藻类毒素是贝类毒素的主要来源,贝类、螺类等动物摄入海洋中有毒的藻类,虽然自身不会中毒,但可以将其中的毒素储存在体内,成为有毒的贝类、螺类。当人体摄入后,毒素可迅速从肉中释放出来,对人体产生毒作用。食用了被污染的贝类会产生各种中毒的症状,具体中毒的严重程度取决于毒素的种类、浓度以及所食用的被污染的贝类数量。主要的贝类毒素包括麻痹性贝类毒素、腹泻性贝类毒素和神经性贝类毒素三种。

**5. 其他动物源性天然毒素**

其他如蟹类、鲍鱼、海参、蟾蜍等很多动物自身也可以产生天然的有毒物质,当人类误食含有毒素的这些食物后,便会引起中毒。因此,在面对未知的动物性食物时,应当保持谨慎的态度,切记不可随意食用,以免造成食物中毒。

## 二、污染物

食品在生产、加工、贮存和运输的过程中,都有可能受到各种因素的污染,从而引发食品的安全性问题。在导致污染的众多因素中,由于环境因素而产生的污染问题最为严重。食品可从空气、水、土壤、动植物及其食物链等多方面受到污染。主要的污染物包括农药、兽药、微生物污染、工业污染以及加工、包装过程形成的污染物等。

### (一)农药

农药是指用于消灭、控制危害农作物的害虫、病菌、鼠类、杂草以及其他有害动植物和调节植物生长的药物。使用农药可以有效减少农作物因有害生物而造成的损失,提高农作物的产量,减少虫媒传染病的发生。但是随着农药的大量使用,农药不仅对人体可以产生严重的损害,而且对土壤和空气等人类生存的环境同样会产生严重的污染,因此,农药残留已经成为当前世界的主要公害之一。农药在使用后,会以农药母体、衍生物、降解物和杂物的形式残存于食品或者食品原料中,可引起急性和慢性中毒,并可能有致畸、致癌、致突变等作用。当下,食品中的农药残留已成为全球性的问题和一些国际贸易纠纷的起因,也是目前我国农畜产品出口的重要限制因素之一。因此,为了保证食品安全和人类健康,必须防止农药的污染和残留量超标。常见的农药种类主要包括有机氯农药、有机磷农药、氨基甲酸酯类农药和拟除虫菊酯类农药等。

**1. 有机氯农药(organochlorines pesticide)**

有机氯农药是一类含氯的有机合成农药,也是发现和应用最早的一类人工合成的杀虫剂。20 世纪 40 至 70 年代,在全世界广泛使用,在防治农林、卫生害虫方面发挥过重大作用;70 年代以后,大部分产品相继被限用或者禁用。限用或者禁用的原因是大多数有机氯农药活性稳定、难降解、高残留、易在体内积累,对人类健康和环境危害非常大。有机氯农药的主要代表品种是滴滴涕(DDT)和六六六(BHC),我国已于 1983 年停止生产、1984 年停止使用以上两种农药。

2. 有机磷农药(organophosphate)

有机磷农药是一类有着相似化学结构的化合物,多为磷酸酯类或者硫代磷酸酯类。是人类最早合成且到目前为止仍在广泛使用的一类杀虫剂,也是我国目前使用的最主要的农药之一,被广泛应用于各类食用作物中。早期大多数有机磷农药是高效高毒品种,后来逐步发展了许多高效低毒低残留品种,比如常见的乐果、敌百虫、马拉硫磷。大部分有机磷农药化学性质不稳定,生物半衰期短,在农作物、动物和人体内的蓄积性小,因而具有降解快和低残留的特点。有机磷农药虽然蓄积性差,但具有较强的急性毒性。目前我国的急性食物中毒事件大多由有机磷农药引起,急性毒作用机制主要是抑制体内乙酰胆碱酯酶的活性,导致体内乙酰胆碱蓄积,神经处于过度兴奋状态而出现相应的中毒症状。

3. 氨基甲酸酯类农药(carbamate pesticides)

氨基甲酸酯类农药可用作杀虫剂、除草剂、杀菌剂等,是人类针对有机氯和有机磷农药的缺点而开发出的新一类杀虫剂。具有选择性强、高效、广谱、对人畜低毒、易分解和残毒少的特点,受到农业、林业和牧业等方面的广泛应用。其中毒机制与有机磷农药相同,都是抑制人体内胆碱酯酶,从而影响人体内神经冲动的传递,但其中毒后发病和恢复都较快。目前氨基甲酸酯类农药品种在 1000 种以上,使用量已超过有机磷农药,销售额占全部杀虫剂的 1/4,仅次于拟除虫菊酯类农药位居第二,成为现代杀虫剂的主要类型之一。尽管氨基甲酸酯类农药的残留要比有机磷及有机氯农药轻,但是因为使用频繁,中毒事件也常有发生。例如 1985 年,美国加州由于涕灭威污染西瓜使 281 人出现中毒症状。

4. 拟除虫菊酯类农药(pyrethroid insecticides)

拟除虫菊酯农药是一类模拟除虫菊中所含的天然除虫菊酯的化学结构而合成的仿生农药,其有效成分为菊素。主要用作杀虫剂和杀螨剂,具有杀虫谱广、毒性低、效果好、低残留、无蓄积作用等优点。该类农药对昆虫的杀伤力大而对人畜毒性较小,主要用于杀灭棉花、蔬菜、果树等农作物上的害虫,是一种广谱而高效的杀虫剂,也是目前城市最常见的杀虫剂,如市面上出售的大多数蚊香、喷雾杀虫剂(如雷达、必扑、枪手等)、灭蟑药都是拟除虫菊酯类农药。同样拟除虫菊酯类农药是一种神经毒剂,作用于神经膜,可改变神经膜的通透性,干扰神经传导而产生中毒,据文献报道,此类药物易被氧化酶系统降解,可被认为是毒性较低、使用安全的农药,但因使用不当或者污染食品还会引起中毒。该农药在光照和土壤微生物的作用下易转化为极性化合物,不易造成污染,而造成污染的主要原因是在喷施时与果实、谷物等直接接触。

**(二)兽药**

兽药是预防、诊断、治疗动物疾病或者有目的地调节动物生理机能的物质(包括药物饲料添加剂），主要包括血清制品、疫苗、诊断制品、微生态制品、中药材、中成药、化学药品、抗生素、生化药品、放射性药品及外用杀虫剂、消毒剂等。合理使用兽药可以有效控制动物疫病，促进生长，提高饲料利用率，减少饲养者的损失，从而保证养殖业的健康发展。但是如果使用不当或者非法使用药物的话，过量的药物就会残留在动物体内，一旦当人食用了兽药残留超标的动物性食品后，毒物就会在人体内蓄积，引起急性和慢性中毒，产生过敏、致畸、致癌等不良后果，直接危害人类的身体健康甚至威胁生命。兽药按照用途可以分为抗微生物药（抗生素、抗菌药和抗病毒药）、抗寄生虫药（抗蠕虫药、抗原虫药、杀虫药）、激素类药物及生长促进剂类药物，这些物质都有可能残留在动物源性食品中。

1. 抗微生物药

抗微生物药是指对病原微生物具有抑制或者杀灭作用，主要是用作全身感染的抗生素、磺胺药及其他合成抗菌药。抗微生物药根据化学结构可以分类为氨基糖苷类（链霉素、庆大霉素、卡那霉素等）、$\beta$-内酰胺类（青霉素、头孢霉素等）、四环素类、大环内酯类、氯霉素类、林可胺类、多肽类、多烯类等。我国饲料及浓缩料大多加有抗生素等药物饲料添加剂，有的养殖户在经济利益的驱使下在饲料中超量使用。由于长期超剂量、超范围用药，使耐药菌株增加，大肠杆菌、沙门氏菌等病例不仅难治愈、易复发，而且以混合感染居多，这又促使兽医在临诊过程中继续加大抗生素的用量，形成恶性循环，最终导致抗生素从动物体内排出时间延长，在动物组织中蓄积而造成残留。

2. 抗寄生虫药

抗寄生虫药是指能杀灭或者驱除动物体内外寄生虫的药物。畜禽寄生虫病危害极大，给国民经济造成巨大损失。寄生虫病不仅会引起大批畜禽死亡，而且严重影响动物生长率，使乳、肉、蛋、毛、革等畜产品质量下降，数量减少。某些人畜共患寄生虫病还直接威胁人体健康和生命安全。

3. 激素类药

激素类药物在畜牧业生产中常常用作饲料添加剂，可以起到促进动物生长发育、增加体重、缩短饲养周期、提高产量、促进动物发情等作用，但往往导致食品中激素残留，对人体健康造成影响。常用的激素包括性激素、生长激素、甲状腺素、人工合成的蛋白质同化激素以及一些镇定剂。

**（三）微生物污染**

农作物在生长或者收割后储存的过程中都会受到微生物的侵袭，食品被这些产毒微生物污染后，会在适宜条件下产生毒素，可能引起中毒。微生物污染主要有细菌和细菌毒素的污染、真菌和真菌毒素的污染以及病毒的污染等，其中细菌、真菌及其毒素对食品的污染最为常见，所产生的中毒现象也最严重。

1. 细菌毒素

细菌毒素是由细菌产生，与细菌的致病性有密切关系。细菌可产生内毒素和外毒素。内毒素是革兰氏阴性细菌细胞壁的外层结构，是脂类、多糖、蛋白质的复合物，它存在于细菌体内,在菌体被破坏后而释放出来。内毒素具有很强的耐热性,在100℃下加热1 h仍不能被破坏,必须加热至160℃并保持2~4 h,或者用强酸、强碱或者强氧化剂煮沸30 min才能使其失去活性。内毒素的毒作用无特异性,无论来源何种细菌的内毒素,其毒性和病理变化大致相同。

### 2. 外毒素

外毒素(exotoxin)是由革兰氏阳性菌及少数革兰氏阴性菌在生长代谢过程中合成代谢产物并释放到菌体外的一类蛋白质,有损害易感细胞正常生理功能的毒作用,具有良好的抗原性,能刺激机体产生相应效价很高的中和抗体,具有抗原性强、毒作用强、作用特异性强的特点。不同细菌产生的外毒素,对机体组织器官有一定的选择作用,会引起特征性疾病。有些细菌能产生具有侵袭性的酶,损伤机体组织,促进细菌的侵袭、扩散,是细菌重要的致病因素。常见由细菌产生的外毒素有:葡萄球菌肠毒素、肉毒梭状芽孢杆菌毒素、志贺氏菌毒素、副溶血性弧菌毒素、大肠杆菌毒素等。

### 3. 真菌毒素

真菌毒素(fungaltoxin)是一些真菌(主要为曲霉素属、青霉素属及镰孢属)在生长过程中产生的容易引起人和动物病理损害的次级代谢产物,毒性很高,一般具有耐高温、无抗原、主要侵害实质器官的特性。自然界中真菌的分布非常广泛,真菌对各类食品污染的机会很多,由食品传播的真菌毒素主要是霉菌产生的。真菌毒素通过细胞的相互作用来表现毒性,其毒性取决于摄入的剂量,即与细胞相互作用的真菌毒素的浓度。真菌毒素大多具有相似的理化性质:易溶于有机试剂,不易溶于水,有较高的熔点,自然界中多以固体形式存在,化学性质稳定,不易分解等。到目前为止已有300多种化学结构不同的真菌毒素,其中有30多种真菌菌株产生的代谢产物对动物和人类具有致病性,具有较强的致癌和致畸性。常见的真菌毒素主要有黄曲霉毒素、赭曲霉毒素、杂色曲霉毒素、展青霉毒素及玉米赤霉烯酮等。霉菌毒素不仅严重威胁农产品及食品的消费安全,也极大地影响了我国农产品的销售和出口,霉菌毒素污染造成的食品安全问题已不容忽视。

### (四)工业污染物

工业污染物指的是工业生产过程中所排放的废气、废水、废渣、粉尘、恶臭气味等的总称,其中废气、废水、废渣被称为"工业三废"。食品中的工业污染毒素包括各种间接污染食品工业的环境污染物。由于大量排放的工业污染物已经对大气、土壤及水源都造成了不同程度的污染,所以各种供食用的植物和动物在生长、加工、贮存及运输过程中都有可能受到"工业三废"的污染,从而导致进入食品中的各种有毒及三致(致畸、致癌、致突变)物质含量大大增加,严重危害消费者的身体健康。这些工业污染毒素主要包括:多环芳烃、多氯联苯、二噁英、氟化物、酚类物质及各种有毒重金属。

### (五)加工过程和包装材料等因素

食品烹调加工是对食品进行加工处理的常用手段,可以起到消毒杀菌、提高部分营养素消化吸收率的作用,但同时也可能产生一些有害物质,尤其是错误的加工烹调方式,会大大增加食品中有害物质的含量。近年来,随着食品种类的不断增加,各种加工方式层出不穷,相应的食品包装也呈现着多样性变化,食品中潜在的安全风险随之增加。

食品加工过程中的衍生毒物是指食品在制造、加工(包括烹调)或者储存过程中,由于食物中的某些成分发生化学反应或者酶促反应而形成的对人体有毒有害的物质,目前关注较多的衍生毒物主要包括 $N$-亚硝基化合物、多环芳烃化合物、杂环胺类化合物、丙烯酰胺、氯丙醇以及氨基甲酸乙酯等。

包装材料对食品造成的污染主要是指一些包装材料中的有毒物质会迁移至食品中,从而引发安全问题。例如塑料增塑剂、印刷油墨中的苯以及陶瓷碗碟上的彩釉中所含有的铅等,这些有害的化学物质都有可能直接或者间接污染食品,从而危害人体健康。

总体来说,在大多数情况下,这类污染剂量不大,引起急性中毒的可能性较小。所引起的慢性危害并不能马上发生毒效应,因此不易被察觉。预防污染的有效办法是相关部门应该加强关于食品原料工农业生产的检测和监督。

### 三、食品添加剂

根据《中华人民共和国食品卫生法》的规定,食品添加剂是指为改善食品品质和色、香、味,以及防腐和加工工艺的需要而加入食品中的化学合成或者天然物质,包括营养强化剂。食品添加剂不是食品的天然成分,属于外源性化学物质,在批准使用前必须对其进行安全性毒理学评估。我国目前添加剂最主要的问题是添加剂的滥用,在某些食物中过分超标使用添加剂,从而引发食品安全问题。虽然一些添加剂的添加剂量很小,但不能认为它是无害的,还要考虑到在人体内的长期累积作用,可能会产生一些慢性毒性,对人类健康具有潜在威胁。另外,还要注意多种添加剂混合使用时的累积毒性问题。

## 第二节  食品中外源性化学物质在体内的生物转运

### 一、生物转运

#### (一)生物转运概述

机体接触到外源性化学物质,进行一系列变化,在体内呈现出动态的过程,如图 3-1 所示。即外源性化学物质和机体之间的相互作用经过吸收(absorption)→分布(distribution)→代谢(metabolism)→排泄(excretion)过程,这一过程简称为 ADME 过程。

在 ADME 过程中,吸收过程是指外源性化学物质通过与机体接触,进入循环系统的过程;分布过程是指由循环系统分散到全身组织细胞的过程;代谢过程是指在组织细胞内,经酶类催化发生化学结构和性质变化的过程,在代谢过程中可能形成新的衍生物即代谢物;最后的排泄过程是指外源性化学物质及其代谢物通过排泄离开机体。

外源性化学物质在机体内的动态变化过程统称为毒物动力学(toxicokinetics)。毒物动

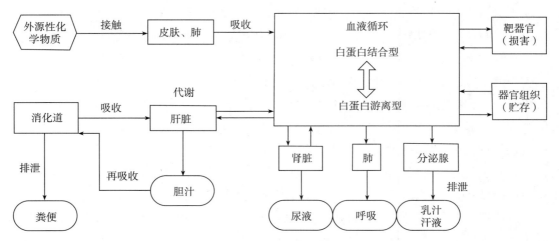

图 3-1　外源性化学物质在体内的动态变化过程

力学包括 ADME 这四个过程,涉及量变和质变两个方面。外源性化学物质在机体内的吸收、分布和排泄三个过程为量变过程,也称为生物转运(biotransportation);外源性化学物质在机体内经酶催化发生结构改变的代谢过程属于质变过程,又称为生物转化(biotransformnation)。化学毒物的代谢和排泄两个过程合称为消除(elimination)。

外源化学毒物对机体的毒作用,一般取决于两个因素:第一个因素是外源性化学物质的固有毒性和接触量;第二个因素是外源性化学物质或者其活性代谢物到达作用部位的效率。后者与外源性化学物质在体内的吸收、分布、代谢和排泄过程有关。因此,研究外源性化学物质在体内的生物转运和生物转化的过程,可以了解外源性化学物质在体内的转移、生物学效应和毒作用机制,并为其研究提供可靠的理论基础。随食品摄入消费者体内的有毒物质是否会产生危害或者危害的程度有多大,不仅取决于其固有的毒性,还取决于它们在机体内存留的数量、分布位置及其在机体内消除的速率等多个方面的因素。这主要涉及生物体对毒物的吸收、分布、转化、排泄及蓄积等代谢状况。上述过程都需要通过生物膜(biomembrane),都存在跨膜的运转过程。生物膜保障有机体和外环境中物质的交换(摄入和排出),从而维持有机体的正常生命活动。

外源性化学物质在进入机体时需要通过许多屏障,这些屏障包括多种结构:有较厚的皮肤组织、还有相对较薄的肺泡膜组织,其中组织、细胞和细胞器的膜是基本相似的,可统一用生物膜的概念来描述。吸收、分布和排泄是外源性化学物质通过由生物膜构成的屏障的过程。生物膜可将细胞或者细胞器与周围环境隔离,也可选择性地允许或者不允许某些物质通过。

1. 生物膜的结构

生物膜主要由脂质、蛋白以及少量糖类物质组成,如图 3-2 所示。一般将生物膜的结构描述为流动镶嵌模型,其基本构架是流动的磷脂双分子层,其间镶嵌着许多具有不同结构和生理功能的蛋白质,在脂质和蛋白质上则分布着糖链。

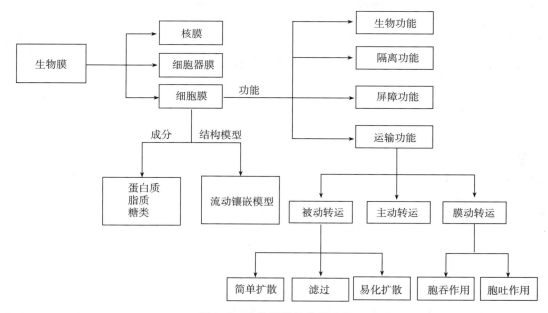

图 3-2　生物膜的结构及功能

蛋白质分子以不同的方式镶嵌在生物膜中,如图 3-3 所示。主要有整合蛋白、外周蛋白以及脂锚定蛋白三种。整合蛋白绝大多数是跨膜蛋白,为两性分子,疏水部分位于脂双层内部,亲水部分位于脂双层外部。由于存在疏水结构域,整合蛋白与膜的结合非常紧密,只有用去垢剂才能将其从膜上洗涤下来。整合蛋白的跨膜结构域可以由多个两性 $\alpha$-螺旋或者两性 $\beta$-折叠组成亲水通道,允许大小合适的水溶性离子或者分子可控地通过,这类整合蛋白被称为通道蛋白。外周蛋白是靠离子键或者其他较弱的键与膜表面的蛋白质分子或者脂分子的亲水部分结合。有时很难区分整合蛋白和外周蛋白,主要是因为一个蛋白质可以由多个亚基构成。脂锚定蛋白是结合于某种膜脂分子上或者与膜脂上特定的糖链结合的一类蛋白质。

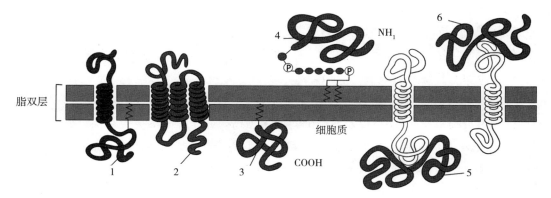

图 3-3　蛋白质与膜的结合方式

(1,2——整合蛋白 3,4——脂锚定蛋白 5,6——外周蛋白)

生物膜所具有的各种功能,在很大程度上取决于膜内所含的蛋白质。一般来说,膜中的蛋白质越多,其功能越复杂。细胞和周围环境之间的物质、能量和信息的交换,大多与细胞膜上的蛋白质有关。生物膜的内、外表面上,脂类和蛋白质的分布不平衡,反映了生物膜两侧功能的不同。

膜的表面还有许多糖类分子,形成糖脂、糖蛋白。糖链具有细胞识别等功能。细胞膜表面丰富的糖链相当于细胞的许多"天线",使细胞能接收外界的多种信息。如果某些因素使细胞膜表面的糖链结构发生改变,就会使细胞的活动出现异常而表现出各种疾病,如细胞癌变等。

2. 生物膜的流动性

组成脂质双分子层的脂肪酸链大多为不饱和脂肪酸,熔点低于正常体温,故脂质双分子层呈液态或者流动状态,但脂质分子呈现有规则的晶体排列,故称其为液晶状态。

生物膜的流动性由膜磷脂和蛋白质的分子运动两个方面决定。膜磷脂分子的运动包括六种形式。第一种是侧向扩散运动,同一平面上相邻的脂分子交换位置;第二种是旋转运动,膜脂分子围绕与膜平面垂直的轴进行快速旋转;第三种是摆动运动,膜脂分子围绕与膜平面垂直的轴进行左右摆动;第四种是伸缩震荡运动,脂肪酸链沿着纵轴进行伸缩震荡运动;第五种是翻转运动,膜脂分子从脂双层的一层翻转到另一层,在翻转酶(lippase)的催化下完成;第六种是旋转异构,脂肪酸链围绕 C—C 键旋转,导致异构化运动。

膜蛋白的分子运动主要有侧向扩散和旋转扩散两种运动方式。有多种因素可以影响生物膜的流动性,如膜本身的组分、遗传因子及多种环境因素。

3. 生物膜的功能

生物膜起着划分和分隔细胞和细胞器的作用,也是许多能量转化和细胞内物质传递的重要部位。生物膜主要有四个功能:

(1)隔离功能 生物膜包绕和分隔内环境,为细胞的生命活动提供相对稳定的内环境。

(2)屏障功能 生物膜是内外环境物质交换的屏障,使膜两侧的水溶性物质不能自由通过。

(3)物质转运功能 物质转运具有选择性,维持膜两侧物质浓度与电位的差异。

(4)生物功能 膜蛋白可作为受体、酶、细胞识别分子、电子传递分子等,是发生很多重要生化反应和生命现象的场所。

**(二)生物转运的类型**

生物膜与细胞物质、能量以及信息的转换息息相关。外源性化学物质在体内的生物转运的机制就是外源性化学物质通过生物膜的机制,可以概括为被动转运、主动转运和膜动转运三大类。

1. 被动转运(passive transport)

被动转运是一种从高浓度到低浓度的顺浓度梯度跨膜运输,运输过程中不消耗能量,具体包括简单扩散、滤过和易化扩散三种形式。

（1）简单扩散（simple diffusion）　简单扩散这一过程是指外源性化学物质由浓度较高的生物膜一侧向另一侧扩散，不需要能量，也不需要载体或者特殊通道，不受饱和限速与竞争性抑制的影响，这是大多数外源性化学物质通过生物膜的方式。由于这些外源性化学物质大部分是具有一定脂溶性的大分子有机化合物，因此简单扩散也称为脂溶扩散（lipid diffusion）。影响简单扩散过程的主要有以下三个因素：

第一个因素是膜两侧的浓度梯度。浓度梯度越大，外源性化学物质透过膜的速率越快；反之亦然。例如，$O_2$ 由肺泡及毛细血管进入血液和 $CO_2$ 由血液进入肺泡的过程，都是主要依靠浓度差来起作用的。

第二个因素是外源性化学物质的脂溶性。一般情况下，脂/水分配系数（lipid/water partition coefficient）大的化合物容易以简单扩散的方式通过生物膜。外源性化学物质脂溶性的高低可用脂/水分配系数来表示，它是表示化学物脂溶性和水溶性相对强弱的一个参数，指一种物质在脂相和水相之间的分配达到平衡时，其在脂相和水相中溶解度的比值。利用简单扩散方式转运的化学毒物必须具有较高的脂溶性，但同时还要有一定的水溶性，因为脂溶性高有助于毒物通过磷脂双分子层，水溶性又有利于毒物向与脂双层接触的水相中转运。如果一种化学毒物在水中溶解度很低，即使脂/水分配系数很大，也不容易透过生物膜进行扩散。一般来说，外源性化学物质的脂/水分配系数越大，经膜扩散转运的速率越快，但脂/水分配系数极高的化学毒物也容易滞留在膜内，不易扩散到膜的另一侧水相中。

第三个因素是外源性化学物质的解离状态。处于解离状态的物质极性大，脂溶性低，不易透过生物膜的脂质结构进行扩散，而处于非解离态的物质极性小，脂溶性大，易透过生物膜进行扩散，所以进行简单扩散要求外源性化学物质处于非离子状态。此外很多化学毒物为弱有机酸或者弱有机碱，化学物质的解离程度受到其本身解离常数（pKa）和所在溶液pH 的共同影响，可利用 Henderson-Hasselbach 公式，计算出这些物质处于解离态和非解离态的比。其中，pKa 是化学物在溶液中 50%离子化的 pH 值，为化学物的固有值。

$$有机酸：pKa-pH = lg\frac{非离子型}{离子型}$$

$$有机碱：pKa-pH = lg\frac{离子型}{非离子型}$$

由公式可知，弱有机酸在酸性环境中、弱有机碱在碱性环境中多处于非解离状态，易于通过生物膜转运。例如苯甲酸在 pH 1 的介质中不完全解离，最易透过生物膜；在 pH 4 的介质中解离 50 %；在 pH 7 的介质中完全解离，不能通过生物膜，所以苯甲酸主要在胃内被吸收。

（2）滤过（filtration）　滤过是指相对分子质量较小的外源性化学物质通过生物膜上亲水孔道的过程。凡是分子大小、电荷与膜上通道结构相适应的物质，都可以在流体压力或者渗透压的作用下，随同大量的水通过生物膜而被转运。这种孔状结构是由细胞膜上的内在膜蛋白质构成，属于亲水性孔道，不同组织生物膜孔道直径不同。大部分细胞的膜孔径都比较小,约为 4 mm,分子质量小于 200 Da 的化学物都可以通过,不带电荷的极性分子如水、乙醇、尿素、乳酸等水溶性分子和 $O_2$、$CO_2$ 等气体分子迅速自由穿过。而肾小球、肝脏上的孔道直径比较大,微孔直径达到 60~80 mm,可以允许相对分子质量小于 60 kDa 的分子通过。由于许多化学毒物的相对分子质量都比较大,因此,滤过并不是化学毒物透过细胞膜的主要转运方式。滤过可使外源性化学物质的浓度在血浆和细胞外液之间达到平衡,但不能使外源性化学物质的浓度在细胞外液和细胞内液之间达到平衡。

(3)易化扩散(facilitated diffusion) 易化扩散是又称为载体扩散,是指不溶于脂的外源性化学物质,利用载体蛋白由高浓度向低浓度转移的过程。与主动转运一样,都是由载体介导的转运方式,但易化扩散属于顺浓度梯度转运,因此不需要消耗能量。由于有载体存在,易化扩散与主动转运一样具有对底物的特异选择性、饱和性及竞争抑制性的特点。一些水溶性大分子如葡萄糖、氨基酸等可通过易化扩散方式跨膜转运。

2. 主动转运(active transport)

主动转运是指外源性化学物质在载体的参与下,由低浓度向高浓度转移通过生物膜的过程。主动转运是许多外源性化学物质排泄的主要方式。其特点主要有:第一,化学物是逆浓度梯度转运,消耗一定能量。第二,需要有载体参加。载体通常为生物膜上的蛋白质,可与被转运的外源性化学物质形成复合物,将化学物质携带进入另一侧并将化学物质释放。结合时载体构型发生改变,但组成成分不变,释放化学物质之后,又恢复原有构型,并继续执行第二次转运。第三,载体对转运的化学毒物具有选择特异性。第四,转运量有一定极限,当外源性化学物质达到一定浓度时,载体可达饱和状态。第五,由同一载体转运的两种结构相似的化学毒物可能出现竞争性抑制。

主动转运对胃肠道中的吸收、外源性化学物质吸收后不均匀分布和通过肝、肾的排泄过程具有重要意义。机体需要对一些营养物质,如某些糖类、氨基酸、无机盐离子由肠道的主动转运系统吸收进入血液循环。具有毒理学意义的少数外源性化学物质,因化学结构与体内营养素或者内源性化合物相似,从而借助后者的运载系统进行主动转运。如铅可借助钙的运载系统进行转运;铊、钴、锰可借助铁的运载系统进行转运;抗癌药 5-氟尿嘧啶可通过小肠上皮细胞的嘧啶转运系统进行转运。

3. 膜动转运(cytosis)

膜动转运是指细胞与外界环境进行的一些大分子物质交换过程。其特点是在转运过程中生物膜结构发生变化、需要消耗 ATP 供能。膜动转运包括胞吞作用和胞吐作用。

(1)胞吞作用(endocytosis) 又称为入胞作用,是细胞摄取外界物质的过程。某些液态物质或者固体颗粒可通过生物膜的内陷形成吞噬小泡而进入细胞内。如果被摄入的是固态物质(如细菌、细胞碎片等),则称为吞噬(phagocytosis);如果被摄入的是液态物质,则称为胞饮(pinocytosis)。

(2)胞吐作用(exocytosis) 又称为出胞作用,是将某些大分子物质或者颗粒物通过这种方式从细胞内排到细胞外的过程。一般排出的物质先形成膜性分泌小泡,小泡逐渐转移到细胞表面,小泡膜与细胞膜接触并相融合,中心出现小孔,物质经小孔排至细胞外。

尽管膜动转运在生物转运过程中的重要性不及其他方式,但在一些大分子颗粒物被吞噬细胞由肺泡去除或者被肝、脾的网状内皮系统由血液去除的过程中仍然起着主导作用。

## 二、吸收

外源性化学物质从接触部位通过生物膜屏障进入机体及血液循环的过程称为吸收。消化道、呼吸道和皮肤是机体吸收外源性化学物质的主要部位。在毒理学实验研究中有时还采用特殊的染毒途径,如腹腔注射、静脉注射、肌肉注射和皮下注射等。吸收部位的组织可能对外源性化学物质有不同的屏障作用,也可能是外源性化学物质直接作用的靶。外源性化学物质在吸收部位的组织内代谢活化也可能是局部毒效应机制之一。

### (一)经消化道吸收

1. 经消化道吸收的特点和影响因素

消化道也称为胃肠道,是外源性化学物质的主要吸收部位,毒物的吸收可发生于整个消化道中,甚至是口腔和直肠中,但主要是在小肠。小肠之所以成为消化道中吸收外源性化学物质的主要场所,是因为小肠是消化道中最长的部分(人类小肠全长 4~6 m),并且小肠黏膜存在大量的皱襞,这些皱襞上有许多的绒毛、微绒毛,这些特殊的结构使小肠黏膜的总吸收面积达到 200~300 m²,比小肠作为单纯管道的内面积增加了约 600 倍。影响外源性化学物质经消化道的吸收效率有许多因素,具体如下:

(1)外源性化学物质的性质　一般固体外源性化学物质且在胃肠中溶解度较低者,吸收相对较差;脂溶性强的外源性化学物质不溶于肠液,但可经胆汁酸的乳化作用而溶于肠液被吸收;脂溶性化学物比水溶性化学物更易吸收;同一种固体化学物,分散度越大,与胃肠道上皮细胞的接触面积越大,越容易被吸收;解离状态下的化学物不能借助简单扩散透过胃肠黏膜而被吸收或者吸收速度极慢;强碱性和强酸性的外源性化学物质难以被消化道吸收;某些金属类可以通过特异的转运载体机制吸收,如铬和锰可以通过铁的转运机制吸收,铅可利用钙的转运机制吸收等。此外,一些颗粒的外源性化学物质可以通过吞噬或者胞饮作用进入小肠上皮细胞。

(2)机体因素的影响　①胃肠蠕动情况。胃肠道的蠕动状况对外源性化学物质的吸收具有显著影响。胃肠道蠕动快,化学物在体内停留时间短,吸收率低;反之,胃肠蠕动减弱,延长了化学物在胃肠道中的停留时间,吸收率升高。②胃肠道充盈程度。当胃中食物充盈时,外源性化学物质从胃迁移至小肠的过程会滞后,延迟外源性化学物质的吸收,甚至化学物与食物成分结合发生化学变化;而空腹或饥饿状态下容易吸收化学物。③胃肠液 pH 值。化学物的解离程度不仅取决于物质本身的解离常数(pKa),还与其所处介质的 pH 值有关。胃液的酸度较高(pH 0.9~1.5),弱有机酸类多以未解离的分子状态存在,在胃中易被吸收。小肠内的 pH 在 8.0~8.2 之间,趋于中性或者弱碱性,弱有机碱类的化学物多在小肠内被吸收。如苯甲酸(pKa 4.2)在胃液中很少解离,故主要在胃内被吸收,苯甲酸到达小肠后,随着小肠内 pH 值的增大,苯甲酸解离程度也增大,呈电离型,故难以被吸收。而弱有机碱苯胺(pKa 4.6)在胃内呈解离状态难以吸收,主要在小肠内吸收。但小肠的 pH 值也有一定的变化幅度,是因为胃液进入小肠,使得小肠前段呈偏酸性,后端呈偏碱性。因此,绝大多数毒物都可以在小肠以主动转运或者被动转运的方式被吸收,吸收的数量也很大。④胃肠道同时存在的食物和外源性化学物质。例如,低钙膳食可以使铅、镉的吸收增加;脂肪可使胃内排空速度降低,导致化学物吸收增多;重金属及其盐类可与蛋白质结合成不溶性沉淀物而影响吸收;DDT 和多氯联苯类化学物可抑制生物膜上的 $Na^+-ATP$、$K^+-ATP$ 酶,导致肠道上皮细胞对 $Na^+$ 的吸收减少。⑤肠道菌群的影响。大量研究表明,肠道菌群具有相当强的代谢酶活性。肠道菌群能介导食物中外源性化学物质的代谢,增强或者削弱其生物活性,例如菌群代谢酶可使芳香族硝基化合物转化成致癌性芳香胺。同时,肠内微生物对肝肠循环中肠道结合型化学物的水解和重吸收具有重要作用。⑥某些特殊生理状况。例如,妊娠和哺乳期对铅和镉的吸收增加;胃酸分泌能力随年龄增长而降低。

2. 首过效应

由于消化道血液循环的特点,除口腔和直肠外,从胃和肠道吸收到局部血管的物质都要汇入肝门静脉到达肝脏之后再进入体循环。肝脏作为最主要的代谢器官之一,具有大量丰富的代谢酶,许多化学物质在此过程中进行代谢转化。这种未到体循环就被肝脏代谢的现象称为首过效应(first pass effect)。目前所有在吸收部位发生代谢后再进入体循环的现象都可以被称为首过效应。例如,乙醇可被胃黏膜的醇脱氢酶氧化;吗啡在小肠黏膜和肝内与葡萄糖醛酸结合。

**(二)经呼吸道吸收**

空气中的外源性化学物质进入机体的主要方式是通过呼吸道吸收。呼吸道从鼻腔到肺泡由于各部分结构不同,对外源性化学物质的吸收情况也不同。一般肺泡为主,鼻腔黏膜为辅,肺泡吸收的速度相当快,仅次于静脉注射,鼻腔黏膜虽然表面积小,但具有高度的通透性。空气中的外源性化学物质种类繁多,主要以气态(气体、蒸气)和气溶胶(粉尘、烟尘和雾)两种形式存在,它们经呼吸道的吸收过程各具特点。

气态毒性物质的水溶性会影响其吸收部位,易溶于水的气体大多都在上呼吸道被吸收,水溶性较差的气体,则可深入肺泡,并主要通过肺泡吸收。例如,$SO_2$、$Cl_2$ 等气体在上呼吸道吸收,$NO_2$ 等通过肺泡吸收。气态物质达到肺泡后,主要经简单扩散透过呼吸膜而进入血液,吸收速度受到多种因素的影响,主要是肺泡和血液中物质的浓度(分压)差和血/气分配系数。该浓度差越大,吸收速率越快。吸收开始时,气态物质在肺泡气中的浓度较高,不断溶于血液并被移走,随着吸收过程的进行,溶于血液的分子越来越多,直到达到动态平衡(气态物质由肺泡进入血液的速度与由血液返回肺泡气的速度相等),分压差为零,吸收不再进行。此时气态物质在血液中的浓度与在肺泡气中的浓度之比称为血/气分配系数(blood/gas partition coefficient)。对于一种特定的气态物质来说,这是一个常数。此系数越大,气体越易被吸收进入血液。假如乙醇的血/气分配系数为1300,乙醚为15,二硫化碳为 5,乙烯为 0.4,说明乙醇远比乙醚、二硫化碳和乙烯等易被吸收。除此之外,肺通气量和肺血流量大小也是影响吸收的因素,当气温较高或者体力劳动强度较大时,肺泡通气量增大,肺血流量也增大,气体相对较易被吸收。

气溶胶等颗粒类毒物在呼吸道的沉积部位和吸收主要取决于颗粒大小。一般直径在 5 μm 及以上的粒子最容易鼻咽部沉积,可通过擦拭、喘气和打喷嚏而被排出体外;直径在 1~5 μm 的颗粒物主要依靠重力沉降于气管和支气管区域,可通过呼吸道纤毛推动的黏液层运动至口腔,最终被咳出或者吞咽至胃肠道被吸收;直径在 1 μm 以下的颗粒物可达到肺泡,它们可以被吸收至血液或者通过肺泡巨噬细胞吞噬移动到黏液纤毛远端的提升装置被清除或者通过淋巴系统清除;当颗粒物的直径减小到 0.5 μm 以下时,气溶胶类似于气体,扩散成为它们最后到达肺泡前沉积于呼吸道的主要机制。例如,结晶二氧化硅和石棉等气溶胶颗粒物,由于呼吸道过滤作用的阻挡,一般只有直径小于 1 μm 才能到达肺泡。颗粒粒径在呼吸道发生吸收的区域如图 3-4 所示。

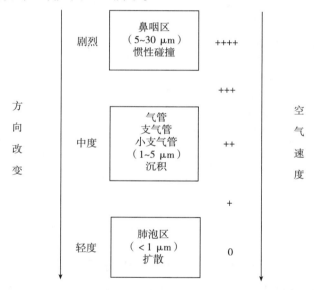

图 3-4　颗粒粒径在呼吸道中的吸收区域

呼吸纤毛运动的速率随不同部位而异,一般达 0.1~1 cm/min,在 1 h 内可清除黏膜上的沉积物达 90% 以上。但颗粒物从肺泡中的清除效率并不高,在第一天仅有大约 20% 的颗粒物被清除,24 h 后剩余部分的清除速率非常缓慢。

**(三)经皮肤吸收**

皮肤是机体的一个天然屏障,皮肤的表层可以抵抗 80% 的外来物质并且对外源性化学物质的渗透性较差。但多数外源化合物还是可以透过皮肤的,当皮肤吸收了足够多的外源化合物时,同样会引起机体的系统反应。例如,四氯化碳和一些杀虫剂等高效脂溶性物质可以经皮肤吸收,而且吸收过多剂量可引起全身中毒,一些多环芳烃和重金属也可经皮肤吸收。

外源性化学物质经皮肤吸收的过程一般可分为两个阶段。第一阶段为穿透阶段,即角质层的过程,是指外源性化学物质透过皮肤表层。第二阶段为吸收阶段,即外源性化学物质通过表皮深层和真皮层,并经毛细血管或者毛细淋巴管进入体循环的过程。

一般来说,外源性化学物质经皮肤的吸收量与其脂溶性成正比,与其相对分子质量成反比。但亲脂性强的外源性化学物质容易储存于角质层,随时间缓慢吸收,半衰期增长。此外,以下六种因素也会影响物质经皮肤的吸收效率。第一,皮肤的构造和通透性随体表部位有所不同。人体不同部位的皮肤对毒物的通透性不同,阴囊>腹部>额部>手掌>足底。第二,不同物种动物的皮肤通透性不同。例如,大鼠和兔的皮肤比猫的皮肤通透性要高。与大鼠、小鼠和兔相比,人的皮肤渗透性最小,猪的皮肤更接近于人的皮肤。第三,在皮肤角质层受损时通透性会提高。当酸、碱和皮肤刺激物对皮肤产生损伤后,其通透性也会明显提高。第四,在高温、高湿的气象条件下,皮肤血流量增加,可以提高吸收速率。第五,皮肤的血流量和接触面积也会影响外源性化学物质经皮肤的吸收效率。第六,一些皮肤疾病也会改变对外源性化学物质的吸收状况。

### (四)经其他途径吸收

在现代毒理学研究中,除了通过消化道、呼吸道以及皮肤三种途径染毒外,注射也是一种特殊的吸收途径。注射的方式主要包括静脉注射、腹腔注射、皮下注射以及肌肉注射等,使外源性化学物质进入实验动物体内。静脉注射可使毒物直接进入受试动物的血液中,不存在吸收过程,所以能够表现出最为迅速的毒效应。腹腔血液供应丰富、表面积大,经腹腔注射的受试动物吸收速度快,吸收后主要通过门静脉进入肝脏,再进入体循环。皮下注射和肌肉注射相对吸收较慢,要经过局部的吸收过程,但可直接进入人体循环。

## 三、分布

分布(distribution)是指外源性化学物质吸收进入血液或者淋巴液后,随体循环分散到全身组织器官的过程。当化学物在血液和组织器官的分配达到动态平衡,则分布过程结束。由于组织器官血流量和化学物与其亲和力不同,因此不同的外源性化学物质在体内各器官组织的分布不一样。其分布情况受组织局部的血流量、游离型化学物的浓度梯度、毛细血管向实质细胞的转运速度、外源性化学物质与组织的结合点以及亲和程度等的影响。在初始阶段,外源性化学物质被吸收的几分钟内,分布主要取决于器官或者组织的血流灌注率,血液灌注量高的器官如心脏、肝脏、肾脏、肾上腺、肺脏等毒物的分布量较多,而低血液灌注量的脏器如皮肤、结缔组织、脂肪、静止状态的骨骼肌等分布量很少。但是随着时间延长,分布受到外源性化学物质经膜扩散速率及其与组织器官亲和力等因素的影响,引起外源性化学物质的再分布(redistribution)。如食物中外源化合物铅,一次经口染毒后 2 h,50%的剂量在肝脏内,但 1 个月后,体内的铅大约有 90%转移至骨骼并长期沉积于其中。研究外源性化学物质在体内的分布规律,有利于了解外源性化学物质的亲和组织和靶器官,在毒理学研究中具有重要意义。

（一）毒物在体内的结合和贮存

进入血液的外源性化学物质在某些器官组织积累而浓度较高,如果外源性化学物质对器官造成了毒性损伤,那么称这些器官为靶器官;若未产生明显的毒作用,则这些器官组织统称为贮存库(storage depot)。毒物在体内的贮存具有两方面的意义:一方面对急性中毒具有保护作用,可减少靶器官中化学毒物的量;另一方面,储存库可成为体内慢性中毒的来源。外源性化学物质在储存库和血液的游离型之间存在着平衡,随着血浆中游离化学物的消除,贮存库中的化学物会逐渐释放进入血液循环。贮存库有脂肪组织、骨、血浆蛋白、肝脏和肾脏等。

1. 与血浆蛋白结合作为贮存库

血浆中各种蛋白质均有结合外源性化学物质的功能,其中白蛋白结合能力最强,可与各类型化学物结合。外源性化学物质与血浆白蛋白的结合能力与其理化性质有关。例如,安替比林不与白蛋白结合,丙烯巴比妥与白蛋白结合约 50%,而保泰松几乎全部和白蛋白结合。另外,结合型外源性化学物质由于分子量增大,不能进行跨膜转运,因此暂无生物效应,所以不被代谢排泄,可延缓消除过程和延长外源性化学物质的毒作用。由此现象可以认为血浆蛋白是暂时贮存库。

外源性化学物质与血浆蛋白的结合是可逆的,在一定条件下可以发生解离,外源性化学物质—蛋白复合物的解离速度很快,可用毫秒计。游离形式的化学物和与血浆蛋白结合的化学物之间呈动态平衡。

不同化学毒物与血浆蛋白的结合有竞争性,结合力更强的化学毒物可取代已被结合的化学毒物,使后者成为游离态而显示毒性。例如,食物中外源性化学物质 DDT 的代谢产物 DDE,可将与白蛋白结合的胆红素重新置换出来,使其在血中的游离型增多,而出现黄疸。

2. 肝脏和肾脏作为贮存库

肝脏和肾脏与外源性化学物质结合的能力较高。这些组织的细胞中含有一些特殊的结合蛋白。肝脏存在配体蛋白类物质谷胱甘肽-S-转移酶、与有机化学物亲和性较高的 Y 蛋白(Y-protein),以及可与重金属(镉、汞、铅、锌等)结合的金属硫蛋白(metallothionein)。它们能与许多有机酸结合,还能与一些有机阴离子、偶氮染料致癌物和皮质类固醇结合。例如,金属硫蛋白与镉结合后,在肝脏和肾脏蓄积,生物半衰期可长达十几年以上。肝脏和肾脏既是机体内有毒物质转化和排泄的重要器官,可消除外源性化学物质,又是一些外源性化学物质贮存库,具有一定的化学物蓄积作用。

3. 脂肪组织作为贮存库

许多脂溶性有机物,如有机氯农药(氯丹、DDT、六六六)、多氯联苯和多溴联苯等,容易在脂肪组织内分布和蓄积。普通人的脂肪约占体重的 20%,肥胖者脂肪占体重的比例高达 50%。脂溶性外源性化学物质在脂肪中的贮存,可降低其在靶器官中的浓度,减轻对靶器官的损害。因此,肥胖者比消瘦者对脂溶性毒物的耐受力更强。但当脂肪被迅速消耗时,可使血中的浓度突然增高而引起中毒。研究表明,长期接触有机氯农药的实验动物,如果在短时间禁食的话会产生严重的中毒现象。

4.骨骼作为贮存库

骨骼中的一些成分对某些外源性化学物质具有特殊的亲和力。例如,氟离子可替代羟基磷灰石晶格基质中的 $OH^-$,使骨氟的含量增加,而铅和锶则替代了骨质中的钙而贮存在骨中。外源性化学物质在骨中的沉积和贮存是否有损害作用,取决于其自身的性质。例如,放射性锶可致骨肉瘤及其他肿瘤,铅对骨并无毒性,而骨氟增多可引起氟骨症。因此骨骼也是氟和放射性锶的靶组织。

**(二)机体的特殊屏障作用**

屏障是指阻止或者减缓外源性化学物质由血液进入某种组织器官的一种生理保护机制。主要的屏障有血—脑屏障(图3-5)和胎盘屏障,但是这些屏障都不能有效地阻止亲脂性物质的转运。

1.血—脑屏障

血—脑屏障(blood-brain barrier)并不是毒物进入人中枢神经系统的完全屏障,仅表现为较身体其他多数部位的通透性小。它是由脑内的毛细血管内皮细胞与神经胶质细胞形成的屏障,能保障血液和脑之间正常的物质交换,同时阻挡非脑营养物质进入脑组织。由于血—脑脊液屏障的存在,许多毒物不易进入中枢神经系统,其解剖和生理的原因是:第一,中枢神经系统的毛细血管内皮细胞间相互连接很紧密,几乎没有空隙。第二,中枢神经系统的毛细血管周围被星状胶质细胞紧密包围。第三,脑组织细胞间液中蛋白浓度极低。因此外源性化学物质很难通过毛细血管壁,因为它们不仅要通过内皮细胞,还要穿过胶质细胞才能进入间质液。第四,在血—脑屏障上存在的载体P-糖蛋白,能将一些外源性化学物质主动转运出大脑,成为血—脑屏障的功能性组成部分。因此这些屏障能够有效地阻止某些有害的外源性化学物质,由血液进入脑组织。

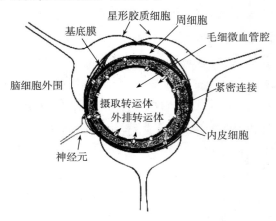

图3-5　血—脑屏障示意图

外源性化学物质经血—脑屏障的转运主要通过简单扩散或者载体转运的方式,由血液进入脑组织或者从脑组织进入血液。外源性化学物质渗入脑部的程度取决于其脂溶性、解离性以及相对分子质量。以扩散方式通过血—脑屏障的物质最主要的是水和气体。小分子物质和脂溶性物质可直接通过。葡萄糖、氨基酸和各种离子以载体转运的方式通过血—脑屏障,如甲基汞可与半胱氨酸结合成复合物,然后借助中性氨基酸的转运系统透过血—脑屏障进入脑组织内,引起中枢神经系统的损伤。新生动物的血—脑脊液屏障还没有发育完全,因此有许多外源性化学物质对它们的毒作用高于对成年机体的作用。

2. 胎盘屏障

胎盘屏障(placental barrier)由分隔母体和胎体血液循环的一层或者几层细胞构成。对于不同物种动物和同一物种的不同妊娠阶段,胎盘细胞层数不一样。最多的有 6 层,称为上皮绒膜胎盘;人有 3 层称血绒膜胎盘;大鼠仅有一层称血内皮胎盘。家兔在妊娠初期有 6 层细胞,到妊娠末期时仅有一层。通常外源性化学物质较易通过细胞层数较少的胎盘。胎盘的厚薄程度也有差异。例如,大鼠的胎盘比人类胎盘薄,所以其细胞层数较少,外源性化学物质相对容易透过。因此,在毒理学的致畸试验中常常使用受孕大鼠来完成试验。

胎盘具有在母体与胎体之间进行营养物质、氧、$CO_2$ 及代谢产物交换的功能,同时能够保护胎儿免受外源性化学物质的损害,阻止某些化学物向胎儿体内转运。事实证明,胎盘屏障的作用有限,药物、农药、重金属、有机溶剂等多种食品中外源性化学物质都可经胎盘转运至胎儿体内。

致畸物可经过胎盘引起胚胎畸形,有些致癌物也具有经胎盘致癌的作用。大多数脂溶性化学毒物经被动扩散通过胎盘,脂溶性越高,达到母体胚胎平衡越迅速。胚胎中不同组织的毒物浓度取决于胚胎组织浓集该毒物的能力。如胎儿的肝脏对某些毒物无富集能力,因此这些毒物的肝浓度较低;胎儿的脂肪含量极少,对于高脂溶性物质无蓄积。

影响外源性化学物质通过胎盘屏障的因素较多,一般弱酸、弱碱类外源性化学物质易于通过;脂溶性大分子的外源性化学物质较难通过;相对分子质量小于 600 的外源性化学物质容易通过。另外,由于胎儿的脑部屏障发育不完善,某些化合物例如二甲基汞会在胎儿的大脑中残留,且具有较高的浓度。

## 四、排泄

排泄(exeretion)是化学毒物及其代谢产物向机体外转运的过程,是生物转运的最后一个环节。毒物通过不同的途径排出机体,主要经肾脏、肝胆系统、粪便和肺排出。某些化学物还可随脑脊液、乳汁、汗液、唾液,或者通过指甲和毛发排出。

### (一)经肾脏排泄

肾脏是机体最重要的毒物排泄器官,主要的排泄机制主要有三个方面,即肾小球滤过、肾小管重吸收和肾小管分泌。

1. 肾小球滤过

肾小球滤过是指血液流经肾小球时,血浆中的水分子、小分子溶质(包括相对分子质量较小的血浆蛋白质),从肾小球的毛细血管中转移到肾小囊的囊腔,形成原尿的过程。肾小球滤过膜的通透性、有效滤过压及肾血浆流量都会影响肾小球的滤过过程。肾小球毛细管上的孔膜较大,具有 7~8 nm 大小的微孔,因此除与大分子蛋白结合的外源性化学物质外,几乎所有分子量小于 6000 的外源性化学物质都能通过肾小球滤过而到达肾小管。蛋白质等大分子物质基本不能过滤;而通常游离的外源性化学物质可以过滤,但与血浆蛋白结合后就较难过滤。

进入肾小管腔的外源性化学物质有两条去路,部分随尿液排出体外,部分被肾小管重吸收。脂/水分配系数高的外源性化学物质以简单扩散的方式进入肾小管上皮细胞,并被重新吸收入血。而水溶性高的外源性化学物质则随尿液顺利排泄。弱酸性外源性化学物质在 pH 较高、弱碱性外源性化学物质在 pH 较低的尿液中多数处于解离状态,可被大量排出体外。因此,可以使用某些能改变尿液 pH 的药物,以促进特定外源性化学物质的排泄。在生理条件下,尿液的 pH 低于血浆 pH,维持在 6 左右,有利于弱酸性外源性化学物质的排泄。但当尿呈酸性时,有利于碱性外源性化学物质的解离和排出;而尿液呈碱性时,酸性外源性化学物质则较易排出。

2. 肾小管重吸收

肾小球滤液中含有很多对机体重要的化学物,肾小管重吸收就是将流经肾小管滤液中的水分和某些化学物部分或者全部转运回血液。例如,葡萄糖、氨基酸几乎完全被重吸收,钠离子等大部分被重吸收,肌酐完全不被重吸收,更重要的是水分的重吸收。由于原尿中水被重吸收,脂溶性外源性化学物质的浓度增高,因而对肾实质细胞产生损害作用。肾小管液的 pH 与化学物的解离度有关,对重吸收的影响较大。一般尿液的 pH 都比血浆低,因此弱酸类物质倾向于增加重吸收。以氯化铵处理可降低尿 pH,碳酸氢钠处理可升高尿 pH。因血浆缓冲能力强,pH 变化不大,因此可通过此种方式来增加或者降低外源性化学物质在尿中的排泄率。肾小管液呈酸性时有利于碱性毒物的解离和排出,肾小管液呈碱性时则酸性毒物较易排出。

肾小管重吸收分为主动重吸收和被动重吸收两种。主动重吸收是 $Na^+$、$K^+$、葡萄糖、氨基酸等逆电化学差,主动转运到肾小管外组织间液的过程,需消耗能量。被动重吸收是指小管液中的水和溶质凭借电化学差通过肾小管上皮细胞进入细胞外液的过程。在正常情况下,成人每天经肾小球滤出的原尿约 180 L,相当于全身体液总量的 4 倍,但每天排出的最终尿量一般为 1~2 L,仅为滤液总量的 1% 左右,滤液中的水分 99% 被肾小管和集合管重吸收送回血液。

3. 肾小管分泌

肾小管分泌是指某些化学物及其代谢产物通过阴阳离子载体,逆浓度梯度从近曲小管的毛细血管中转运到肾小管内,此过程多为主动转运。肾小管通过分泌 $H^+$、$K^+$ 和 $NH_3$,并与原尿中的 $Na^+$ 进行交换,在调节电解质和酸碱平衡方面起重要作用。

近曲小管包含有机酸类和有机碱类两类转运系统,这两个系统是可饱和的,选择性不高。如对氨基马尿酸盐可通过有机酸转运系统排入尿中,有些胺类物质(如 N-甲基烟酰胺、儿茶酚胺等)可通过有机碱主动转运系统排泄。近曲小管的刷状缘膜上的 P-糖蛋白也被认为是外源性化学物质的主动分泌机制之一。如果主动转运载体被抑制,会使相应外源性化学物质在血中的浓度上升。

外源性化学物质可通过增加尿量或者改变肾小球滤液 pH 值这两种方式,增加经肾脏的排泄。使外源性化学物质获得较高的电离作用,导致较低的重吸收。这两种方法可用于处理外源性化学物质的急性中毒。初出生的幼儿或者幼年机体肾脏功能发育不全,因此对一些外源性化学物质的消除较慢,故其毒性反应比成年机体大。

**(二)经肝胆系统排泄**

肝脏是外源性化学物质代谢的主要器官,也是外源性化学物质自体内排出的重要途径之一,肝脏排泄是主动转运的过程。肝脏有三种转运系统,分别为有机酸类、有机碱类和中性有机化学毒物排泄。外源性化学物质经胃肠道吸收后,首先进入肝脏进行生物转化,其代谢产物或者化学物原型可以直接进入胆汁,最终随粪便排出体外,如图 3-6 所示。

肝胆系统是很多外源性化学物质结合产物的主要排泄途径,是血循环中化学毒物进入胃肠道的最主要的机制,可看做经尿排泄的补充途径。经胆汁排泄在不同物种间存在一定的差异,大鼠肝胆排泄的化学物相对分子质量在 300 以上,人类肝胆排泄化学物的相对分子质量在 500 以上。

经胆道分泌至肠道的外源性化学物质及其代谢产物,一部分可随粪便排出,一部分经肠道菌群水解或者代谢,外源性化学物质再次游离,可被肠道吸收经肝门静脉重新进入肝脏,形成肠肝循环(enterohepatic circulation)。肠肝循环具有重要的生理学意义。例如,人体每天排出的各种胆汁酸约 95% 被小肠壁重吸收,使一些机体需要的化学物被重新利用。在毒理学方面,由于某些外源性化学物质的再次吸收,使化学毒物在肠道排泄的速度显著减慢,生物半减期延长,因而毒作用增强。

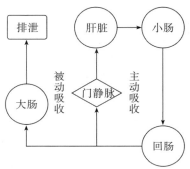

图 3-6　肠肝循环示意图

**(三)经粪便排泄**

粪便排泄是外源性化学物质排出体外的另一个主要途径,下列来源的食品中外源性化学物质可通过粪便排出。

1. 混入食物中的外源性化学物质

进入胃肠道但未被吸收的外源性化学物质,可与食物混合随粪便排泄。

2. 随胆汁排出的外源性化学物质

各种外源性化学物质在胃肠道中被吸收后,随同血液通过门静脉系统进入肝脏并进行生物转化。经过肝脏生物转化形成的代谢产物及某些外源性化学物质原型可以直接排入胆汁,最终随粪便排出体外。

一些外源性化学物质或者其代谢产物,经肠道菌群水解,脂溶性增加而被肠道重吸收并进入肝脏,形成肠肝循环。肠肝循环使外源性化学物质在体内停留的时间延长,加重其对机体的损害作用。

肝脏具有各种转运蛋白,通过特殊的转运方式,可将食品中外源性化学物质从血液转运入肝脏,最终转运至胆汁。另外,外源性化学物质的种类和动物的种类对这一过程起着重要作用;对于同一外源性化学物质,不同物种间经胆汁的排出量有所不同。

3. 肠道内排泄的外源性化学物质

经被动扩散,外源性化学物质可从血液直接转运至小肠腔内,也可通过小肠黏膜经生物转化后排入肠腔。外源性化学物质进入肠腔的另一种方式是小肠细胞的快速脱落。另外,在大肠还存在有机酸和有机碱的主动排泄系统。

4. 肠道菌群

肠道菌群能够摄取外源性化学物质并对其进行生物转化,粪便中的许多化学物都是细菌的代谢产物。

**(四)经肺排泄**

在体温下主要以气相存在的物质主要通过肺排出,如 CO、醇类和挥发性有机化学物通过简单扩散经肺排出。排出速度主要取决于肺泡壁两侧化学物的分压差(用血/气分配系数衡量)。肺泡壁两侧的气体分压差大,经肺排泄的速度快;血/气分配系数小的外源性化学物质经肺排出的速度快。挥发性液体与其气相在肺泡处于动态平衡,也可通过肺排泄。液体通过肺排泄的量与其气体分压成正比。一定程度上也受呼吸频率和肺部血流量的影响。如在血液中溶解度低的物质乙烯,可经肺快速排泄;而溶解度高的物质如乙醇等,则排泄速度缓慢。不溶性的颗粒化学物可通过肺泡及细支气管、支气管等系统(吞噬细胞和纤毛)清除。

**(五)经其他途径排泄**

1. 脑脊液和乳汁

有些脂溶性的外源性化学物质可经脑脊液通过蛛网膜离开中枢神经系统。

外源性化学物质通过单纯扩散的方式进入乳汁,乳汁中的外源性化学物质由母亲传递给婴儿体内。乳汁虽然不是排泄外源性化学物质的主要途径,但具有特殊的意义。另外,外源性化学物质也可随乳制品进入婴儿及成人体内。乳汁通常偏酸性(pH 6.5~7.0),因此弱碱性外源性化学物质容易在乳汁中浓集,可在乳汁中达到高于血浆的水平,而酸性物质正好相反。同时,乳汁中脂肪成分高,因此亲脂性化学物如二噁英、多氯联苯等可达较高水平。

### 2. 汗腺和唾液

非解离态、脂溶性的外源性化学物质可经简单扩散排入汗液和唾液,通过汗液和唾液进行排泄。外源性化学物质经汗液和唾液的排泄量较少。排泄亦通过被动扩散,而仅限于非解离的脂溶性化学物。随汗液排泄的外源性化学物质可能引起皮炎,随唾液排泄的外源性化学物质可被咽下并经胃肠道吸收。利用这些途径可以对外源性化学物质和代谢产物进行无损检测。

### 3. 毛发和指甲

有些外源性化学物质如砷、汞、铅、锰等可富集于毛发与指甲中,当它们脱落时其中的外源性化学物质也随之排出,因而毛发和指甲中外源性化学物质浓度作为吸收或者接触指标。

# 参考文献

[1] 王心如. 毒理学基础[M]. 北京:人民卫生出版社,2003.

[2] 张爱华,孙志伟. 毒理学基础[M]. 北京:科学出版社,2008.

[3] 高金燕. 食品毒理学[M]. 北京:科学出版社,2017.

[4] 李宁,马良. 食品毒理学[M]. 北京:中国农业大学出版社,2016.

[5] 刘宁,沈明浩. 食品毒理学[M]. 北京:中国轻工业出版社,2006.

[6] 沈明浩,宫智勇,王雅玲. 食品毒理学[M]. 郑州:郑州大学出版社,2012.

[7] 孙素群. 食品毒理学[M]. 武汉:武汉理工大学出版社,2012.

[8] 汪惠丽,姜岳明. 食品毒理学[M]. 合肥:合肥工业大学出版社,2017.

[9] 张立实,李宁. 食品毒理学[M]. 北京:科学出版社,2017.

# 第四章　外源性化学物质在体内的生物转化

**内容提要**

本章主要介绍了外源性化学物质的生物转化。重点讲解了生物转化的Ⅰ相反应、Ⅱ相反应和肝外生物转化的类型以及相关催化酶。影响外源性化学物质在机体内的生物转化是一个复杂的过程,遗传和环境是两个主要的影响因素。

**教学目标**

1. 熟悉生物转化的概念以及意义。

2. 了解外源性化学物质的生物转化形式以及毒物代谢酶的诱导和抑制。

3. 掌握Ⅰ相反应、Ⅱ相反应的概念、类型、参与的代谢酶种类。

4. 了解影响生物转化的因素。

**思考题**

1. 什么是生物转化? 生物转化的意义是什么?

2. 参与生物转化的Ⅰ相反应的酶有哪些? 主要包括哪几个反应?

3. 参与生物转化的Ⅱ相反应的酶有哪些? 主要包括哪几个反应?

4. 外源性化学物质的生物转化可以在哪些器官进行?

5. 简述影响外源性化学物质生物转化的因素。

## 第一节　生物转化的概述

### 一、生物转化的概念

在机体的整个生命过程中,常常会有许多外源性化学物质(例如农药、药物、毒物等)以不同的方式进入人体,在代谢的过程中也会不断产生一些生理活性物质以及相关代谢产物(例如激素和胺类),而这些内源和外源性化学物质大多数在肝脏内进行转化(图4-1)。

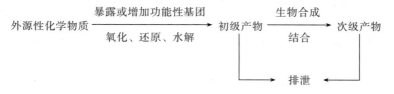

图4-1　生物转化的过程

通常,外源性化学物质在机体内经过各种酶的催化或者非酶作用发生化学变化并产生代谢产物及其衍生物的过程称为生物转化(biotransformation),所生成的分解产物称为代谢产物(metabolites)。生物转化是机体对外源性化学物质处理的重要环节,也是维持机体稳态最主要的机制。对于外源性化学物质或者毒物而言,"生物转化"和"代谢"两个名词常常作为同义词使用。一般情况下外源性化学物质经代谢转化后,极性增强,形成水溶性更强的化合物,使其易于从体内排泄。同时也形成一些毒性较低的代谢物,使毒性降低。但有些外源性化学物质的代谢产物毒性反而增强,甚至有些外源性化学物质,经代谢转化后,其代谢物产生致癌、致突变和致畸作用。

生物转化的主要器官和细胞如表4-1所示。其中,肝脏是进行生物转化的主要器官,因为其内部含有丰富的生物转化酶体系,在肝细胞微粒体、细胞质、线粒体等部位均存在有关生物转化的酶类。除了肝脏以外,肺、肾脏、肠道、大脑以及皮肤等器官也具有一定的生物转化能力。虽然这些器官的代谢能力和代谢强度要比肝脏弱很多,但是有一些外源性化学物质在这些器官组织中所发生的生物转化具有特殊的意义。因此,这种在肝脏外进行的生物转化统称为肝外生物转化(extrahepatic biotransfrmation)。

表 4-1　生物转化的主要器官和细胞

| 转化能力 | 器官 | 细胞 |
| --- | --- | --- |
| 强 | 肝脏 | 肝细胞 |
| | 肺 | Ⅱ型上皮细胞 |
| 中等 | 肾脏 | 近曲小管细胞 |
| | 小肠 | 粘膜内层细胞 |
| | 皮肤 | 上皮细胞 |
| 低 | 睾丸 | 输精管 |

资料来源:王心如. 毒理学基础,2003

随着工业化和科学技术的发展,人们与各种外源性化学物质接触的机会越来越多。对于人体来说,这些化学物有的可能是药物,有的可能是毒物,有的可能是致癌物,它们在进入人体之后所产生的作用尚不明确。因此,阐明这些物质在肝内生物转化的规律,对于保障人类的健康具有深刻的意义。

## 二、生物转化的意义

生物转化是一个非常复杂的过程,绝大多数化学物的代谢转化反应都伴随着多个连续反应,对于不同的反应会有先后进行的顺序;而同一种外源性化学物质在体内常常会产生多种代谢途径,也可以在不同的组织器官先后发生不同的反应,从而生成不同的代谢产物。按照反应的前后顺序可以分为Ⅰ相反应和Ⅱ相反应。Ⅰ相反应包括氧化反应、还原反应和水解反应;Ⅱ相反应包括葡萄糖醛酸基结合、甲基化反应、硫酸结合反应、乙酰化作用、氨基酸结合以及谷胱甘肽结合。

通过这两个反应将亲脂的外源性化学物质转变为极性较强的亲水性物质,以降低其通过细胞膜的能力,从而加速其排出,否则在体内积累过多,从而对机体产生不良影响。但是外源性化学物质经过机体生物转化时会有两种截然不同的方向:有利的方向和有害的方向。有利的方向是失活,使外源性化学物质的毒性降低或者转化成无毒产物;而有害的方向则是活化,使外源性化学物质变成有毒或者毒性更大的产物。但是不论是失活还是活化,都是通过分子结构的改变使整个分子缩合或者降解。由此可见在整个过程中,机体与外源性化学物质的相互作用都是在分子水平上进行的。而一种外源性化学物质在体内能否发挥其毒性以及毒性发挥的强弱,很大程度上取决于机体的代谢能力,而代谢产物的量取决于外源性化学物质与机体相互作用的相对速率。由于外源性化学物质的毒性取决于它本身的化学结构,在经过生物转化之后,其化学结构可能会发生不同的变化,进而影响它和靶生物大分子之间的反应活性,从而改变了外源性化学物质的毒性。

大多数外源性化学物质经过生物转化后,极性增强,水溶性增高,易于经过肾脏随同尿液或者随同胆汁混入粪便排出体外,降低外源性化学物质对机体的毒作用,这种转变称为代谢解毒(metabolic detoxication)。但有的外源性化学物质会生成反应活性高于原型的代谢物,这样的代谢物与细胞内的 DNA、RNA、蛋白质和脂质反应,破坏了其化学结构和生理生化功能,导致组织细胞死亡或者癌变,增强了外源性化学物质的毒性,这种转变称为代谢活化(metabolic activation)。由此可见,生物转化反应具有代谢解毒和代谢活化的正负两面性,掌握其正负两面性,特别是负面作用对了解中毒机制是十分重要的。

外源性化学物质进入机体进行生物转化,其存在形式可能会发生各种变化,活性也会产生相应的改变。其中有些外源性化学物质的毒性会增强,而有些外源性化学物质的毒性则会减弱。因此,生物转化对于判定外源性化学物质是否会对机体产生影响具有重要作用。通过对生物转化作用的研究,可以探讨外源性化学物质所产生的活性基因和活性分子的重要规律,为防止机体损伤提供帮助。外源性化学物质经过生物转化后会形成新的代谢中间产物和终产物,其或者存在于血液和组织液中,或者被排出体外,这种现象可以为中毒诊断、损伤程度的判断和治疗效果的评价提供有意义的生物学材料。

因此,研究生物转化,探究外源性化学物质活性因子以及活性分子的重要规律,可防止其对机体的损伤;研究生物转化过程,可以探究外源性化学物质对机体的损伤机制。外源性化学物质的生物转化是毒理学基础理论研究的重要组成部分,它有助于阐明毒作用的机理,解释毒物的联合作用,判断或者评价环境中外源性化学物质对机体的危害程度以及指导毒理学实验,并且对很多实际工作具有非常重要的指导意义。

## 第二节　生物转化的类型

### 一、Ⅰ相反应

生物转化的 Ⅰ 相反应(phase Ⅰ reaction)主要包括氧化反应(oxydation)、还原反应

(reduction)和水解反应(hydrolysis)。经过Ⅰ相反应之后,外源性化学物质的分子上往往出现极性反应的基团,从而使其极性增加,脂溶性降低,水溶性提高。各类反应及相应酶的亚细胞分布如表4-2所示。

表4-2　各类反应及相应酶的亚细胞分布

| 反应 | 细胞质 | 线粒体 | 微粒体 | 溶酶体 | 其他 |
|---|---|---|---|---|---|
| 氧化反应 | 醇脱氢酶、醛脱氢酶、醛氧化酶、黄嘌呤氧化酶、双胺氧化酶 | 醛脱氢酶、单胺氧化酶 | 前列腺素H合成酶、黄素加单氧酶、细胞色素P-450酶系 | — | — |
| 还原反应 | 偶氮和硝基还原、羰基还原、二硫还原、硫氧化物还原、醌还原 | — | 偶氮和硝基还原、羰基还原、醌还原、还原性脱卤 | — | 肠道菌群:偶氮和硝基还原<br>血液:羰基还原、 |
| 水解反应 | 酯酶、环氧水化酶 | — | 酯酶、环氧水化酶 | 酯酶、肽酶 | 血液:酯酶、肽酶 |

### (一)氧化反应

氧化反应是外源性化学物质在机体内最为常见也是最有效率的代谢途径之一,主要由以下五类组成:微粒体混合功能氧化酶催化的氧化反应;微粒体含黄素单加氧酶反应;非微粒酶系统的氧化反应;胺氧化反应以及过氧化物酶依赖性的共氧化反应。

1. 微粒体混合功能氧化酶催化的氧化反应

微粒体混合功能氧化酶(microsomes mixed with functional oxidases,MFO)又称为微粒体细胞色素P-450酶系。细胞色素P-450酶系本身在420 nm出现强吸收光谱,但是在还原条件下与CO结合后,最强吸收光带在450 nm处,因此而得名。MFO的特异性很低,进入体内的各种外源性化学物质几乎都要经过这一个氧化反应转化为氧化产物。MFO主要存在于干细胞的内质网中,所谓的微粒体并不是独立的细胞器,而是内质网经过组织匀浆和差速离心后形成的碎片。粗面和滑面内质网形成的微粒体中均含有MFO,而且后者的活力更强。这种酶系主要由三个部分组成,即血红素蛋白类(细胞色素P-450酶系和细胞色素$b_5$)、黄素蛋白类(NADPH-细胞色素P-450酶系还原酶和NADH-细胞色素$b_5$还原酶)和磷脂类。其中以细胞色素P-450酶系(以下简称CYP450)最为重要。

CYP450至少分为两种:PB型和3-MC型,后者又被称为P-448,其主要存在于肝外组织中,催化的底物及其他性质,CYP450并不相同。就目前的研究可知,CYP450是一个蛋白质超家族,其对每一种专一性底物都具有特征性谱图,其中有部分CYP450属于结构型,其他的大部分属于诱导型。很多CYP450的cDNA和基因结构已经阐明,这些蛋白质是根据相似的结构性组成的家族或者亚族。对150多种CYP450进行DNA水平和蛋白质一级结构的比较分析中可以了解,从细菌到哺乳动物在DNA水平以及蛋白质水平均存在着一定的同源性。

CYP450 的主要功能是催化体内内源和外源性化学物质在生物转化过程中的氧化反应。氧化功能在不同组织器官中也存在一定的差异，肝脏中 CYP450 氧化酶主要催化许多外源性化学物质的氧化反应，也参与少数内源性化学物的代谢过程。其中，具有重要毒理学意义的外源性化学物质多环芳烃类的氧化反应主要由肺、皮肤和小肠粘膜中 CYP450 氧化酶催化。人体肝脏中主要 CYP450 酶系底物、抑制剂和诱导剂如表 4-3 所示。

**表 4-3　人体肝脏中主要 CYP450 酶系底物、抑制剂和诱导剂**

| CYP450 | 底物 | 抑制剂 | 诱导剂 |
|---|---|---|---|
| CYP1A2 | 乙酰苯胺,咖啡因 | 茶黄酮 | 焦牛肉,吸烟 |
| CYP2A6 | 香豆素,丁二烯 | 二乙二硫氨甲酯 | 苯巴比妥(PB) |
| CYP2B6 | 环磷酰胺 | 邻甲基苯海拉明 | 未知 |
| CYP2C8 | 酰胺咪嗪(卡马西平) | 槲皮素 | 未知 |
| CYP2C9 | 双氯芬酸,苯妥英 | 苯磺唑酮 | 利福平 |
| CYP2C19 | 环己烯巴比妥 | 反苯环丙胺 | 利福平 |
| CYP2D6 | 异喹胍 | 氟西汀,洛贝林,奎尼丁 | 未知 |
| CYP2E1 | 乙醇,亚硝胺 | 氨基三唑,二甲亚砜 | 乙醇,异烟肼 |
| CYP3A4 | 尼非地平,二氢吡啶 | 乙炔雌二醇 | 地塞米松,PB,利福平 |

CYP450 催化氧化的总反应为：

$$底物(RH) + O_2 + NADPH + H^+ \rightarrow 产物(ROH) + H_2O + NADP^+$$

CYP450 的催化机制一共有 7 步：

①氧化型 CYP450 首先与 RH 结合成一种复合物。

②在 NADPH-CYP450 还原酶的作用下，由 NADPH 提供一个电子使其转变为还原型 CYP450 复合物。

③还原型 CYP450 复合物和一个分子氧结合形成含氧复合物。

④含氧复合物再加上一个质子和由 NADPH-CYP450 还原酶或者由细胞色素 $b_5$ 提供的第二个电子，转变成双氧复合物。

⑤第二个质子的加入使其发生裂解，形成水和双氧复合物离子。

⑥双氧复合物离子将氧原子转移到底物，生成 ROH，并提供一个电子，使其中的 $O_2$ 活化，形成活化氧。

⑦释放 ROH 产物，此时还原型 CYP450 转变为氧化型 CYP450，可以再次参与氧化过程。

整个氧化过程可以写成下列通式：

$$RH + NADPH + H^+ + O_2 \rightarrow ROH + H_2O + NADP^+$$

CYP450 的催化机制还有一些附加反应，如果催化循环在不同步骤中断的话（解偶联），则可以分别产生单电子还原，生成超氧阴离子、生成过氧化氢和过氧化物旁路。

CYP450 有以下几种类型的氧化反应：

（1）脂肪族羟化（aliphatic hydroxylation）　称为脂肪族氧化，是脂肪族化合物侧链（R）末端倒数第一个或者第二个碳原子发生氧化，形成羟基。这类反应常见于丁烷、戊烷以及己烷等直链脂肪族化合物烷烃类，其羟化产物为醇类。

（2）芳香族羟化（aromatic hydroxylation）　又可称为碳羟化反应。芳香环上的氢被氧化成酚类化合物。例如，苯羟基化可以形成苯酚；苯胺羟化形成对氨基酚和邻氨基酚；氨基甲酸酯类农药残杀威在体内也是经过这种羟化反应形成羟化产物的。在微粒体混合功能氧化酶活力测定中，可以利用这一反应，以苯胺为底物经过 MFO 羟化后，形成对氨基酚，测定其含量，用以表示苯胺羟化酶活力。

（3）氧化反应（epoxidation）　环氧化反应即在微粒体混合功能氧化酶的催化下，一个氧原子在外源性化学物质两个相邻的碳原子之间构建桥式结构，即形成环氧化物，此类反应较为常见。一般环氧化物仅为中间产物，将继续分解。如苯环上有卤素取代，或者是多环芳烃进行环氧化的时候，则能形成较为稳定的环氧化物。很多环氧化物是亲电子剂，其毒性高于母体毒物。此外，苯、溴苯、苯并芘等均可发生代谢转化，从而产生环氧化物。环氧化的解毒过程包括 4 个步骤：第一，非酶催化的水化；第二，非酶催化与 GSH 的反应；第三，环氧化物水化酶催化的水化反应；第四，谷胱甘肽 S-转移酶催化的结合反应。环氧化反应可以分为脂肪族环氧化反应和芳香族环氧化反应。

脂肪族环氧化反应：含有不饱和碳原子的脂肪族化合物和脂环族化合物，大都发生环氧化反应。脂环族化合物是通过单键或者双键把许多碳原子连成闭合环状化合物，其性质与脂肪族化合物相近，但是与芳香族化合物不同。例如，有机氯杀虫剂艾氏剂经过环氧化反应生成狄氏剂。

芳香族环氧化反应：芳香族化合物经过环氧化反应形成环氧化物，在环氧化物水化酶的催化下，羟化形成二氢二醇化合物。

（4）杂原子（$S-$、$N-$、$I-$）的氧化反应　含有硫醚键的有机磷毒物可在 MFO 的催化下进行 S-氧化反应，转化成亚砜或者砜，这些氧化产物毒性可增高 5～10 倍。例如内吸磷（1059）在体内通过此反应而使毒性大大增强。

（5）$N$-羟基化反应　对于芳香胺毒物，可在其氨基上进行 $N$-羟基化生成羟胺基毒物，毒性往往更高。芳香胺类不会直接致癌，需要经过羟化后才会致癌。羟胺类代谢产物的毒性要比其母体的毒性要高。例如苯胺进行 $N$-羟基化生成 $N$-羟基苯胺，后者可导致血红蛋白氧化成高铁血红蛋白，引起组织缺氧。

（6）杂原子（$O-$、$S-$、$N-$ 和 $Si-$）的脱烷基反应　氮、氧和硫原子上带有烷基的毒物，可以发生脱烷基反应。这些反应过程是先使烷基氧化为羟烷基毒物，而后又分解成醛和酮。该反应中外源性化学物质分子中与 N、O、S 原子相连的烷基 α-碳原子被氧化并脱去一个烷基，得到分别含有氨基、巯基和羟基的化学物，并生成醛或者酮。

① $N$-脱烷基反应是 $N$-原子脱去 1 到 2 个烷基。二甲基亚硝胺、氨基甲酸酯类杀虫剂西维因和致癌物偶氮色素奶油黄皆可发生脱烷基反应。二甲基亚硝胺进行 $N$-脱烷基后，

形成自由基[CH$_3^+$]，可以使细胞核内核酸分子上的鸟嘌呤甲基化，从而诱发突变或者癌变。例如氨基比林的 N-脱烷基过程，可以产生甲醛。二甲基亚硝胺通过 CYP450 的催化作用，进行 N-脱烷基反应，进一步产生有亲电子剂的 CH$_3^+$，可使 DNA 发生烷化作用，产生致癌或者致突变的作用。

② O-脱烷基反应。以对硝基茴香醚为例，对硝基茴香醚经过微粒体混合功能氧化酶催化，形成羟甲基对硝基酚，再分解成对硝基酚和甲醛。可以通过所形成的对硝基酚的含量来代表混合功能氧化酶的活力。因此，在测定混合功能氧化酶活力的时候，可以通过测定对硝基酚的形成量来确定。

③ S-脱烷基反应较为少见，主要是硫醚类化学物。以静脉麻醉药甲流巴比妥钠为例，其在反应中硫原子上脱去甲基，得到含巯基的代谢产物和甲醛。

（7）氧化基团转移（oxidative group transfer）　氧化基团转移是通过 CYP450 催化的氧化脱氢、氧化脱硫、氧化脱卤素作用。例如苯丙胺经过 CYP450 催化氧化形成中间产物苯丙甲醇胺，然后再脱去氨基生成苯丙酮，施放氨气；或者苯丙胺也可以经过氧化形成苯丙酮肟。氧化脱氨作用也可以由单胺氧化酶（MAO）催化，但苯丙胺并不是 MAO 的良好底物。有机磷农药对硫磷经氧化脱硫后形成对氧磷，对氧磷的毒性经过动物试验验证后证实比对硫磷的毒性大 3 倍。

（8）酯的裂解　CYP450 催化磷酸酯裂解，如对硫磷氧化生成中间产物后，中间产物也可以裂解生成对硝基酚和二乙基硫代磷酸。CYP450 催化羧酸酯裂解可生成羧酸和醛，而酯酶也可以水解生成羧酸和醇。磷酸酯类化学物如对硫磷在经过酯裂解后生成中间产物，进一步生成对硝基酚和二乙基硫代磷酸。羧酸酯类化学物质经过酯酶水解生成羧酸类和醇类化学物质，经过 CYP450 催化可裂解生成羧酸类和醛类化学物质，并需要 NADPH 和 O$_2$ 的参与。

（9）脱氢作用　CYP450 也催化很多毒物的脱氢反应，如尼古丁、对乙酰氨基酚等。对乙酰胺基酚可脱氢活化成肝毒物 N-乙酰苯醌亚胺。

CYP450 酶系的催化循环如图 4-2 所示。在前三种反应类型中，来自 FeO$^{3+}$ 复合物的氧与底物结合，否则底物将维持原态。在第四种反应类型中，导致胺（N-脱烷基）或者醚（O-和 S-脱烷基）裂解的重排反应在底物氧化之后发生。来自 FeO$^{3+}$ 复合物的氧与残留烷基合并，生成一分子醛或者酮。在第五种反应类型中，底物氧化后，随后发生导致杂原子丢失的重排反应（氧化基团转移）。在第六种反应类型中，酯的裂解与杂原子脱烷基相似，功能基团裂解后与来自 FeO$^{3+}$ 复合物的氧合并成一个残余基团，生成一分子醛。在第七种反应类型中。两个氢从底物中抽提出来，使底物形成双键的形式，而氢与从 FeO$^{3+}$ 复合物中还原的氧结合生成水。

2. 微粒体含黄素单加氧酶反应

微粒体含黄素单加氧酶（microsomal flavin monooxygenase，FMO），即微粒体含黄素腺嘌呤二核苷酸（flavin adenine dinucleotide，FAD）单加氧酶，或者称为黄素蛋白单加氧酶，主要

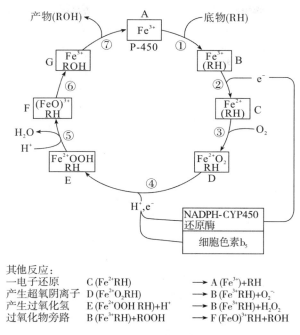

图 4-2　CYP450 酶系的催化循环

存在于肝脏、肾脏、肺等组织中。如果在组织微粒体中含有一种或者几种含黄素单加氧酶的话,那么就可以氧化多种毒物的亲核性氮、硫和磷杂原子。此酶以黄素腺嘌呤二核苷酸为辅酶,需要 NADPH 和 $O_2$ 才可以完成反应。

由 FMO 催化的很多反应也可为 CYP450 催化。FMO 与 CYP450 的功能有交叉或者重叠的现象,作用底物也相同,但是与 CYP450 的不同之处在于此酶不能在碳位上进行催化氧化反应。FMO 可以催化亲电子的胺使其氧化生成 $N$-氧化物,催化伯胺氧化生成羟胺和肟。例如苯异丙胺、苄达明、胍乙啶、甲苯丙胺等含氮药物,可以经过 FMO 进行 $N$-氧化,但大多数情况经 CYP450 进行 $N$-氧化。烟碱经由 CYP450 催化反应生成的代谢产物为去甲烟碱,然后经由 FMO 催化形成烟碱-$N$-氧化物。细胞色素 FMO 还可以氧化含硫的外源性化学物质(例如硫醇、硫醚、硫酮等)和磷化氢的外源性化学物质分别生成 $S$-氧化物和 $P$-氧化物。肼类化合物、碘化物、硒化物和含硼化合物也可以作为 FMO 的底物进行氧化反应。

FMO 的功能以及反应机理与 CYP450 单加氧酶相类似,其催化机制如图 4-3 所示。FMO 具有广泛专一性,可以催化许多化学物质的氧化反应,例如叔胺、仲胺、芳香胺、硫化物、硫醚、硫醇、磷类等。由于这种酶主要催化胺类化学物质的氧化反应,因此在过去称其为混合功能胺氧化酶。除此之外,上述部分底物也可以是 CYP450 单加氧酶的底物。也就是说,这两种单加氧酶对底物的特异性存在交叉或者重叠的现象。

人类和其他哺乳动物可以表达 5 种不同的黄素单加氧酶($FMO_1$、$FMO_2$、$FMO_3$、$FMO_4$、$FMO_5$),具有物种特异性和组织特异性。人体微粒体黄素单加氧酶的内源性和外源性底物

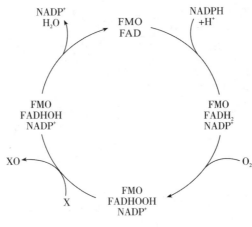

图 4-3  FMO 的催化机制

以及产物如表 4-4 所示。FMO 和 CYP450 相对表达的差异,决定了吡咯烷生物碱类以及单响尾蛇毒蛋白的毒性物种差异。这些化合物经过 FMO,使其催化生成叔胺 N-氧化物,但他们经 CYP450 活化则会产生有毒的亲电化合物。

在人体内,FMO 在药物(例如苄达明、西咪替丁、胍乙啶、甲硫咪唑、奥氮平)、二甲基氨基烷化吩噻嗪衍生物(例如氯丙嗪和丙咪嗪)、外源性化学物质(例如可卡因、尼古丁)以及内源性底物(例如三甲胺、半胱氨酸)中的生物转化起着重要的作用。但是,在肝微粒体表达的 FMO 酶类调节控制与 CYP450 并不一样。

表 4-4  人体含黄素单加氧酶的内源性和外源性底物以及产物

| 代谢底物 | 产物 |
| --- | --- |
| 内源性底物 | |
| 蛋氨酸 | 亚砜 |
| 三甲基胺 | N-氧化物 |
| 含氮外源性底物 | |
| 安非他明 | 反,顺式肟 |
| 甲基苯丙胺 | 苯丙酮 |
| 氯氮平 | N-氧化物 |
| 含硫外源性底物 | |
| 二硫舒林酸 | R-亚砜 |
| 硫异烟胺 | 亚砜 |
| 含碳的外源性底物 | |
| 5,6-二甲基黄母醇-4-乙酸 | 6-甲基羟化产物 |

3. 非微粒体酶系统的氧化反应

线粒体、细胞质和血浆中的某些非特异性酶能够催化带有醇、醛和酮功能基团的化学物质的氧化反应,催化的酶主要有醇脱氢酶、醛脱氢酶和氨氧化酶类。

（1）醇脱氢酶（alcohol dehydrogenase，ADH）　醇脱氢酶是一种含锌酶，位于细胞质，分布于肝脏、肾脏、肺以及胃黏膜。在醇脱氢反应中，醇类化学物质经过辅酶Ⅰ或者辅酶Ⅱ催化形成相应的醛类或者酮类。人体内的 ADH 是由 2 个 40 kDa 亚单位组成的二聚体蛋白质，其亚单位有 6 个不同的基因位点编码分别为 $\alpha$、$\beta$、$\gamma$、$\pi$ 和 $\chi$ 以及第 6 个亚单位 $\delta$ 或者 $\mu$。ADH 按照不同的分子可分为四类。Ⅰ型（$\alpha$-ADH、$\beta$-ADH、$\gamma$-ADH）主要存在于肝脏和肾上腺等部位，包括 ADH1、ADH2 和 ADH3，他们是同工酶，催化乙醇及其他短链脂肪醇的氧化过程，吡唑可以抑制酶活性。Ⅱ型（$\pi$-ADH）主要存在于肝脏，而在胃内的含量较少。Ⅲ型（$\chi$-ADH）的底物是长链醇和芳香醇，其普遍存在于全身组织，包括大脑中，在甲醛降解的过程中具有重要的作用。Ⅳ型 ADH 在成人肝脏中没有表达，其主要位于胃肠道的上部，与慢性乙醇中毒者导致肿瘤有关。其原因是Ⅳ型 ADH 使乙醇转变成乙醛；乙醛中毒抑制Ⅳ型 ADH 代谢维生素 A 的活性，而维生素 A 在上皮细胞生长和分化的过程中有着重要的作用。

（2）乙醛脱氢酶（acetaldehyde dehydrogenase，ALDH）　以 $NAD^+$ 为辅助因子将乙醛氧化成羧酸。几种 ALDH 酶类涉及醛类化合物的氧化过程，因此也具有酯酶的活性。在醛脱氢反应中，醛类化学物质经过辅酶Ⅰ催化形成相应的酸类。就目前的研究表明，在人体中已经有 12 种 ALDH 基因被鉴定出来，分别是 ALDH1-10，SSDH 和 MMSDH。已经在人体中证实了 ALDH 的遗传多态性，在中国人、韩国人、越南人和日本人中有 45%～53% 的人因为点突变而缺乏 ALDH2 的活性。许多亚洲人在饮酒后容易产生红晕综合征，其原因是乙醛的迅速堆积，造成局部血管因释放儿茶酚胺而扩张。其他 ALDH 的遗传缺陷可以损害其他醛类的代谢，这是某些疾病发生的基础。例如，ALDH4 的缺乏，会干扰脯氨酸代谢，引起Ⅱ型高卟啉血症，其症状包括智力发育迟缓和惊厥。

（3）二氢二醇脱氢酶　除了几种羟化类固醇脱氢酶和醛糖还原酶外，醛—酮还原酶（aldehyde-ketone reductase，AKR）超家族还包括几种二氢二醇脱氢酶。

（4）钼水解酶　醛氧化酶和黄素脱氢酶（黄素氧化酶）中含有钼酶，钼酶的最适底物并不是 CYP450 的底物。醛氧化酶能氧化许多取代基团，例如嘌呤、嘧啶、吡咯、吡啶以及碘离子。醛氧化酶能氧化许多无氧条件或者有还原性底物的存在，例如 2-羟基嘧啶或者苯甲醛。

4. 胺氧化反应

胺氧化的主要酶类是单胺氧化酶（monomine oxidase，MAO）和二胺氧化酶（diamine oxidase，DAO）。在肝脏、肾脏、肠道等组织的线粒体中含有单胺氧化酶；细胞质中含有二胺氧化酶，这些酶能使各种胺类氧化脱氨生成醛和氨。

单胺氧化酶有两种形式，称为 MAO-A 和 MAO-B。MAO-A 主要氧化 5-羟色胺，去甲肾上腺素和萘心胺的脱烷基代谢物。而 MAO-B 主要氧化 $\beta$-苯乙胺和苄胺。

单胺氧化酶是因为其在四氢吡啶（tetrahydropyridine，MPTP）中活化成为神经毒素而引起人们的重视并且开始被广泛研究。MPTP 在灵长类动物体内可以引起帕金森病，但是在啮齿类动物中并不能表达。据研究表明 MPTP 活化为神经毒性的代谢物主要是由 MAO-B 催化引起的。而 MAO-B 是影响帕金森病易感性的遗传因素之一。二胺氧化酶位于细胞质内，是含铜离子的磷酸吡哆醛酶类，其分布于肝脏、肾脏、小肠和胎盘，其选择性底物包括组胺和简单的烷基二胺，具有 4 或者 5 个碳原子的支链。

胺氧化反应是由位于肝脏、肾脏、肠道、胎盘和神经组织中的氨氧化酶催化单胺类氧化物和二胺类氧化物。前者可以将伯胺、仲胺、叔胺等脂肪族胺类化学物质氧化脱去氨基，形成相应的醛或者酮的衍生物并释放出氨。后者在氧存在的条件下，催化二元胺类化学物质氧化生成相应的醛类，在通过氧化作用生成酸类，最后随尿液排出体外。

5. 过氧化物酶依赖性的共氧化反应

在氧化物酶催化外源性化学物质的生物转化过程中，一些化学物质可以同时被氧化，包括氢过氧化物的还原和其他底物氧化生成脂质氢过氧化物，这一过程称为共氧化。几种不同的过氧化物酶可催化外源性化学物质的生物转化，使他们出现于各种组织和细胞内。例如，肾脏髓质、血小板、血管内皮细胞、胃肠道、脑、肺及尿膀胱上皮细胞含有前列腺素 H 合成酶( prostaglandin H synthetase，PGHS)，乳腺上皮细胞含有乳过氧化物酶以及白细胞中含有髓过氧化物酶等。

前列腺素( prostaglandin，PG)是由花生四烯酸在机体内经过氧化作用形成的。花生四烯酸是多不饱和脂肪酸，在脂肪酸环加氧酶的催化下形成中间产物前列腺素 $G_2$，再经由过氧化物酶的催化氧化生成 $PGH_2$。此类共氧化反应与 CYP450 单加氧酶或者 FAD 单加氧酶所催化的反应类似甚至相同。有些外源性化学物质在共氧化作用中经由过氧化物酶催化，可以形成亲电子化合物，从而与 DNA 或者其他生物大分子结合。此过程与突变以及癌变诱发的形成有关，在毒理学上具有较为重要的意义。

(二)还原反应

在哺乳动物组织中还原反应的活性较低，但是在肠道菌群中还原酶的活性较高。含有硝基、偶氮基、羰基的外源性化学物质以及二硫化物、亚砜化合物在体内均可被还原。例如，$CCl_4$ 在体内可以被 NADPH-CYP450 还原酶催化脱卤还原，形成三氯甲烷自由基，该自由基可破坏肝细胞膜脂质结构，引起肝脂肪变性以及坏死。

机体中参与催化还原反应的酶类主要是 CYP450 和黄素蛋白酶，其大多数存在于肝脏、肾脏和肺的微粒体和线粒体中，肠道菌群中某些还原菌中也含有还原酶。此外，机体内还存在非酶促还原反应。

在氧化反应中一般以 NAD 或者 NADP 为辅酶，而在还原反应中的辅酶则为 NADH 或者 NADPH。催化还原反应的酶类可能与催化氧化反应为同一种酶，但有时也可能由另一种酶进行催化。所需的电子或者氢是由 NADH 或者 NADPH 所提供。根据外源性化学物质的结构和反应机制的不同，可将还原反应分为以下五类：

1. 羰基还原反应

羰基还原反应是指在醇脱氢酶和羰基还原酶作用下，醛类和酮类可分别被还原成伯醇和仲醇。羰基还原酶是一类 NADPH 依赖酶,存在于血液、肝脏、肾脏、脑以及其他组织的细胞质中。肝脏的羰基还原酶的活性主要在细胞质,而在微粒体中则有不同的羰基还原酶。细胞质和微粒体羰基还原酶在选择酮还原成仲醇的程度有所不同。

$$RCHO \rightarrow RCH_2OH$$
$$RCOR' \rightarrow RCHOHR'$$

羰基还原酶是单聚体,依赖 NADPH 的酶,分布于血液和肝脏、肾脏、大脑以及其他神经细胞的细胞质中。经过羰基还原酶还原的外源性化学物质有氟哌啶醇(一种抗精神病的药物)、己酮可可碱、环己乙酰苯磺脲、柔红霉素、依他尼酸、华法林、甲萘醌以及 4-硝基苯乙酮等。前列腺素可能是羰基还原酶的生理性底物。

肝脏的羰基还原酶活性主要存在于细胞质,而在微粒体中则有不同的羰基还原酶。细胞质和微粒体羰基还原酶的区别在于它们立体选择还原成仲醇的程度不同。

醌的还原作用在大鼠肝脏细胞质中主要有 DT-黄递酶催化,而在人的肝脏细胞质中醌的还原作用则由 DT-黄递酶与羰基还原酶共同催化完成。人肝脏和脑组织的细胞质中至少有一种以上的羰基还原酶存在。在不同的人体中,肝脏细胞质的羰基还原酶低亲和性与高亲和性的活性之差有 10 倍。在结构上,虽然某些醛还原酶属于醛酮还原酶(AKR)超家族(包括其他的羟化甾类脱氢酶和醛糖还原酶),但是羰基还原酶还属于短链还原酶(short chain reductase,SDR)的超家族(包括某些羟基甾类脱氢酶和前列腺脱氢酶)。

2. 含氮基团还原反应

含氮基团的还原反应主要包括硝基还原、偶氮还原及 $N$-氧化物还原。硝基还原和偶氮还原通常是经过肠道菌群和两种肝酶催化完成的。在某些情况下,醛氧化酶也参与偶氮还原反应和硝基还原反应。硝基还原反应和偶氮还原反应都需要 NADPH,可以被氧抑制。在机体胃肠道的下段,无氧的条件下非常适合硝基还原反应和偶氮还原反应,主要是由肠道菌群催化完成的。但是,如果在低氧分压时,CYP450 也可以催化外源性化学物质进行还原反应。

(1)硝基还原反应　催化硝基化合物的酶类主要是微粒体 NADPH 依赖性硝基还原酶、细胞质硝基还原酶、肠道菌群的细菌 NADPH 依赖性硝基还原酶,NADPH 和 NADH 是供氢体。

肠道菌群催化硝基还原对某些硝基芳香毒物的毒性起着重要的作用。例如,雄性大鼠肝致癌物二硝基甲苯的代谢活化。二硝基甲苯经过肝脏在 CYP450 氧化后与葡萄糖醛酸结合成葡糖苷排入胆汁,由肠道菌群进行生物转化,一个或者两个硝基被还原酶还原成胺,葡糖苷为 $\beta$-葡糖苷酶水解。水解后代谢物被重新吸收转运至肝脏,新生成的氨基由 CYP450 氧化催化 $N$-羟化,并可以乙酰化或者与硫酸结合。这些结合物可以裂解生成高度反应性的氮宾离子,氮宾离子可以攻击 DNA,引起肝脏细胞突变和肝细胞癌变。因此,某些化学致癌物的代谢活化涉及几个不同的生物转化酶,并需要几个器官组织的配合。因而,2,6-二硝基甲苯与 DNA 反应并且引起突变,在大多数评价化学物遗传毒性的短期试验中观察不到。因为这些体外的遗传毒性试验缺乏肠道菌群的生物转化或者Ⅱ相结合酶的作用。

（2）偶氮还原反应　偶氮化合物在偶氮还原酶的催化下,形成氢偶氮复合物,最后生成胺。脂溶性和水溶性的偶氮化合物均可在偶氮还原酶下催化还原,两者的代谢产物有所不同。脂溶性偶氮化合物在肠道内容易被吸收,其还原反应主要在肝微粒体以及肠道中进行。水溶性偶氮化合物在肠道中不会被吸收,主要被肠道菌群还原,肝微粒体较少参与反应。

（3）N-氧化物还原反应　烟碱和吗啡等化学物质经过N-羟化反应可以形成烟碱N-氧化物和吗啡N-氧化物。这两种N-氧化物在生物转化过程中都可被还原,形成的烟碱将被肠道吸收,继续进行下一步生物转化过程。N-氧化物本身毒性较少,但是经过CYP450和NADPH-P-450还原酶催化还原迅速活化为氧化性氮氧的自由基,转变成细胞毒物或者与DNA结合的毒物。

3. 含硫基团还原反应

含硫基团化学物质的还原反应虽然可以在人体中进行,但是反应相对较少。在肝脏、肾脏细胞的细胞质中,CYP450或者FMO氧化生成的硫氧化物,可以进一步被还原蛋白依赖性酶类还原。通过这些相反作用的酶系统的再循环,可能会延长某些外源性化学物质的生物半衰期。例如,杀虫剂三硫磷在氧化还原反应系统中由硫氧还原蛋白依赖性酶类催化,先被氧化成三硫磷亚砜,在一定条件下又可以被还原成三硫磷,这种可逆性反应使其代谢半衰期延长,增加其在体内的停留时间,对机体的毒性增强。二硫化物还原并裂解成巯基化学物质;亚砜在硫氧还原蛋白依赖性酶的催化下发生还原反应。

4. 含卤素基团的还原反应（脱卤反应）

在含有卤素基团的还原反应中,与碳原子结合的卤素被一氢原子所取代,该反应又称为脱卤反应。脱卤反应包括还原脱卤反应、氧化脱卤反应和脱氢卤反应三种机制。还原脱卤反应和氧化脱卤反应由CYP450催化,而脱氢卤反应是由CYP450催化和谷胱甘肽S-转移酶共同催化的。这些反应在一些卤代烷烃的生物转化和代谢活化中起着重要的作用。例如,肝化学物质四氯化碳经过肝微粒体NADPH-CYP450催化还原脱卤,生成三氯甲烷自由基,引起肝脂肪变性及坏死。

5. 醌类的还原反应

醌由NADP-H氧化还原酶还原成醌,此酶是黄素蛋白,又称为DT-黄递酶,催化醌双电子还原。醌还原的反应如图4-4。醌双电子还可以由羰基还原酶催化。醌的双电子还原是无毒性的。但是醌也可以经NADPH-CYP450还原酶催化一个电子还原,生成半醌自由基。半醌自由基可以经过自氧化反应,并且伴有氧化应激,生成具有细胞毒性的超氧阴离子、过氢氧自由基、过氧化氢、羟基自由基等,使脂质过氧化,造成蛋白质、DNA的损伤。氧化应激是某些含醌或者可以转变为醌的毒物毒作用的重要机制。例如,多柔比星的柔红霉素的心脏毒性、百草枯和硝基呋喃妥因的肺毒性、6-羟基多巴胺的神经毒性。

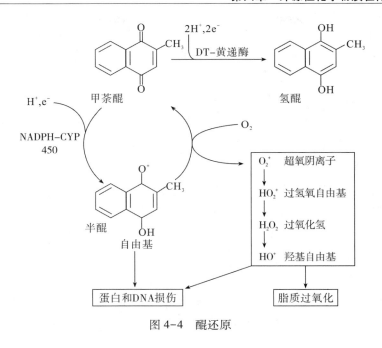

图 4-4　醌还原

### (三) 水解反应

水解反应是在水解酶的催化下与水发生化学反应而引起外源性化学物质分解的反应。大量化学毒物例如酯类、酰胺类或者酯键组成的取代磷酸酯类化学毒物易在体内被广泛分布的水解酶作用而发生水解反应。水解酶分布在细胞内的微粒体、溶酶体以及血浆或者消化液中。在水解反应中,水离解为氢离子和氢氧根离子,并分别与化学毒物结合,在此过程中不需要消耗能量。许多外源性化学物质的水解作用,主要由水解酶催化,水解酶的种类主要包括酯酶、酰胺酶、肽酶、环氧水化酶等。水解反应根据反应的性质和机理不同,主要分成以下五类:

#### 1. 酯类的水解反应

酯类化学物由酯酶催化发生水解,生成酸和醇类化合物。酯酶种类繁多,广泛分布于肝脏、肠道、脑以及血浆中。不同的酯类化学物质在不同种类酯酶的催化作用下形成不同的水解产物。哺乳动物体内含有多种水解酶以及含有功能性基因的外源性化学物质包括羧酸酯、硫酯、磷酸酯等。

羧酸酯酶(carboxyles terase,CES)是丝氨酸水解酶多基因家族的重要成员之一,属于 B 族酯酶。该酶与多种药物、环境毒物以及致癌物的代谢有关。例如羧酸酯类、氨甲基酯类、酰胺类、硫酯类等。

基于人类羧酸酯酶的氨基酸序列与其他物种羧酸酯酶氨基酸序列的比较,已经鉴定出了 4 个基因家族,即 CES1-4,它们又可以各自分为亚家族和组。羧酸酯酶主要包括羧酸酯酶 1(CES1)和羧酸酯酶 2(CES2),两者在组织分布以及底物特异性上存在着许多差异。CES1 主要在肝脏、单核巨噬细胞和肺上皮细胞表达,倾向于水解分子较小的含有乙醇基的底物,例如可卡因、氯吡格雷和奥司他韦等;CES2 主要在肠道中表达,在肝脏中也有表达,主要水解含有乙醇基的较大分子和含有乙酰基的较小分子,例如阿司匹林、普鲁卡因和伊立替康等。

在 1953 年,Aldridge 依据酯酶和有机磷酸酯相互作用的性质将酯酶进行了分类。水解有机磷酸酯的酯酶为 A-酯酶;有机磷酸酯可抑制的酯酶为 B-酯酶;不能与有机磷酸酯相互作用的酯酶为 C-酯酶。羧酸酯酶和胆碱酯酶都属于 B-酯酶,也可以称为血清酯酶家族。相对氧磷酶等有机磷酸酯酶都属于 A-酯酶。

羧酸的水解主要有位于各种组织和血清中的羧酸酯酶以及血液中的真性乙酰胆碱酯酶和假性胆碱酯酶的催化。真性乙酰胆碱酯酶位于红细胞膜上,与神经组织中的乙酰胆碱酯酶为同一种酶类。有机磷农药以及氨基甲酸酯杀虫剂的中毒机制是通过修饰大脑乙酰胆碱酯酶活性中心的丝氨酸来抑制其活性,该酶水解的神经递质是乙酰胆碱。

假性乙酰胆碱酯酶又称为丁酰胆碱酯酶,位于血清之中,可以水解琥珀酰胆碱、肌肉松弛剂米库氯铵、普鲁卡因、丁卡因、可卡因二醋吗啡以及其他药物等。肌肉松弛剂琥珀胆碱的作用持续时间取决于血清中假性胆碱酯酶的活性。但是在有些个体中,琥珀酰胆碱可以引起持续的肌肉松弛,甚至发生呼吸停止的现象。其原因是假性胆碱酯酶的基因发生突变,Asp70 转变为 Gly20。

2. 酰胺类的水解反应

酰胺类的水解反应是指酰胺类化学物质经过酰胺酶类的催化,使酰胺类外源性化学物质水解生成酸类和胺类化学物同时发生代谢灭活的反应。大多数的水解反应会使外源性化学物质的毒性降低,但也有少数外源性化学物质被水解后毒性增强。例如氟乙酰胺,在水解后生成了毒性更强的氟乙酸。酰胺类化学物质不仅可以发生酰胺类水解,也可以发生其他类型的水解反应。例如,局部麻醉药利多卡因在生物转化过程中不仅可以发生酰胺类水解反应,还可以发生 C—N 键水解,形成苯胺衍生物二甲代苯胺。

酰胺类化学物质的水解反应有时也可以由肝微粒体酯酶催化,而且在一般情况下,肝微粒体酯酶所催化的水解反应要比酰胺催化的反应速率快。例如,普鲁卡因的酯键(—CO—O—)被酰胺键取代,形成普鲁卡因酰胺,须经过酰胺酶催化才能水解。酰胺酶催化普鲁卡因酰胺水解的速度比酯酶催化普鲁卡因水解的速度慢。

3. 肽酶的水解反应

在血液和组织液中有许多肽酶可水解肽类。例如,氨基肽酶和羧基肽酶,分别存在于 N-末端和 C-末端,用来水解氨基酸。其中,肽酶中包含一部分内肽酶,其在肽中的内部特定部位裂解肽类。例如,胰蛋白酶水解肽类 C-末端的精氨酸残基或者赖氨酸残基,肽酶可裂解邻近氨基酸之间的酰胺键,因此其功能是酰胺酶。

4. 脂肪族水解脱卤反应

脂肪族水解脱卤反应是指脂肪族化学物分子中与碳原子相连的卤素原子,经酶作用后从主碳链上脱去的反应。例如,二氯二苯三氯乙烷(DDT)在生物转化过程中经过 DDT-脱氧氯化氢酶催化形成二氯二苯二氯乙烯（DDE）的过程就是典型的水解脱卤反应。DDT-脱氯化氢酶具有较强的构型专一性，只能催化对—对位构型的 DDT 同系物，邻—对位构型者则不能被催化。DDE 的脂溶性较高，而且活性较低，其毒性低于 DDT。

昆虫（主要是家蝇和蚊类）体内的 DDT-脱氯化氢活性较高，因此昆虫对 DDT 的耐药性很强。如果将 DDT 与能抑制该酶活性的杀螨醇联合使用，则 DDT 就不易被转化为 DDE，昆虫对 DDT 的耐药性就会降低或者消失。

5. 环氧化物水解反应

环氧化物的水解反应是指内酰胺外源性化学物质通过酰胺酶催化，发生开环反应并水解的反应。环氧化物水解酶（epoxy hydrase，EH）存在于肝脏细胞微粒体和细胞质中，微粒体环氧化物水解酶和细胞质环氧化物氧化酶可以催化外源性化学物质形成的烯烃环氧物和芳香环氧化物发生水化反应并解毒。

环氧化物水解酶催化由环氧化物与水的反式加成物，其水合产物是具有反式构型的邻位二醇。在哺乳动物中环氧水化酶有五种形式：微粒体环氧化物水解酶（microsomes epoxyhydrase，mEH）、可溶性环氧化物水解酶（soluble epoxyhydratase，sHE）、胆固醇环氧化物水解酶（cholesterol epoxyhydratase）、LTA4 水解酶以及肝氧蛋白水解酶（hepoxilin hydrolase），后三种酶仅仅可以水解内源性环氧化物。mEH 与 sEH 在氨基酸序列上完全不同，因此在免疫化学方面也是完全不同的两种蛋白质。虽然两种酶可以水解广谱化合物，但是他们有自己的底物特异性。EH 在苯并芘-4,5-氧化物解毒过程中起着主要作用，但是在苯并芘转变成最终致癌物苯并芘-7,8-二氢二醇-9,10-氧化物的过程中同样具有一定的作用。

环氧化物水解酶是肝脏微粒体中可诱导的酶类之一，几种 CYP450 诱导剂均可以诱导环氧化物水解酶，使其产生活性。人体 mEH 基因的编码区和调节区都已经证实了几种遗传多态性，两种变异体涉及 113 氨基酸的取代（Tyr 转变成 His）或者 139 氨基酸取代（His 转变成 Arg），此处分别是外显子 3 和外显子 4 的编码区。虽然 mEH 为基因变异体至少有65% 是正常的酶活性，但是其稳定性远远不如野生型酶。已经观察到的这些氨基酸取代可以使机体对抗癫痫病药物的损害作用更为敏感，但是这其中的联系尚不明确。

水化反应是指含有不饱和双键或者三键的化合物在相应的酶和催化剂的作用下，与水分子化合的反应。例如，水和乙烯发生反应生成乙醇。水化反应和水解反应是两个方向相反的过程，化学物质与水分子化合后，在水解反应中发生解离形成两种或者更多的产物。例如酯酶及酰胺酶催化的水解反应。但是乙烯在与水发生的水化反应中形成乙醇后，不存在解离过程。环氧化物水解酶是一种微粒体酶，主要分布于肝脏、肺、肾脏、小肠、结肠、脾脏、胸腺、心脏、脑、睾丸、卵巢以及皮肤中也有少量存在。

## 二、Ⅱ相反应

Ⅱ相反应（phase Ⅱ reaction）又称结合反应，是进入人体的外源性化学物质经过 Ⅰ 相反应,已具有羟基、羧基、氨基、环氧基等极性基团之后,与某些内源性化学物质或者基团发生进一步生物合成的反应。其主要类型如表4-5。在Ⅱ相反应中,外源性化学物质原有的功能基因可能被Ⅰ相反应中所引入的功能基因替换,从而与内源性辅因子发生反应。除了甲基化和乙酰化结合反应之外,其他Ⅱ相反应也可以显著增加毒物的水溶性,促进其排泄。葡萄糖醛酸结合、硫酸结合、乙酰基反应、甲基化反应涉及的是活化的辅因子,而谷胱甘肽结合与氨基酸结合则是与活化有关的毒物反应。外源性化学物质及其代谢产物与体内某些内源性化学物或者基团结合而成的产物称为结合物。在结合反应中需要有辅酶与转移酶的存在,并且反应消耗代谢能量。参与Ⅱ相反应的酶包括UDP-葡糖醛酸转移酶、磺基转移酶、谷胱甘肽-S-转移酶、酰基转移酶、乙酰基转移酶和甲基转移酶等。

Ⅱ相反应可以引起代谢活化。例如致癌物2-乙酰氨基芴(2-AAF)和2-氨基芴,可以在 $N$-乙酰转移酶和脱乙酰转移酶的条件下相互转化,并均可以经过CYP450和黄素单加氧酶催化形成 $N$-羟基芳酰胺和 $N$-羟基芳胺。这两种毒物是近致癌物,可以与硫酸结合、葡萄糖苷酸结合和乙酰化反应,所生成的结合物在酸性pH下可以水解或者由小肠肠道菌群中的 $\beta$-葡萄糖苷酸酶催化水解,生成 $N$-羟基芳香胺,后者可以自发生成芳基氮离子,攻击DNA,引起膀胱癌和结肠癌。

表4-5    结合反应的主要类型

| 结合反应 | 结合基团的直接供体 | 酶类 | 酶定位 | 底物类型 |
|---|---|---|---|---|
| 葡萄糖醛酸结合 | 尿苷二磷酸葡糖醛酸(UDPGA) | 葡萄糖醛酸基转移酶 | 微粒体 | 酚、醇、羧酸、胺、羟胺、巯基化合物 |
| 硫酸结合 | 3'磷酸腺苷-5'-磷酰硫酸(PAPS) | 硫酸转移酶 | 细胞质 | 醇、酚、芳香胺类 |
| 乙酰基结合 | 乙酰辅酶A | 乙酰基转移酶 | 细胞质 | 芳香胺、胺类、肼类 |
| 甘氨酰基结合 | 甘氨酸(Gly) | 酰基转移酶 | 线粒体 | 酰基CoA(例如苯甲酰CoA) |
| 甲基结合 | S-腺苷蛋氨酸(SAM) | 甲基转移酶 | 细胞质 | 生物胺、酚类、硫醇类 |
| 谷胱甘肽结合 | 谷胱甘肽(GSH) | 谷胱甘肽S-转移酶 | 细胞质 | 卤化有机物、环氧化物、有机硝基化合物 |

大多数结合反应会显著增加底物水溶性、促进其排泄,同时也会降低其生物活性或者毒性。但是对于某些毒物来说,结合反应却可以增强其毒性,甚至产生致癌、致突变和致畸的效果。外源性化学物质在代谢的过程中可以直接发生结合反应,也可以先经过上述的氧化、还原或者水解等第一阶段的生物转化反应,然后再进行结合反应。根据结合反应的机制,可将结合反应分成以下六种类型。

**(一)葡萄糖醛酸基结合**

葡萄糖醛酸基结合是体内最主要的Ⅱ相代谢反应,其催化酶为尿苷二磷酸葡萄糖醛酸基转移酶(uridine diphoshate glucuronidase,UGT)。该反应以尿苷二磷酸葡糖醛酸(uridine diphosphate glucuronic acid,UDPGA)作为葡萄糖醛酸基供体,在UGT作用下将葡萄糖醛酸基结合到底物的-OH、-COOH、-SH、-NH$_2$等基团上,形成$\beta$-D-葡萄糖醛酸苷,增强其水溶性和排泄速率,是一个重要的解毒机制。

1. UGT 的分布

UGT 广泛分布于人体的肝脏、肾脏、胃肠道、肺、皮肤以及各种腺体组织。随着对 UGT 认识的不断深入,UGT 的底物也在不断扩展,包括内源性激素、药物以及毒物。UGT 的组织定位、代谢产物及主要功能如表 4-6 所示。UGT 按照序列相似性分为两个大的亚家族:UGT1 和 UGT2。UGT1 主要包括 UGT1A1、UGT1A3、UGT1A6、UGT1A7、UGT1A9、UGT1A10;UGT2 主要包括 UGT2B7、UGT2B15、UGT2B17。

(1)UGT1A1　广泛分布于人体的肝脏,是 UGT1A 中最受欢迎、研究最深入的蛋白。人类 UGT1A1 基因的变异可改变体内胆红素代谢水平,导致遗传性高胆红素症。

(2)UGT1A9　主要表达在肝脏和肾脏中,底物有毒物、内源性物质和一些药物等。UGT1A9 可被多环芳烃诱导,从而发生药效的变化。

(3)UGT2B7　主要表达于肝脏,是最重要的葡萄糖醛酸基转移酶。其底物广泛,不仅包括内源性物质(如类固醇激素、胆酸等),还包括许多临床药物。

(4)UGT2B15　人类的 UGT2B15 主要分布于食管、肝脏和前列腺。UGT2B15 是雄激素葡萄糖醛酸化的主要代谢酶,同时催化药物以及外源性化学物质的代谢。

(5)UGT2B17　在人体内主要分布于前列腺、肝脏等部位。其主要参与雄激素(包括睾酮、双清睾酮和雄甾酮)代谢。UGT2B17 还参与香豆素、黄酮类化合物以及蒽醌类毒物的代谢。UGT2B17 基因是人类较常缺失的基因之一,其缺失与循环中睾酮和雌二醇的浓度升高以及骨质疏松有关。

表 4-6　UGT 的组织定位、代谢产物及主要功能

| 家族 | 亚型 | 组织定位 | 代谢产物 | 主要功能 |
|---|---|---|---|---|
| UGT1 | UGT1A1 | 肝脏 | 胆红素 | 胆红素、伊立替康代谢 |
| | UGT1A3 | 肝脏、胃肠道 | 胆酸、吗啡 | 内源性和外源性化合物、毒物代谢 |
| | UGT1A6 | 肝脏、胆囊、结肠、胃、脑 | 阿司匹林、对乙酰氨基酚 | 内源性化合物、药物、毒物代谢 |
| | UGT1A7 | 肺、食管黏膜 | 香豆素、麦考酚酸 | 外源性化合物、毒物代谢 |
| | UGT1A9 | 肝脏、肾脏 | 酚类、类固醇、香豆素 | 毒物、药物、内源性药物代谢 |
| | UGT1A10 | 大肠、胃、胆管 | 麦考酚酸 | 药物、酚类毒物、类固醇类物质代谢 |
| UGT2 | UGT2B7 | 肝脏 | 吗啡、齐多夫定 | 内源性物质、药物代谢 |
| | UGT2B15 | 食管、肝脏、前列腺 | 丁香酚、雄甾烷二醇 | 雄激素、药物代谢 |
| | UGT2B17 | 前列腺、肝脏 | 香豆素、黄酮类化合物 | 雄激素代谢 |

2. 影响鸟苷二磷酸葡萄糖醛酸基转移酶(UGT)活性的因素

(1)基因多态性 UGT 基因多态性造成的酶活性改变可能会影响内外源性化学物质的

代谢,进而导致某些疾病的易感性增加、药物疗效的改变或者毒性反应的发生。

（2）内源性物质　如果发生反应的机体内存在内源性物质的话,那么内源性物质不仅可以发生生物转化反应,而且 UGT 酶活性也会被内源性物质抑制。例如,人体胆汁酸对 UGT 酶具有抑制作用;磷脂类化合物对酶 UGT1A6、UGT1A8 具有抑制作用。

（3）外源性物质　许多外源性化学物质可以抑制 UGT 的活性。例如,抗凝药利伐沙班可以显著抑制 UGT1A3 的活性;龙舌兰皂苷可以抑制 UGT1A4 的活性;尼氟酸可以抑制 UGT1A9 的活性。

### （二）甲基化反应

甲基化反应是指甲基转移酶催化 S-腺苷蛋氨酸甲基转移形成甲基结合物的反应,甲基化反应在细胞的正常调节过程中具有重要意义。内源性底物的甲基化如组胺、氨基酸、蛋白质、糖和多胺对细胞的正常调节具有重要的意义,只有当毒物符合这些酶对底物的要求时,甲基化反应才能正常进行。甲基化反应并不是毒物结合的主要方式。甲基化反应中底物富含电子的 O、N、S 杂原子与 S-腺苷甲硫氨酸（S-adenosylmethionine,SAM）上硫离子的甲基结合,其结合产物因水溶性降低不利于排出体外,但一般可使毒物发生解毒作用。它并不是毒物结合的主要方式。甲基转移酶广泛分布于体内各组织,主要存在于细胞质和微粒体中。其外源性底物包括苯酚、儿茶酚、脂肪胺、芳香胺、N-杂环和含硫基化合物等。

能够进行甲基结合反应的外源性化学物质主要是含有羟基、疏基或者氨基的酚类、硫醇类和这种胺类,还有吡啶、喹啉等含有氮杂环化合物。内源性甲基的来源是蛋氨酸上的甲基,经过 ATP 活化而生成的 SAM。

此外,金属元素的生物甲基化的现象是普遍存在的,尤其在微生物中发生较多。例如汞、铅、锡、铂、铊、金以及一些类金属例如砷、硒、碲和硫等,都能在生物体内发生甲基化反应。金属生物甲基化反应的甲基供体是 S-腺苷蛋氨酸和 $B_{12}$（甲基类咕啉）的衍生物。

### （三）硫酸结合反应

硫酸结合反应是体内重要的结合反应之一,外源性化学物质及其代谢物中的醇类、酚类或者胺类化合物在磺基转移酶的作用下可以与硫酸结合,形成硫酸酯。硫酸结合反应大多在肝脏、肾脏、胃肠等组织中进行。

内源性硫酸主要来自于含硫氨基酸的代谢产物,但是必须先经过三磷酸腺苷活化,变成 3'-磷酸腺苷-5'磷酰硫酸（3'-adenosine phoshate-5' phosphoric,PAPS）。由于体内硫酸来源有限,不能充分提供反应所需的量,所以葡萄糖醛酸结合反应较少。硫酸结合反应往往与葡萄糖醛酸结合反应同时存在。如果机体接触的外源性化学物质剂量较大,大部分会以葡萄糖醛酸结合反应为主;如果外源性化学物质的剂量较低,那么首先进行的就会是硫酸结合反应,原因是许多外源性化学物质与硫酸的亲和力较大。

PAPS 是硫酸结合反应的辅因子,催化该反应的酶是硫酸基转移酶（sulfate transferase,SULT）。该酶是一个具有众多蛋白质成员的超家族,其中 SULT1 亚族主要以酚类作为底物,而 SULT2 亚族主要以醇类为底物。一般情况下,化学物以葡萄糖醛酸基结合的容量较大,而硫酸基结合的敏感性更高。催化外源性化学物质代谢的 SULT 主要分布在肝脏、肾脏、肠、肺、血小板、脑组织和细胞液中。

一般通过硫酸结合反应可以使外源性化学物质的毒性降低或者丧失。但是有些外源性化学物质经过硫酸结合反应之后,其毒性反而更高。例如,芳香胺类化合物 2-乙酰氨基芴(2-acetylaminofluonene,AAF)在体内经过 $N$-羟化反应,形成 $N$-羟基-2-乙酰氨基芴,其羟基可以与硫酸结合,形成硫酸酯,其致癌性比 AAF 更强。

### (四)乙酰化反应

乙酰化反应包含酶催化反应以及非酶催化反应,反应中的辅因子为乙酰辅酶 A(acetyl coenzyme A,CoA)。乙酰辅酶 A(图 4-5)将乙酰基转移到含伯胺、羟基或者巯基的毒物中,这些酶分布在很多器官中,其中肝脏是 $N$-乙酰化作用的主要器官。芳香伯胺和肼的伯胺基酰化反应是这些毒物的主要生物转化途径。乙酰化反应是乙酰基从乙酰辅酶 A 转移到其底物分子的过程,在药物代谢以及致癌物质的灭活或者活化过程中起着重要的作用。乙酰化反应的辅因子是乙酰辅酶 A,催化反应的酶是 $N$-乙酰转移酶(NAT)。人体乙酰化反应主要由 NAT1 和 NAT2 两种异构酶催化。NAT1 主要分布于肝外组织,催化对氨基水杨酸和对氨基甲酸等化学物的乙酰化代谢。NAT2 主要存在于肝脏和胃肠道,催化已羟化的芳香胺进行 $N$-乙酰化反应而使其解毒;同时也可对其进行 O-乙酰化,从而活化为致癌性代谢产物。

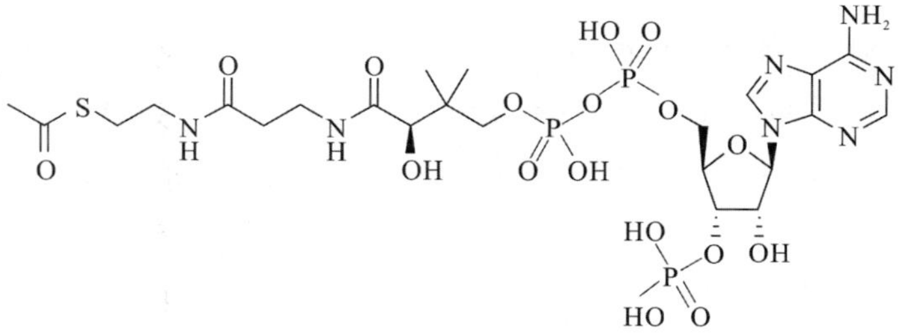

图 4-5　乙酰辅酶 A

### (五)氨基酸结合

氨基酸结合反应是含有羧酸基团和芳香胺结构的化学物质主要的代谢途径。含有羧酸基团化学物质的底物首先在乙酰辅酶 A 合成酶作用下形成酰基辅酶 A 硫酯,然后在酰基辅酶 A 和 $N$-酰基转移酶的作用下将酰基转移到甘氨酸、谷氨酸或者牛磺酸的氨基上,形成酰胺。该反应需要 ATP 和乙酰辅酶 A,此反应为解毒过程。而含有芳香胺结构的化学物质可以与丝氨酸和脯氨酸等含羧基的氨基酸结合形成 $N$-酯,这需要氨基酰-tRNA 合成酶的催化和 ATP 的能量供给。

### (六)谷胱甘肽结合

谷胱甘肽(GSH)是一种广泛存在于生物组织中的三肽,由谷氨酸、半胱氨酸和甘氨酸结合而成,具有抗氧化和解毒的作用。谷胱甘肽(图 4-6)结合反应是外源性化学物质在一系列酶的催化下与还原型谷胱甘肽结合形成硫醚氨酸的反应。催化谷胱甘肽结合反应的酶是谷胱甘肽 S-转移酶(glutathione S-transferase,GST)。该酶几乎存在于全身所有的组织器官,其中肝脏、肾脏、肠道、睾丸、肾上腺和肺中的含量最高。该酶在细胞内主要存在于细胞质,微粒体和线粒体中也有少量存在。其底物具有以下共同特点:第一,具有一定的疏水性;第二,含有亲电原子;第三,可与 GSH 发生非酶促反应。GSH 结合物具有极性和水溶性,可经胆汁排出,也可在肾脏经一系列酶促反应转变为硫醚氨基酸衍生物,最后随着尿液排出。

由 GST 催化的 GSH 结合反应是亲电子剂解毒的一般机制,并且在自由基解毒过程中也起到重要的作用。然而,如果上述亲电性物质在体内的含量过大,也会引起谷胱甘肽耗竭,导致产生明显的毒性反应。

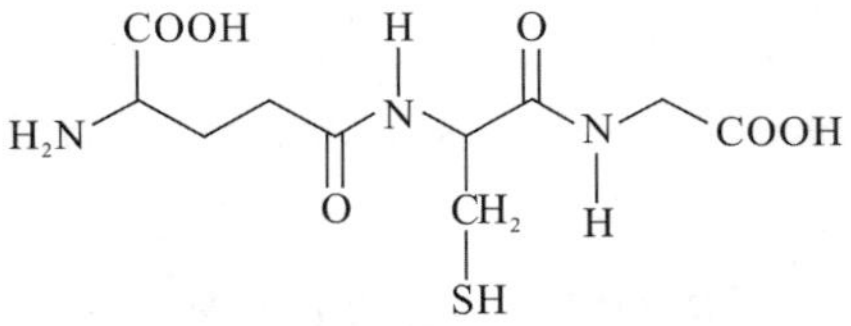

图4-6 谷胱甘肽

## 三、肝外生物转化

外源性化学物质的肝外生物转化(或者称肝外代谢)是外源性化学物质在除肝脏以外的其他组织器官中进行的生物转化过程,主要由 CYP450 依赖性单加氧酶催化。进行肝外生物转化的器官主要是肺、肾脏、小肠、胎盘、卵巢、前列腺、睾丸、鼻腔上皮细胞、脑、骨髓、膀胱、肾上腺、胸腺和皮肤等组织器官。此外,肠道菌群在肝外转化也具有一定的意义。肝外生物转化主要包括呼吸道中的生物转化、小肠中的生物转化、肾脏的生物转化、胎盘中的生物转化、皮肤中的生物转化、性腺中的生物转化六个主要部分。

### (一)在呼吸道中的生物转化

在动物鼻腔上皮、气管、支气管以及肺泡中,都含有 CYP450 单加氧酶,而且其中有些部位的活力较高。肺中外源性化学物质的生物转化,主要在肺泡Ⅱ型细胞和终末细支气管的无纤毛上皮细胞,即克拉勒细胞内进行。而且,克拉勒细胞中某些代谢酶的活力比肺泡Ⅱ型细胞要高,因此,会有许多致癌物可以在呼吸道中被代谢活化,例如苯并芘、亚硝基化合物、氨基比林等。

### (二)在小肠中的生物转化

整个胃肠道中都有外源性化学物质的肝外代谢过程,但是主要进行生物转化的场所在小肠中。小肠中的肝外代谢过程由小肠上皮细胞和小肠中的肠道菌群两个部分组成。经过消化道进入机体的外源性化学物质,通过胃后,首先进入小肠。小肠内容物在小肠停留时间可达 8 h,所以如果进入小肠的外源性化学物质在之前未经过肝脏等其他器官进行生物转化的话,对小肠的损害比较严重。

小肠上皮细胞具有较高的代谢转化能力。催化小肠中生物转化的酶类主要有CYP450、细胞色素 b$_5$ 单加氧酶、NADPH 细胞色素还原酶、脱甲基酶、羟化酶、环化物水化酶等,这些代谢酶主要存在于小肠上皮细胞的内质网中。一般情况下,虽然这些代谢酶在小肠上端活力较高,但 CYP450 的含量仍然低于肝脏中的含量。小肠上皮细胞的氧化、还原以及水解等Ⅰ相反应的速率与肝脏相比要低 10 倍左右,但葡萄糖醛酸结合和硫酸结合等Ⅱ相反应的速度与在肝脏中并无明显的差别。

通过小肠的肝外代谢,可以使有些外源性化学物质在进入肝脏前已经完成或者部分完成生物转化,从而减轻肝脏负担,防止或者降低有害外源性化学物质通过血液而分布于全身组织器官,此过程称为小肠的首过效应。肠道中含有的肠道菌群也可以参与外源性化学物质在肠道中的代谢转化过程,主要是裂解Ⅱ相反应产物,使药物活化。肠道菌群与外源性化学物质的肝肠循环也有一定的关联。外源性化学物质在生物转化过程中经过第Ⅰ相反应后进入第Ⅱ相结合反应,所形成的结合物在肠道中将被肠道菌群重新分解,其分解产物一部分随粪便由肠道排出体外,另外一部分将被重新吸收,进行肝肠循环。通过肝肠循环可以延长外源性化学物质在体内的停留时间,增强其生物学效应或者毒作用。

### (三)在肾脏中的生物转化

肾脏中含有 CYP450,NADPH-CYP450 还原酶等细胞色素酶系,但其含量均低于肝脏中的含量。肾脏中不仅含有 CYP450,NADPH-CYP450 还原酶等细胞色素酶系,还有各种单加氧酶和其他酶系,例如 N-脱甲基酶类、芳烃羟化酶类、UDP-葡萄糖醛酸转移酶、硝基转移酶、硝基氧化酶类、环氧化物水解酶以及谷胱甘肽转移酶类等。肾脏中脂肪酸 ω-氧化和 ω-1 氧化作用特别强,还有很多其他的外源性化学物质也可以在肾脏中进行代谢转化。肾脏在肝外代谢中有时具有解毒作用,但是有时有部分外源性化学物质会形成对肾脏具有损害作用的代谢物。

### (四)在胎盘中的生物转化

胎盘是一个代谢活性非常旺盛的组织结构,可以与胎体内的代谢酶一起防止某些外源性化学物质所产生的损害作用。胎盘中存在的代谢酶有 CYP450 和非微粒体酶系。胎盘单加氧酶系的活性具有明显的底物特异性,而且与妊娠期有关。这些酶类主要存在于滋养层细胞内。

### (五)在皮肤中的生物转化

皮肤是机体与外源性化学物质直接接触的器官,研究皮肤生物转化的困难在于皮肤中酶水平较低,难以被检测。已知皮肤内有 CYP450,微粒体中还有多种单加氧酶,例如芳烃羟化酶(aromatic hydroxylase,AHH)、苯胺羟化酶、脱烷基酶等,其他酶系则有环氧化物水化酶、谷胱甘肽 S-转移酶、葡萄糖醛酸转移酶等。通常认为皮肤生物转化的主要部位在真皮层,但是对真皮和表皮之间的代谢关系,以及两者对整个皮肤代谢的具体作用仍然处于未知的阶段。

### （六）在性腺中的生物转化

在睾丸和卵巢的微粒体中均存在 CYP450 和单加氧酶系,3-甲基胆蒽( trimethyl cholanth racene,3-MC)等对它们有诱导作用。除此之外,尚有催化硫酸酯化作用和乙酰化作用等结合反应的酶类,以及谷胱甘肽 S-转移酶、环氧化物水解酶等,但是绝大多数酶的活性均低于其在肝脏中的活性。在某些生理条件下,谷胱甘肽 S-转移酶的活性可以明显提高,这种提高可以被认作是一种重要的保护功能,使有害的环氧化物经过水化作用或者与 GSH 相结合而解毒。

### （七）在眼中的生物转化

眼睛相当于一种隔离组织,其本身具有保留和积蓄化合物的能力,因此眼组织内存在的代谢作用是一种解毒机制。眼组织中含有 CYP450、单加氧酶系以及催化结合反应的相关酶类。此外,还有与花生四烯酸代谢有关的环加氧酶。

综上所述,肝外代谢过程具有以下特点:第一,肝外代谢过程的解毒意义非常重要,是组织器官的一种自身保护措施。但是在某些器官中也有可能形成一些高度反应活性代谢物,对其所在的器官具有一定的损害作用。第二,一般情况下,肝外代谢过程仅在某一器官的少数特定细胞中进行,这些肝外代谢的细胞都含有丰富的 CYP450。第三,催化肝外代谢的酶系,可以被某些化学物所诱导,但与肝脏中情况有所不同。第四,内源化学物的生物转化往往与肝外代谢有着密切关系。总之,外源代谢物的生物转化过程主要在肝脏中进行。但还有许多组织器官也可以进行外源性化学物质的肝外代谢转化,其中主要是肺、肾脏、小肠以及肠道菌群、胎盘和皮肤等。

## 第三节  影响生物转化的因素

外源性化学物质的生物转化不是相互孤立的,也不是一成不变的,而是受到各种因素的影响,其影响因素主要包括遗传因素、环境因素以及其他因素。遗传因素有个体差异、品系差异以及物种差异等,常常体现在代谢酶的种类、数量和活性的差异上,代谢酶的多态性也是影响毒性反应个体差异的重要因素。环境因素主要包括外源性化学物质对于代谢酶的影响及其本身所产生的影响。各种环境因素主要通过影响代谢酶和辅酶的合成过程以及催化过程来干扰外源性化学物质的生物转化,例如代谢酶的诱导和抑制。其中,对于代谢酶的研究是目前非常活跃的领域之一。另外,其他影响因素主要包括代谢饱和状态、遗传因素以及膳食营养状态、疾病等。因此,了解影响外源性化学物质生物转化的各种因素,并且根据影响因素建立适当的动物模型,并将动物实验结果外推到人。这类研究对于人体代谢相关的方面具有很重要的意义。

### 一、个体差异、品系差异以及物种差异的影响因素

物种之间以及个体之间在生物转化上存在的差异,是由遗传因素决定的,主要表现在

相关催化酶类的种类和活力上。在生物转化中,体内的代谢酶系存在着各种遗传差异,主要包括动物的种属、性别、年龄等各种遗传因素。外源性化学物质代谢酶的遗传差异是不同个体之间和种属之间对外源性化学物质的毒性和易感性差异的原因之一。生物转化的Ⅰ相酶和Ⅱ相酶均存在多态性,即代谢酶多态性,这已经成为目前毒理学研究热点之一。例如,乐果在山羊体内可以通过酰胺酶代谢转化为乐果酸,而在豚鼠体内,乐果则有两条代谢途径,酰胺酶和磷酸酶都可以参与乐果的生物转化。此外,一般雄性动物对毒物的敏感性比雌性动物要高,新生和幼年期的动物比成年动物的敏感性要高,而老年动物则存在代谢缓慢的问题。

### (一)生物转化过程中相关催化酶活力的个体差异和物种差异

外源性化学物质在体内的生物转化还表现在某些参与代谢的酶类在各个机体中的活力。例如,芳烃羟化酶(AHH)可使芳香烃类化合物羟化,并产生致癌活性,其活力在个体之间存在明显的差异。在吸烟量相同的情况下,AHH 活力较高的人患肺癌的可能性要比活力低的人高 36 倍;体内 AHH 活力处于中等程度的人,患肺癌的可能性比活力低的人高 16 倍。但也有相反的情况出现,有人发现乳腺癌患者细胞内 $16-\alpha-$羟化酶的活力较低,具有致癌作用的雌酮与雌二醇不能羟化成为不致癌的雌三醇。因此,细胞内 $16-\alpha-$羟化酶的活力较低的个体对于乳腺癌的易感性更高。以上研究结果均表明,生物转化有关酶类的活力存在着个体差异。

催化酶活力不仅存在着个体差异,同样也存在着物种差异。不同物种中催化生物转化反应的酶活力并不相同。机体长时间的生化环境和饮食习惯的适应也会影响酶的活力。例如兔类为草食动物,由于经常以含氰苷的植物为食,所以导致其体内的硫氰酸酶活力较高,具有将高毒性的氰化物转化为低毒性的硫氰酸盐的能力,而人类及其他的杂食性动物,对氰化物的易感性就比兔类高约 200 倍。

### (二)外源代谢物的代谢速率途径的物种差异

同一种外源性化学物质的代谢速率在不同的物种和品系动物的半减期不同。例如,镇痛抗炎药保泰松在大鼠体内的半减期约为 6 h,但是在人体内的半减期可以长达 3 天。苯胺在小鼠体内的半减期为 35 min,但是在犬类体内的半减期为 157 min。

同一种外源性化学物质在不同物种之间进行的代谢途径也不相同,因此会呈现不同的生物学作用。例如,$N-2$ 乙酰氨基芴在大鼠以及人体内可以进行 $N-$羟化,并与硫酸结合生成具有强烈致癌作用的硫酸酯;但是在豚鼠体内却不一样,由于其体内缺乏 $N-$羟化酶,而进行的是芳基羟化,形成的是 $O-$羟基-2-乙酰氨基芴,没有致癌作用。

### (三)外源性化学物质对机体的毒作用在个体、品系和物种间的差异

个体之间对于同一种外源性化学物质的反应会有差异。例如,乙醇在体内先经乙醇脱氢酶催化,形成乙醛;乙醛再经过乙醛脱氢酶催化分解,形成二氧化碳和水排出体外。如果是乙醛脱氢酶活力较低的个体,乙醛的代谢转化速率就会较为缓慢,使乙醛在体内不断地累积,引起各种不适感以及酒醉;反之,乙醛脱氢酶活力较高的个体,其对乙醇的耐受力较强,所产生的不适感也会较弱。

不同品系的动物对同一外源性化学物质可以有不同的反应。例如,环己巴比妥在同样的剂量下,引起 Wistar 大鼠和 Sprague-Dawley 大鼠的睡眠持续时间基本相同,但是 Long-Evans 品系大鼠可以延长 1 倍左右的睡眠持续时间。

外源性化学物质对机体的毒作用存在着物种之间的差异,目前已经发现的对动物具有明显致癌作用的化学物质约为 1000 种,但是其中对人类具有确定致癌作用的化学物质不超过 30 种。

## 二、外源性化学物质的影响因素

外源性化学物质对生物转化的影响主要包括外源性化学物质自身的影响以及外源性化学物质对代谢酶的影响两个部分,而外源性化学物质对代谢酶的影响主要包括诱导和抑制两个方面。

### (一)外源性化学物质对代谢酶的诱导

诱导是指某些外源性化学物质可以使某些代谢过程催化酶系酶蛋白的合成量增加,伴有活力增强。能引起酶诱导的物质称为诱导剂。诱导剂对外源性化学物质的代谢及其毒作用的影响主要包括以下四点:第一,如果外源性化学物质的体内代谢仅通过一条代谢途径的话,那么诱导可以增加其代谢速率。若该条代谢途径为代谢解毒,则可以降低其毒性。第二,如果外源性化学物质的体内代谢需要经过多个代谢途径,而只有一个途径被诱导,那么诱导会改变这些代谢途径之间原有的平衡,诱导可能增加其毒性也有可能降低其毒性。第三,如果被诱导的同工酶不参与外源性化学物质的体内代谢,诱导就不会影响该化合物的代谢。第四,诱导可能改变代谢酶的空间立体结构,对外源性化学物质的代谢以及毒性产生影响,但是需要视具体情况而定。

虽然酶诱导是机体应激反应的一个侧面,但其机制并不清楚。CYP450 的诱导剂有以下五类:①巴比妥类,例如苯巴比妥(phenobarbital,PB);②多环芳径类,例如二噁英、二噁英(tetrachlorodibenzo-p-dioxin,TCDD)等;③醇、酮类,例如乙醇等;④甾类,例如地塞米松;⑤氯贝特(安妥明)类过氧化物酶体诱导剂。

### (二)外源性化学物质对代谢酶的抑制

许多化学物对代谢酶产生抑制作用。抑制作用以分为以下五类:

1. 抑制酶的活性中心发生可逆或者不可逆结合

CO 可以与 CYP450 结合,引起变构作用,阻碍其与氧的结合。

2. 两种不同的化学物在同一种酶的活性中心发生竞争性抑制

例如 1,2-亚乙基二醇和甲醇中毒,此两种化学物经过醇脱氢酶的催化代谢而导致毒性的产生。因为乙醇与此酶具有更强大的亲和力,所以临床上给予乙醇可以治疗或者减缓 1,2-亚乙基二醇和甲醇的代谢并降低其产生的毒性。

3. 减少酶的合成

氯化钴抑制涉及血红素合成的 $\delta$-氨基酮戊酸合成酶,并增加血红素氧化酶活性,可以抑制 CYP450 的系统活性。

4. 破坏酶

四氯化碳、氯乙烯、肼等的代谢产物可以与 CYP450 共价结合,破坏其结构和功能。

5. 缺乏辅因子

在 II 相谷胱甘肽结合反应中,马来酸乙二酯可耗尽 GSH,抑制其他化学物经 GSH 结合代谢。

另外,在生物转化的过程中,NADPH 对于维持 CYP450 的还原状态具有十分重要的作用,而对于三个主要转移酶则分别依赖于 UDPGA、PAPS 和 GAH。这些辅助因子的产生在很大程度上依靠细胞的 ATP 水平和细胞氧化还原的状态。

所以,如果将这些辅助因子耗尽或者生成了这些辅助因子的前体物质,那么就会严重影响毒物的代谢过程。例如,NADPH 不仅在 MFO 系统催化反应中是必不可少的,而且也是维持 GSH/GSSG 比率的必要因素。ATP 是生成 UTP 的决定性因素,UTP 则是 UDPGA 的前体物质,同时也是 PAPS 的前体物质,GSH 的生物合成也需要 ATP 的存在,而高 ATP/ADP 的比率又可以通过抑制磷酸酶而限制 NADPH 经糖酵解途径大量生成。所以,即使不能直接成为影响代谢酶的环境因素,也可以通过体内因素的变化来影响代谢酶的性质或者改变毒物的代谢途径。例如,鱼藤酮、抗菌素 A 和氰化钾等呼吸链抑制剂,可以降低毒物在肝细胞中的氧化代谢过程,这可能是由于线粒体缺少 ATP 而导致丙酮酸脱羧反应受阻,这样的结果会导致在脱羧过程中 NADPH 不能被正常合成而影响接下来的代谢反应。NADPH 的生成途径和方式有很多,但是也会受到许多因素的影响而导致增加或者减少。例如,以苯巴比妥处理的大鼠也可以造成呼吸链解偶联但却能增加 NADPH 的含量,这可能降低了 ATP 对磷酸果糖激酶的抑制作用。这说明体内生化反应的途径是复杂而多样的,其与环境因素的相互作用也十分复杂。因此,对化合物的代谢研究还有大量的工作需要我们进一步地探索。

**(三)外源性化学物质本身的影响**

外源性化学物质的理化性质、给药途径以及剂量也会影响生物转化。外源性化学物质在其进行生物转化部位的浓度可以控制生物转化率或者酶的生物转化方式,而其浓度大小又取决于外源性化学物质的理化性质以及剂量。

外源性化学物质进入机体的途径可以影响其生物转化产物的量以及转化途径。一般认为,外源性化学物质大多数要经过肝脏转化,在肝脏中迅速失活的物质,其经过皮肤或者呼吸道吸收比经口服进入机体的毒性更大。而在肝脏内转化的物质,经过口腔进入机体所产生的毒性比其他途径进入机体所产生的毒性更大。

另一个因素是外源性化学物质进入机体的剂量或者浓度,这往往会影响生物转化的速率。例如某些酶对外源性化学物质亲和力大而生物转化能力低下时,剂量增加,此途径很快就会成为转化的主要途径。

### 三、其他影响因素

#### （一）代谢饱和状态

外源性化学物质在生物体内可以有多种代谢途径，产生不同的代谢产物。各种代谢途径的酶活力和生物转化能力均有一定的限度。随着外源性化学物质吸收剂量或者浓度的增加，其代谢过程中所需要的基质可能被耗尽，或者参与代谢的酶的催化能力不能满足其需要，这样单位时间内代谢产物的量就不再随着毒物浓度的增高而增加，经某种途径进行的生物转化能力就会达到饱和，正常的代谢途径就可能发生改变，这种达到饱和的现象就称为代谢饱和。例如，溴苯在体内首先被转化成对肝脏具有毒性的溴苯环氧化物，当进入体内的溴苯剂量较低时，大约有75%的溴苯环氧化物可以与谷胱甘肽结合，并且以溴苯基硫醚氨酸的形式排出；但是当溴苯剂量较高时，仅有45%的溴苯环氧化物可以按照上述的形式排出，而且当溴苯剂量过大时，因为谷胱甘肽的储量有限，容易导致谷胱甘肽耗竭，使得反应的速率降低；而未经过结合的溴苯环氧化物可以与DNA、RNA或者蛋白质反应，呈现毒作用。

#### （二）膳食营养成分

从理论上讲，任何一种营养素的缺乏都可能导致机体脱毒系统活性的降低，实际上有机体所摄入的膳食营养成分的变化也会使毒性发生一些难以预测的变化。例如，维生素E和维生素C是两种对Ⅰ相反应具有明显直接影响的营养成分。维生素E是CYP450的基本成分，是血红素合成的调节因子。在大鼠实验中发现，维生素E缺乏会降低某些Ⅰ相反应的活性，而维生素C缺乏则会降低CYP450和NADPH-CYP450还原酶的活性，从而使肝脏对许多毒物的代谢活性下降。此外，蛋白质缺乏或者改变某些矿物质的摄入都会明显影响实验动物的代谢情况。由此可见，膳食也是影响生物转化的因素之一。

## 参考文献

［1］王心如. 毒理学基础［M］. 北京：人民卫生出版社，2003.

［2］张爱华，孙志伟. 毒理学基础［M］. 北京：科学出版社，2008.

［3］高金燕. 食品毒理学［M］. 北京：科学出版社，2017.

［4］李宁，马良. 食品毒理学［M］. 北京：中国农业大学出版社，2016.

［5］刘宁，沈明浩. 食品毒理学［M］. 北京：中国轻工业出版社，2006.

［6］沈明浩，宫智勇，王雅玲. 食品毒理学［M］. 郑州：郑州大学出版社，2012.

［7］孙素群. 食品毒理学［M］. 武汉：武汉理工大学出版社，2012.

［8］汪惠丽，姜岳明. 食品毒理学［M］. 合肥：合肥工业大学出版社，2017.

［9］张立实，李宁. 食品毒理学［M］. 北京：科学出版社，2017.

# 第五章　毒作用机制

**内容提要**

本章主要介绍毒作用的概念以及外源化学物对生物膜、细胞内钙稳态、生物大分子、细胞大分子的损害作用机制。

**教学目标**

1. 掌握毒作用的基本概念以及外源化学物的来源及类型。

2. 熟悉外源化学物如何损害生物膜、钙稳态、生物大分子和细胞大分子。

3. 了解典型的外源化学物损害机体的例子。

**思考题**

1. 外源化学物对生物膜的损害主要表现在哪些方面？

2. 什么是细胞钙稳态？外源化学物是如何干扰细胞钙稳态调节的？

3. 简述自由基的来源，并说明自由基在机体内如何起作用？

4. 什么是共价结合？共价结合主要引起大分子哪些损害？

食品中的潜在有毒化学物数量庞大，包括动植物中的植物酚类、胆碱酯酶抑制剂或活化剂、生氰苷、苏铁素、外源凝集素（lectins）和河豚毒素等；还有食品在制造、加工（包括烹调）、贮存过程中化学反应或酶反应形成的（或潜在）有毒物质及衍生物；食品中的生物学污染物（如真菌毒素）和化学污染物（如重金属），以及作为食品外源化学物的食品添加剂等。它们引起中毒的表现多种多样，导致毒作用的机制也各不相同。目前，虽然对某些外源化学物毒作用机制进行了深入研究，但大多数毒物的毒作用机制尚未完全阐明。

化学毒物不可逆地影响机体功能和结构，主要取决于其接触途径和程度。对于有害或毒作用的定性和定量研究是评价特定化学毒物潜在危害的基础，对于了解毒性本质机制也较有价值。毒作用机制研究内容包括：毒物如何进入机体，怎样与靶分子相互作用，怎样表现其有害作用及机体对损害作用的反应等。

掌握化学毒物毒作用机制，兼具理论意义和实际意义。通过对毒作用机制了解，可阐明描述性毒性资料；估计化学物所致有害作用的可能性；建立预防或解毒措施；设计危害较小的药物和工业品；开发对靶生物具有强烈选择性毒性的农药。化学毒物毒性机制的阐明有助于基础生理和生化过程包括神经传导到脱氧核糖核酸（DNA）修复的深入了解。不断地研究毒作用机制毫无疑问可使人们了解更多毒性的本质。

# 第一节　毒作用概述

## 一、基本概念

毒物可以是固体、液体和气体。它们与机体接触或进入机体后,可与机体相互作用产生损害作用。理论上,毒性的强度主要取决于终毒物(ultermate toxicant)在其作用部位的浓度和持续时间。终毒物是指一种具有特别化学性质的物质,它是指与内源靶分子(如受体、酶、DNA、微丝蛋白、脂质)反应或严重地改变生物学(微)环境、启动结构和(或)功能而表现出毒性的物质。终毒物常常是母体化合物,即机体接触的化合物,也可能是母体化合物的代谢产物或是在毒物生物转化期间产生的活性氧(reactive oxygen species,ROS)或活性氮(reactive nitrogen species,RNS)。在某些情况下,终毒物也可以是内源性分子,如表5-1所示。

表5-1　终毒物的来源及类型

| 外源化学物 | 终毒物 |
| --- | --- |
| 1.原外源化学物作为终毒物 | |
| 　河豚毒素 | |
| 　一氧化碳(CO) | |
| 2.外源化学物的代谢物作为终毒物 | |
| 　苦杏仁苷 | → HCN |
| 　四氯化碳($CCl_4$) | → $CCl_3OO \cdot$ |
| 　苯并〔$\alpha$〕芘｛B〔$\alpha$〕P｝ | → B(a)P-7,8-二醇-9,10 环氧化物 |
| 3.活性氧或者活性氮作为终毒物 | |
| 　过氧化氢<br>　敌草快,多柔比星,呋喃妥因 | → 羟基自由基(HO·) |
| 　Cr(V),Fe(Ⅱ),Mn(Ⅱ),Ni(Ⅱ) | |
| 　百草枯　→ $O_2^- \cdot$ + NO· | → 过氧亚硝基($ONOO^-$) |
| 4.内源化学物作为终毒物 | |
| 　磺胺类药物　　→ 白蛋白结合的血红素 | → 胆红素 |
| 　$CCl_3COO \cdot$　　　→ 不饱和脂肪酸 | → 脂质过氧自由基 |
| 　HO·　　　→ 蛋白质 | → 蛋白羰基 |

外源化学物在体内生物转化为终毒物的过程为增毒作用(toxication)。对于某些外源化学物,增毒过程使生物学微环境和它们的化学结构不利于机体,如乙二醇代谢后形成草酸,引起草酸钙沉淀,导致肾小管堵塞;有时化学物通过生物转化而获得更有效地与特定受体或酶相互作用的结构特征和反应性,如有机磷农药对硫磷转化为对氧磷,大大增强了对胆碱酯酶活性的抑制作用,对氧磷作为终毒物导致机体功能紊乱。

　　然而最常见的情况是增毒使外源化学物(有时也包括机体的其他分子)如氧和氧化氮(NO)转变为亲电物(electrophiles)、自由基(free radicals)、亲核物(nucleophiles)及氧化还原性反应物(redox-active reductants)。亲电物是指含有一个缺电子(带部分或全部正电荷)的分子,能通过与亲核物中的富电子原子共享电子对而发生反应。自由基是独立游离存在的带有不成对电子的分子、原子或离子。自由基在生物体内来源有二:一是细胞正常生理过程产生;二是化学毒物在体内代谢过程产生。而亲核物的形成是毒物活化作用较少见的一种机制。例如:苦杏仁经肠道β-糖苷酶催化形成氰化物;丙烯氰环氧化随后和谷胱甘肽结合形成的氰化物,以及硝普钠经巯基诱导降解后形成氰化物等。除了上述那些机制外,还存在一种特殊的产生氧化还原活性还原剂的机制。如硝酸盐通过肠道细菌还原,亚硝酸酯或硝酸酯与谷胱甘肽反应形成产生高铁血红蛋白的亚硝酸盐等。

　　一般情况下,机体还存在解毒过程(detoxication),是指阻止终毒物生成或者消除终毒物的过程。食品中毒物的解毒有多种途径,具体方式与毒物的化学特征有关,主要包括无功能基团解毒和终毒物的解毒,终毒物的解毒又包括亲电物、亲核物、自由基的解毒。解毒过程使食品中的毒物有效地从体内代谢或排泄,从而减轻对机体的损害。增毒和解毒过程是机体对于外源化学物进行处置的关键环节,对于维持机体稳态有重要作用。

## 二、化学毒物产生毒性的可能途径

　　由于潜在毒物的数目巨大和生物机体结构的复杂性,目前只有极少数可能的毒作用已阐明。如图5-1所示,为毒物进入机体,与机体发生多种相互作用,并最终引起毒作用的过程。图中介绍三种途径导致毒作用:①最直接的途径,即化学毒物在机体重要部位出现,而不与靶分子作用。例如,过量的糖进入肾小管。②较为复杂途径,毒物进入机体后抵达靶部位,与靶分子相互作用,导致毒作用。例如,河豚毒素(tetrodotoxin)进入机体,抵达运动神经元,与 $Na^+$ 通道相互作用,使 $Na^+$ 通道阻塞,抑制运动神经元的功能。③最为复杂的途径,需要许多步骤。首先,毒物分布到靶部位(步骤1),终毒物与内源性靶分子在靶部位相

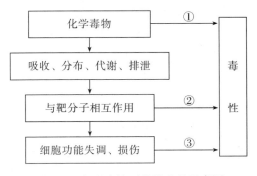

图5-1　产生毒性可能的途径示意图

互作用(步骤2),引起细胞功能和域结构的紊乱(步骤3),启动分子水平、细胞或组织水平的修复机制,当毒物所致紊乱超过修复能力,使修复功能失调或丧失,毒作用就发生(步骤4)。

按照导致毒作用的途径和较为公认的中毒机制,本章重点介绍毒物对生物膜的损害作用,包括对细胞内钙稳态、酶或受体的影响,毒物所致氧化损伤及毒物对生物大分子的作用。

# 第二节　化学毒物对生物膜的损害作用

外源化学物在进入机体时需要经过许多屏障,这些屏障包括各种结构,可从较厚的皮肤组织到相对较薄的肺泡膜组织。在所有这些结构中,组织、细胞和细胞器的膜是基本相似的,可以统一用生物膜的概念来描述。

生物膜是指细胞表面及各种细胞器的表面覆盖着的特殊的膜状结构,一般厚度为 7~10 nm,是镶嵌有蛋白质的流动磷脂双分子层,具有高度选择性的半透性屏障,包括质膜、细胞膜、核膜、内质网膜及线粒体膜等。外源化学物不仅会与机体表面接触,还会进入机体内,从而对机体造成损害。而无论哪种方式,外源化学物首先会与生物膜接触作用。外源化学物进入机体后,会在机体内进行吸收、分布、代谢和排泄,而外源化学物在机体内的吸收、分布和排泄过程均与生物膜有关。生物膜是机体的天然屏障,其正常结构对于维持细胞正常生理功能和信息传递至关重要。近年来,毒理学又发展了一个新的分支——膜毒理学。膜毒理学主要研究化学毒物对生物膜的组成成分、生物膜的生物物理功能、膜上的酶或受体、信息的传递和物质的转运过程的影响和损伤。

## 一、化学毒物对生物膜组成成分的损害作用

外源化学物的吸收、分布和排泄过程(生物转运过程)都是通过生物膜构成的屏障的过程。生物膜除将细胞或细胞膜与周围环境隔离,保持细胞或细胞膜内部理化性质的稳定外,还可选择性地允许或不允许某些物质透过,以便摄入或排出一些物质,使细胞在进行新陈代谢的同时又能保持细胞内物质的稳定。

生物膜所具有的各种功能,在很大程度上取决于膜内所含的蛋白质。一般来说,膜内的蛋白质越多,其功能越复杂和具有多样化;细胞和周围环境之间的物质、能量和信息的交换,大多与细胞膜上的蛋白质有关。生物膜的基本结构是连续的磷脂双分子层,膜蛋白可以是结构蛋白、受体、酶、载体和离子通道等。外源化学物会引起膜成分的改变,如四氯化碳可引起大鼠肝细胞膜磷脂和胆固醇含量下降;二氧化硅可与人红细胞膜的蛋白结合,使红细胞膜蛋白 $\alpha$-螺旋减少。化学物还可影响膜上某些酶的活力,如有机磷化合物可与突触小体及红细胞膜上乙酰胆碱酯酶共价结合;对硫磷可抑制突触小体膜和红细胞膜 $Ca^{2+}$-ATPase 和 $Ca^{2+}$,$Mg^{2+}$-ATPase;苯并〔$\alpha$〕芘可抑制小鼠红细胞膜 $Ca^{2+}$-ATPase 和 $Na^+$,$K^+$-ATPase 活性;$Pb^{2+}$、$Cd^{2+}$可与 $Ca^{2+}$-ATPase 上的巯基结合抑制其活性。

## 二、化学毒物对生物膜物理性质的损害作用

生物膜的生物物理性质主要表现在生物膜的通透性、流动性、膜电荷和膜电位等几个方面。其生物物理性质稳定与正常生理功能发挥有密切关系。再者，生物物理性质可用现代仪器设备方便检测，如膜流动性等，也为毒理学家观察化学毒物对生物膜的作用机制打下了基础。

### （一）对膜通透性的影响

生物膜的通透性指生物膜与周围环境极性物质的交换能力。膜通透性有选择性，不同物质在膜上通透率不同。生物膜是有高度选择性的通透屏障，并造成某些物质的细胞内外浓度差。它可保持细胞内 pH 和离子组成的相对稳定，并可以进行摄取和浓缩营养物，排除废物，产生神经、肌肉兴奋所必需的离子强度等重要生理功能。

膜的选择性通透是与其细胞功能相适应的，因此推测许多改变细胞膜和细胞器膜通透性的物质可能是有毒的。如缬氨霉素（valinomycin）增加了膜对 $K^+$ 的通透性，因此使线粒体解偶联而损伤细胞。人工膜体外通透性实验已证明了这种推测的正确性。科学研究发现，膜通透性的改变是很多毒物作用于细胞膜时一种常见的早期反应。MÜnch 等发现，硅尘与巨噬细胞孵育仅 90 s 即可见到细胞被赤藓红染色，而后是细胞内 $K^+$ 含量下降，其次是乳酸脱氢酶和酸性磷酸酶相继漏出细胞外。显然以通透性作为细胞毒性观测指标很灵敏。

膜通透性的改变主要也是膜蛋白的改变，如 Pb、Hg、Cd 等重金属可与膜蛋白的巯基、羧基、磷酸基、咪唑和氨基等作用，改变其结构和稳定性，从而改变膜的通透性；Zn、Hg、Cd、Al、Sn 等可与线粒体膜蛋白反应，改变其结构与功能。此外，DDT 中毒的神经症状是可以用 DDT 对神经膜离子通透性改变的作用来解释的，农药 DDT 是一种高脂溶物，可作用于神经轴索膜，膜脂相溶改变 $Na^+$、$K^+$ 通透性；在离体的神经纤维上，可观察到 DDT 使其动作电位持续时间延长和重复；在整体动物上则可观察到动物兴奋性增高、震颤和痉挛。

但是通透性的改变与细胞毒性大小并非绝对相关，因为通透性的改变不是细胞损伤的唯一原因。Fisher 研究了 polyene cuacrolide 化合物诱发几种鼠类细胞的早期膜损伤和细胞毒性之间的关系，发现这类化合物与哺乳动物细胞相互作用结果有两种：出现细胞毒作用，但不立刻引起膜通透性的改变；膜通透性即刻改变，但不伴有长时间的毒作用。

此外，关于通透性改变机制已有很多试验研究。由于膜的骨架是磷脂双分子层，所以通常认为物质透过膜的难易与其脂—水分配系数密切相关。如很多卤烃农药的生物蓄积毒性就是与其跨膜扩散速率及其在水相和脂相的分配有关；有些脂溶性化合物如脂溶性较大的汞化合物对氯汞苯甲酸酯（PCMB）和 1-溴汞-2-羟基丙烷（BMHP）容易穿透膜的疏水区，但阳离子通透性几乎不受影响，说明其在阳离子通道内的某些敏感部位不能达到有效浓度。所以，脂溶性仅是改变生物膜通透性的因素之一，此外还取决于毒物与膜的相互作用。DDT 作为脂溶性化合物，其诱发膜通透性的改变主要是与膜蛋白和膜脂质的结合，并且它在膜蛋白和膜脂质分子间的空间匹配是促进结合的因素之一。此外，诸如汞、铅、铀等

重金属抑制肾脏有机酸的转运系统,主要是通过重金属与膜上的必要载体的相互作用所致。

**(二)对膜流动性的影响**

流动性是生物膜的基本特征之一。其被定义为膜成分的许多不同类型的运动,包括:脂质分子的旋转,沿长轴的伸缩和振荡,侧向扩散运动及翻转运动;蛋白质分子侧向扩散和旋转运动,还应包括膜整体结构的流动性。膜流动性不是绝对的,它可随环境条件和生理功能的变化而不断受到控制和调节。不仅表现在膜流动性量的变化,即程度变化,而且表现为质的变化,如相变和分相现象。

膜流动性具有重要的生理意义,物质运输、细胞融合、细胞识别,细胞表面受体功能调节等均与膜流动性有关。膜流动性影响细胞的多种功能,如红细胞膜流动性降低,将阻碍其变形运动,导致其脆性增加而加速溶血;又如鼠神经母细胞瘤细胞膜流动性随细胞周期变化,流动性的变化可以改变酶的活性,从而调节细胞周期。此外,膜流动性还与其微环境因素有密切关系,膜组成成分和结构的改变均可能影响膜流动性,如胆固醇与磷脂分子比(C/PL),改变后的小鼠淋巴瘤细胞膜流动性大于正常小鼠淋巴细胞。外源化学物可通过改变膜流动性引起细胞损伤。乙醇的脂溶特性使其能够进入膜的脂区,导致生物膜或人工膜扩张、流动性增加。

正是由于膜流动性具有重要的生理意义,毒理学家试图探讨膜流动性与毒作用的关系,以丰富中毒机制和寻找早期损伤的指标。如今有许多生物物理实验技术可用于研究膜流动性。如荧光偏振、核磁共振、激光拉曼光谱、激光漂白荧光恢复法和电镜冷冻蚀刻技术均可研究不同条件下膜结构的变化。

现已发现不少化学毒物可以影响膜脂流动性,影响膜的通透性和膜镶嵌蛋白质(即膜酶、膜抗原与膜受体)的活性。如DDT、对硫磷可引起红细胞膜脂流动性降低,乙醇可引起肝细胞线粒体膜脂流动性增高。溴氰菊酯对膜流动性影响研究发现:溴氰菊酯可使人工膜的脂质流动性升高。而用突触体膜,其易与磷脂双层分子极性头部和膜蛋白分子极性基团相互作用,增加磷脂双层极性基团活动程度,可能削弱了膜脂和膜蛋白相互作用,而导致膜脂流动性降低。重金属二价离子引起膜流动性下降已有不少报道。铅可引起大鼠离体肾脏细胞微粒体膜脂流动性降低,且具有剂量—效应关系。其机制可能是铅致膜脂和膜蛋白运动限制晶格所需的温度提高。二氧化硅($SiO_2$)可引起巨噬细胞膜脂流动性升高,对硫磷引起人与大鼠红细胞膜脂流动性下降。

总之,有机化合物、无机化合物或重金属对膜脂流动性均可产生影响,虽然影响剂量各有不同,有些至今尚不清楚,但是均可通过对膜脂流动性的影响分析其对膜的毒作用。

**(三)对膜电荷的影响**

膜表面糖脂、糖蛋白形成膜表面极性基团,组成表面电荷。细胞膜表面电荷的性质和密度反映细胞表面结构和功能。因此可通过测定细胞膜电荷来了解毒物与膜作用的途径和方式。据报道,烷化剂可引起膜极化状态时表面电荷的特征性改变。膜的去极化和表面电荷随着孵育时间的延长而明显减少,同时伴有细胞形态学改变。Depasse 等指出,$SiO_2$ 引起的红细胞溶血与其膜上的季铵离子有关。在体内 pH7.4 时,$SiO_2$ 表面的硅醇基可部分电离成 $SiO_2^-$,后者可与磷脂分子中带正电荷的季铵离子形成离子键,这种离子键和另外一种氢键的作用使脂质构型改变,从而损伤膜的完整性。

**(四)对膜电位的影响**

"膜电位是细胞能量转换的'通用货币'",这是 20 世纪 80 年代对膜电位在细胞功能中所起作用及其重要性的概括。很多外源化学物可经不同途径影响膜电位。Gormley 等应用微电极方法测定了巨噬细胞在吞噬不同粉尘颗粒时的膜电位的改变。所选用的粉尘具有对红细胞不同的溶血活性。结果为:几乎无溶血活性的二氧化钛粉尘和煤尘不降低膜电位,膜电位接近或超过对照值;中度溶血活性的粉尘使膜电位中度降低;而溶血性最大的皂土粉尘则使膜电位完全消失,表面巨噬细胞的膜损伤与粉尘红细胞膜的活性大小有密切关系。但是在膜电位的降低和膜损伤之间的关系中巨噬细胞的不如红细胞的密切,这可能是在对抗粉尘的过程中巨噬细胞膜的更新和修复起了重要作用。

# 第三节　外源化学物对钙稳态的影响

钙是人体的重要元素之一,广泛分布于人体细胞与体液中,不仅参与神经传导、递质释放、细胞分泌等短期过程,也参与细胞分化、增殖的长期反应,对神经元生长、轴突延长和突触强度增强等生理过程都有影响。正常情况下,细胞内外钙浓度处于严格调控状态,维持应有的浓度梯度,但有外界因素干扰时将打破原有的平衡,影响钙信号机制,从而使细胞内钙稳态紊乱,导致细胞及机体各项生理功能的异常。

## 一、细胞内钙稳态

细胞内的钙有结合钙和离子钙两种形式,只有离子钙才具有生理活性。离子钙又分为细胞内 $Ca^{2+}$ 和细胞外 $Ca^{2+}$。细胞的许多重要生理代谢活动都与胞内 $Ca^{2+}$ 浓度有关。钙库是对细胞胞浆内富含大量钙离子的细胞器的总称,主要指的是内质网和线粒体。正常情况下细胞内的 $Ca^{2+}$ 浓度较低($10^{-8} \sim 10^{-7}$ mol/L),细胞外浓度较高($10^{-3}$ mol/L),内外浓度相差 $10^3 \sim 10^4$ 倍。在细胞静息状态下细胞内游离的 $Ca^{2+}$ 仅为 $10^{-7}$ mol/L,而细胞外液 $Ca^{2+}$ 则达 $10^{-3}$ mol/L。当细胞处于兴奋状态,第一信使传递信息,细胞内游离 $Ca^{2+}$ 迅速增多可达 $10^{-5}$ mol/L,继而与一些能够高度亲和 $Ca^{2+}$ 的蛋白质或酶结合,使其激活,导致一系列生理反应。此后游离 $Ca^{2+}$ 降低至 $10^{-7}$ mol/L,从而起到传递细胞外信号的作用,完成信息传递循环。因此 $Ca^{2+}$ 被称为体内第二信使。$Ca^{2+}$ 浓度的这种稳态状的变化过程称为细胞钙稳态(calcium homeostasis)。

在细胞内的钙有两种类型,游离的钙离子和与蛋白质结合的钙。与蛋白结合的钙有两种类型：一是结合在细胞膜或细胞器膜内的蛋白质上；二是结合在可溶性蛋白质上。激动剂刺激引起细胞 $Ca^{2+}$ 动员，可调节细胞的多种生物功能，包括肌肉收缩、神经传导、细胞分泌、细胞分化和增殖。$Ca^{2+}$ 在细胞功能的调节中发挥信使作用，负责将激动剂的刺激信号传给细胞内各种酶反应系统或功能性蛋白。主要通过下列途径：①$Ca^{2+}$ 与钙结合蛋白：$Ca^{2+}$ 对细胞功能的调节作用多数是通过各种钙结合蛋白介导的，如钙调蛋白（calmodulin，CaM）。②$Ca^{2+}$ 与 cAMP：$Ca^{2+}$ 与 cAMP 两种系统在多种水平上以协同或拮抗的方式相互影响，如何影响取决于细胞反应过程与细胞类型。③$Ca^{2+}$ 与蛋白激酶 C（PKC）、磷脂酶 C（PLC）：它们均是受 $Ca^{2+}$ 调节的酶。这些酶在细胞内信号传导中有重要作用。④$Ca^{2+}$ 与离子通道：胞内 $Ca^{2+}$ 浓度的增加可调节离子通道，即活化 $Ca^{2+}$ 通道、$Cl^-$ 通道及 $Na^+$ 通道，也可调节 $Ca^{2+}$ 自身通道。由此可见，钙离子在细胞中有重要的生理意义。

细胞 $Ca^{2+}$ 稳态的维持依赖于 $Ca^{2+}$ 跨细胞膜转运及细胞内钙库等动态平衡。正常情况下，细胞内钙稳态是由质膜钙离子转位酶（又称"钙泵"或 $Ca^{2+}-ATPase$）和细胞内钙隔室系统共同调控。现已知控制细胞内钙的浓度的运送系统有多种，有的是接受外部刺激而允许钙进入细胞质中，从而产生钙信号。而有的是移动钙并将细胞内钙浓度维持在低水平，从而使信使系统具有效率。比较重要的是钙通道和钙泵。钙通道是指利用浓度梯度，使胞外高浓度的钙进入胞内的通道。其本质是膜上的分子微孔，可允许大量的离子沿浓度梯度进入细胞，在兴奋性细胞，钙浓度受动作电位影响；而在非兴奋性细胞，则不受动作电位影响。钙泵，或称钙离子转位酶，$Ca^{2+}$，$Mg^{2+}-ATPase$ 等，具有高亲和力，可通过消耗 ATP，将细胞内 $Ca^{2+}$ 逆浓度差移至细胞外，以保证胞内 $Ca^{2+}$ 浓度的低水平。

目前认为细胞膜上特异性蛋白质 $Ca^{2+}$ 通道有 4 种。①渗透通道：经渗透通道的 $Ca^{2+}$ 是巨大电化学梯度使 $Ca^{2+}$ 进入细胞内的结果。②机械操纵性钙通道（MOC）：其机制是受牵引的细胞因机械损伤使膜缝增大而使钙内流增加。③电压依赖性 $Ca^{2+}$ 通道（VDC）：广泛存在于动物不同组织内，其开放或关闭由膜电位控制。④受体启动通道（ROC）：受体介导性钙内流（RMCE）。其中在细胞外 $Ca^{2+}$ 通过离子通道进入细胞内的过程中以 VDC 和 ROC 为主。对大多数可兴奋细胞，细胞外 $Ca^{2+}$ 由 VDC 进入细胞；对许多非可兴奋细胞，细胞外 $Ca^{2+}$ 主要通过 ROC 进入细胞。

细胞的多种功能都依赖细胞内外极高的 $Ca^{2+}$ 浓度差，一旦某种因素使细胞钙稳态紊乱，就会引起细胞功能性损伤，甚至死亡。在正常情况下，对细胞溶质中的 $Ca^{2+}$ 浓度，具有极为严格的调控机制，细胞溶质内许多蛋白质、核苷酸、酸性磷脂等都可与 $Ca^{2+}$ 结合形成缓冲体系。内质网、线粒体等细胞器有细胞内"钙库"之称，其 $Ca^{2+}$ 浓度较高，内质网 $Ca^{2+}$ 约为 0.5 μmol/L，是细胞溶质的 5 倍，对 $Ca^{2+}$ 具有很大的缓冲能力，并与溶质 $Ca^{2+}$ 处于不断的交换之中。肌浆网中的集钙蛋白（calsequestrin）组分也具有这种缓冲能力。线粒体内钙的磷酸盐可能起主要的缓冲作用。因此，可以认为钙库是细胞溶质 $Ca^{2+}$ 稳态最重要的调节场所。在毒理学中，发现细胞损伤和死亡与胞内 $Ca^{2+}$ 浓度增高有关。目前，$Ca^{2+}$ 浓度变化研究已成为中毒机制研究热点之一，发展成细胞钙稳态紊乱（distribution of calcium homeostasis)学说,指细胞内 $Ca^{2+}$ 浓度不可控制地增高,从而产生一系列反应,导致细胞损伤或死亡。

## 二、细胞钙稳态失调和毒作用

化学物质可以通过干扰细胞内钙稳态从而引起细胞损伤和死亡。例如,非生理性增高细胞内 $Ca^{2+}$ 浓度可激活磷脂酶而促进膜磷脂分解,引起细胞损伤和死亡。增加细胞内的 $Ca^{2+}$,还可激活非溶酶体蛋白酶而作用于细胞骨架蛋白引起细胞损伤。使用 $Ca^{2+}$ 激活蛋白酶的抑制剂可延缓或消除细胞毒作用。$Ca^{2+}$ 也能激活某些可引起 DNA 链断裂和染色质浓缩的核酸内切酶,某些环境化学物可能通过这一途径引起细胞损伤,甚至死亡。目前已发现不少化学毒物如硝基酚、醌、过氧化物、醛类、二噁英、卤化链烷、链烯和 $Cd^{2+}$、$Pb^{2+}$、$Hg^{2+}$ 等重金属离子均能干扰细胞内钙稳态。

### (一)金属离子对细胞钙稳态的影响

大量研究发现,某些金属离子能干扰 $Ca^{2+}$ 转运系统和 $Ca^{2+}$ 通道,并能与 $Ca^{2+}$ 竞争钙离子结合蛋白,如钙调蛋白。我国赵昇皓教授首次提出重金属中毒机制的钙调学说,认为 CaM 的结合区并不专一,离子半径在 $(0.1\pm0.02)$ nm 的二价金属可以与之结合并影响其功能,干扰其调节酶的活性,产生毒性效应。例如,$Cd^{2+}$ 半径$(0.097$ nm$)$ 与 $Ca^{2+}$ 半径$(0.099$ nm$)$ 更为接近,这就使得 $Cd^{2+}$ 得以通过 $Ca^{2+}$ 通道,并且 $Cd^{2+}$ 与钙通道内阴离子结合位点的亲和力比 $Ca^{2+}$ 还要高,于是 $Cd^{2+}$ 占据了钙通道,阻碍 $Ca^{2+}$ 的内流。Smith 研究表明,在 $0.05\sim10$ μmol/L 浓度时 $Cd^{2+}$ 可引起成纤维细胞内游离钙浓度显著升高。此外,电压操纵的 $Ca^{2+}$ 通道也允许 $Ba^{2+}$ 和 $Sr^{2+}$ 进入,通过这种通道 $Ca^{2+}$ 内流受 $Cd^{2+}$、$Co^{2+}$、$Ni^{2+}$、$Mn^{2+}$、$Mg^{2+}$ 的抑制。$Mg^{2+}$ 能穿过 $Na^+$ 或 $Ca^{2+}$ 通道与其竞争,引起细胞去极化或神经递质释放的变化。有报道指出,在急性染铅时,细胞质 $Ca^{2+}$ 浓度升高的主要原因是内质网膜上三磷酸肌醇(IP3)受体激活。而 Yamagami 认为,$Cd^{2+}$ 引起细胞质游离 $Ca^{2+}$ 浓度一时性的短暂升高是由于 IP3 敏感性钙池释放钙引起的,持续的细胞质 $Ca^{2+}$ 浓度升高却是由于 $Ca^{2+}$ 内流引起的。在孙黎光等人针对铅对大鼠海马神经细胞 $Ca^{2+}$ 浓度、$Ca^{2+}$-ATPase 活性的影响研究中,发现大鼠慢性染铅后,细胞质 $Ca^{2+}$ 浓度升高,$Ca^{2+}$-ATPase 活性亦升高。除了铅以外,镉也可以使 CaM 含量减少,主要表现为免疫系统、雄性生殖系统以及心肌等改变,有的可用钙调素拮抗剂来预防或减轻损伤作用。

### (二)农药对细胞钙稳态的影响

20 世纪 70 年代就有研究表明以对硫磷为代表的某些有机磷化合物具有膜毒性。以人红细胞膜为标本,研究对硫磷对 $Ca^{2+}$-ATPase 的作用,发现对硫磷能够抑制 $Ca^{2+}$-ATPase 的活性,而 CaM 有拮抗对硫磷抑制 $Ca^{2+}$-ATPase 的效应,但是拮抗能力有限。对硫磷还能干扰或阻抑细胞钙离子主动转运,且所需剂量低于 $Ca^{2+}$-ATPase 被抑制的剂量。有研究表明,拟除虫菊酯类农药对钙泵有影响,可作用于细胞膜钙通道,而且表现为双相性,即低剂量激活而高剂量抑制。此外,研究发现它可使神经细胞内游离钙浓度增高,可能与其抑制 $Ca^{2+}$、CaM-ATPase、CaM 和磷酸二酯酶(PEE)有关。何俊等发现氰戊菊酯干扰卵巢颗粒黄体细胞正常钙稳态,钙离子升高的来源主要为钙通道开放所致的钙内流,并且 $Ca^{2+}$-ATPase 活性整体呈下降趋势,在低剂量组表现为明显抑制。其影响机制可能是因其脂溶性而在细胞膜蓄积,从而降低了钙泵活性。

**(三)其他外源化合物对细胞钙稳态的影响**

四氯化碳可抑制肝细胞微粒体 $Ca^{2+}$-ATPase 活性,表现为肝内质网酶活性改变及钙的蓄积。原因可能为四氯化碳在肝脏氧化产生自由基(三氯甲烷自由基),自由基攻击 $Ca^{2+}$-ATPase 上的巯基,致使酶活性受阻。另外,$Ca^{2+}$ 浓度增加,可激活某些酶,如磷酸化酶 a。肝细胞磷酸化酶 a 是磷酸化酶 b 转化生成的,而催化此转化的激酶是由钙激活,所以细胞质磷酸化酶 a 活性增加。氯丙烯能使细胞内 $Ca^{2+}$ 增加,可能是由于 ATP 供应缺乏,$Na^+/K^+$ 泵不能维持正常的细胞膜电位,导致 $Ca^{2+}$ 通道、$Ca^{2+}$-ATPase 和 $Na^+$-$Ca^{2+}$ 交换器功能受损,引起细胞内 $Ca^{2+}$ 增高。陈志勇等指出三氧化二砷可以升高海马神经元 $Ca^{2+}$,IP3 信号转导途径可能参与三氧化二砷升高海马神经元 $Ca^{2+}$。刘冰等发现全氟辛烷磺酸使大鼠海马神经元细胞增高。还有研究指出,疏水性胆盐可直接损伤细胞膜,增高其通透性,从而 $Ca^{2+}$ 跨膜内流增加,产生胞内 $Ca^{2+}$ 超载而损伤细胞。

细胞钙稳态失调引起细胞损害的机制较为复杂。细胞受损时,可导致 $Ca^{2+}$ 内流增加,或 $Ca^{2+}$ 从细胞内储存部位释放增加,或抑制细胞膜向外逐出 $Ca^{2+}$,表现为细胞内 $Ca^{2+}$ 浓度不可控制地持续升高,即打破细胞内钙稳态,或称为细胞内的"钙稳态失调"。这种紊乱或失调将破坏正常生命活动所必需的细胞内外 $Ca^{2+}$ 的瞬变,破坏各种细胞器的功能和细胞骨架结构,最终激活不可逆的细胞成分的分解代谢过程。这就是钙稳态失调学说的主要内容。具体如下。

**1. 对能量代谢的影响**

细胞质高浓度 $Ca^{2+}$ 通过单转运器使线粒体 $Ca^{2+}$ 摄取增加,抑制 ATP 的合成,因为线粒体基质中 $Ca^{2+}$ 的累积可使线粒体膜势能减弱,且减弱程度与 $Ca^{2+}$ 的积累程度成正比,当大量 $Ca^{2+}$ 蓄积于线粒体时,ATP 合成酶的驱动力降低,从而损害 ATP 的合成。$Ca^{2+}$ 摄入增加的第二个后果是线粒体呼吸(电子传递)加速,伴有氧自由基生成增加。有研究表明,当 $Ca^{2+}$ 存在时,氧自由基可以引起线粒体通透性显著增加,使得电子传递链中大部分功能破坏,ATPase 活性下降 50%,ADP 转位减少及呼吸链解偶联,导致线粒体合成 ATP 能力丧失。线粒体的 ATP 生成的损害,可累及细胞膜、内质网上的 $Ca^{2+}$-ATP 酶及细胞膜上的 $Na^+$,$K^+$-ATP 酶的能量供给,造成细胞内 $Ca^{2+}$ 泵出减少或泵入内质网的减少,进一步升高细胞质 $Ca^{2+}$ 浓度,最终可导致线粒体内膜的过氧化损伤及可能的水解性损害,后者则受 $Ca^{2+}$ 激活的磷脂酶诱发。此外,$Ca^{2+}$ 由于激活线粒体脱氢酶引起内膜氧化损伤而使能量储备耗竭。柠檬酸循环中氢输出增加可刺激电子沿电子传递链流动,使活性氧自由基(如

·$O_2^-$、·OH 等)形成增加,这些自由基会损害线粒体内膜,进一步影响氧化磷酸化作用。同时,细胞质 $Ca^{2+}$ 持续性升高势必增强 $Ca^{2+}$-ATP 酶的作用,以除去过多的 $Ca^{2+}$-ATP 的消耗也相应增加。如果细胞 ATP 储备耗竭,则没有足够的能量排出 $Ca^{2+}$,细胞质 $Ca^{2+}$ 水平可进一步增加。因此,线粒体功能的损害与 ATP 的耗竭,不可避免地会导致细胞内 $Ca^{2+}$ 稳态的紊乱。

2. 微管功能障碍

细胞质 $Ca^{2+}$ 无控制的升高引起的细胞损伤也涉及微管的解聚。微丝、微管和中等纤维是构成细胞骨架的三种组分。肌动蛋白丝的整个细胞通过骨架蛋白的微丝黏附于质膜中的肌动蛋白以维持细胞的正常形态。细胞质 $Ca^{2+}$ 增加使肌动蛋白丝同 $\alpha$-辅肌动蛋白($\alpha$-actinin)和胞衬蛋白(fodrin)分离,促使质膜大疱(细胞表面出现多个突出物)的形成,质膜变得易于破裂。$Ca^{2+}$ 大疱的形成,对中毒性细胞损害起着重要作用。由细胞内 $Ca^{2+}$ 增加引起的细胞骨架结构破坏的机制可归结为三种:①肌动蛋白与肌动蛋白结合蛋白之间联系的改变;②$Ca^{2+}$ 依赖的细胞骨架蛋白的水解;③蛋白激酶的活化与蛋白质磷酰化的改变。试验资料已证实了这种论断,例如,将甲萘醌与人血小板一起温育,可见细胞质游离 $Ca^{2+}$ 显著增加,并导致聚合的肌动蛋白明显减少,$\alpha$-辅肌动蛋白从细胞骨架中分离。

3. 水解酶激活

$Ca^{2+}$ 是多种参与蛋白质、磷脂和核酸分解的酶的激活因子。钙激活中性蛋白酶(calpain)参与酶的活化和细胞膜的再塑过程。当 $Ca^{2+}$ 活化时,蛋白酶与一种特殊的抑制蛋白(capastat)都与细胞膜有联系。当细胞质 $Ca^{2+}$ 增加时,蛋白酶被活化,从而分解细胞骨架、膜蛋白及其他一些蛋白成分。$Ca^{2+}$ 对细胞损害机制的第三个方面是激活降解蛋白质、磷脂和核酸的水解酶。许多完整的膜蛋白是钙激活中性蛋白酶或需钙蛋白酶(Calpains)的靶位点。Calpain 介导的肌动蛋白结合蛋白的水解也可引起膜大疱。钙激活中性蛋白酶经蛋白水解可将黄嘌呤脱氢酶转变成次黄嘌呤氧化酶,其副产物 $O_2^-$ 和 $H_2O_2$ 可引起细胞损伤。

# 第四节　外源化学物对生物大分子的氧化损伤

## 一、自由基的来源

自由基(free-radical)是指能独立存在,含有未成对电子的原子、原子团、分子或离子。未成对电子是指单独在一个轨道里的电子。如含有不成对电子的氧则称为氧自由基(oxygen-free-radical,OFR);由于自由基中含有未成对电子,具有配对的倾向,因此大多数自由基都很活泼,具有高度的化学活性。自由基的配对反应过程,又会形成新的自由基。由于原子形成分子时,化学键中电子必须成对出现,因此自由基就到处夺取其他物质的一个电子,使自己形成稳定的物质,这种现象称为氧化。自由基的共同特点是具有顺磁性、化学反应性极强、作用半径小、生物半减期极短。生物体内自由基有两类:一类是正常参与线粒体电子转运过程的自由基;另一类是自由的非结合状态的并能与各种组织成分相互作用的自由基。后者自由基有较强的反应性,极易与组织细胞成分中的电子结合以达到更稳定的配对电子状态。

在毒理学中,主要关注自由的自由基,即通常说的活性氧(reactive oxygen species,ROS),包括氧自由基,如超氧阴离子($O_2^-$)、羟自由基(OH·),也包括一些含氧的非自由基衍生物,如单线态氧、氢过氧化物、次氯酸、过氧化物及内源性脂质和外源化学物的环氧代谢产物,因为它们在化学本质上都含有活性氧功能团。以氧为中心的自由基最为常见,但有机分子中也含有以自由基存在的其他原子,对组织损伤也起重要作用。

自由基在生物体中的来源分两部分:一是来自体外,如环境污染、紫外线照射、室内外废气、烟尘、细菌等,它们会直接导致自由基的产生;二是来自体内,人体内也会自然形成自由基,这是人体代谢过程的正常产物,十分活跃又极不稳定,它们会附着于健康细胞之上,再慢慢瓦解健康细胞,而被破坏的细胞又转而侵害更多健康的细胞,如此恶性循环从而导致肌体的早衰。

### (一)细胞正常生理过程产生的自由基

正常生理情况下,机体会产生自由基,参与某些生物学功能,而对机体没有损害作用。生物体内除了有多种自由基产生途径,也有自由基的清除系统。在正常情况下,生物体内的自由基是处于不断产生与清除的动态平衡之中。自由基具有一定的功能,是机体有效的防御系统,如免疫和信号转导过程,如不能维持一定水平的自由基则会对机体的生命活动带来不利影响。

线粒体是活性氧的重要来源,活性氧如超氧阴离子自由基($O_2^-$)、过氧化氢($H_2O_2$)、羟自由基(OH·)和单线态氧都是正常有氧代谢的副产物。在大多数细胞中超过90%的氧是在线粒体消耗的,其中2%的氧在线粒体内膜和基质中被转化成氧自由基。线粒体呼吸链在正常条件下通过自氧化一种或多种还原物质(如叶酸、铁—硫复合物、辅酶Q)而释放少量的 $O_2^-$ 和 $H_2O_2$。据报道,大鼠体内一天可产生约 $3×10^7$ 个 $O_2$,超氧化物和 $H_2O_2$ 估计可分别达到 pmol 和 nmol 水平。生理条件下,线粒体中的 $O_2^-$ 可被锰超氧化物歧化酶分解,如该酶活性降低,$O_2^-$ 将不被清除。同样,线粒体内的过氧化氢酶和过氧化物酶的活性降低时,增多的 $H_2O_2$ 和超氧化物形成活性更强的 OH·,可致脂质氧化链式反应,进一步扩大细胞损伤。

细胞内的酶反应也是产生自由基的来源。最著名的是黄嘌呤氧化酶,它可直接将分子氧还原成过氧化物和过氧化氢,或许生成羟自由基。尽管这种反应在体外试验时被广泛用于生成自由基,但其在体内的重要性仍有相当大的争论。过氧化物酶体具有很强的形成 $H_2O_2$ 的能力,凡能刺激过氧化物酶体生物合成的化学物均可诱导 $H_2O_2$ 的大量生成。由于黄嘌呤氧化酶在许多组织中广泛存在,且具有明显产生 ROS 的能力,故其在自由基组织损伤方面可能具有重要作用。

**（二）外源化学物在体内产生的自由基**

许多外源化学物可通过各种不同途径产生自由基,但其中最主要的途径是通过氧化还原反应。它通过加入一个单电子使化学物还原为不稳定的中间产物,随后这个电子转移给分子氧而形成超氧阴离子自由基($O_2^-\cdot$),而中间产物则再生为原化学物。能发生氧化还原反应的物质有:①醌类:如丝裂霉素、阿霉素、博莱霉素等。②硝基化合物:主要为苯的硝基化合物如硝基苯和硝基杂环化合物如呋喃妥因。③双吡啶化合物:如百草枯和杀草快。此外,有些化学毒物可干扰线粒体呼吸链功能,如甲基汞、氰化物、3-硝基丙酸等,使 ROS 生成增加。空气污染环境对我们体内形成的自由基的数量影响巨大。空气污染是导致我们肺部和体内氧化压力的主要原因之一。在美国,有超过 55000 种受限制的化学废料和大约 20000 种不受限制的化学废料正在渗入全国各地的地下水层。当我们吸收了这些受污染的水源后,自由基的数量就会明显增加。各种研究已经表明,紫外线能增加人体皮肤中的自由基。这些自由基已被证明能够破坏皮肤细胞的 DNA,从而导致皮肤癌。这些研究是证明氧化压力能导致癌症的最直接证明。

## 二、自由基的类型及在机体内的反应

与生物有关的自由基有以下的类型:

**（一）氧中心自由基**

简称氧自由基,包括超氧阴离子自由基($O_2^-\cdot$)、羟自由基($\cdot OH$)、烷氧自由基($RO\cdot$)烷过氧自由基($ROO\cdot$)、氢过氧自由基($HOO\cdot$),近年来研究较多的活性氧自由基(NO 和 $NO_2^-$)也可算作氧自由基,这类自由基持续不断地在机体中产生。活性氧(ROS)这个术语指一个集合名词,包括氧自由基如 $O_2^-$、$OH\cdot$,氧的非自由基衍生物如 $H:O_2$、单线态氧、次氯酸等,也包括过氧化物、氢过氧化物以及内源性脂质和外源化学物的环氧代谢物,因为它们都含有化学性质活泼的含氧功能基团。

**（二）其他自由基**

包括以碳为中心的自由基如三氯甲基自由基 $CCl_3\cdot$、以硫为中心的自由基如烷硫自由基 $R-S\cdot$、以氮为中心的自由基如苯基二肼自由基 $C_6H_5N = N\cdot$ 以及金属离子如 $Cu^+/Cu^{2+}$、$Fe^{2+}/Fe^{3+}$、$Ti(Ⅲ)/Ti(Ⅳ)$,这些金属离子具有接受和供给电子的能力从而成为自由基反应的重要催化剂。

上述氧自由基及其衍生物、脂质过氧化物(LOOH)及单线态氧($1O_2$, singlet oxygen)等统称为活性氧(reactive oxygen species, ROS),它是指氧的某些产物和一些反应的含氧产物,它的特点是含有氧,化学性质较氧活泼。ROS 对生物机体可产生一系列的有害作用,其毒害作用称为氧的毒性。种种有害后果与许多疾病的发生密切相关,因此生物体内 ROS 的生成与清除的平衡对生命过程的正常进行具有重要作用。

机体虽有多种途径产生自由基,但并不是产生自由基就会对机体有损害作用。健康状况下,体内产生的自由基发挥一定的生理作用,如参与生物合成、解毒作用和清除病原微生物等。生物体产生的自由基能迅速被氧化防御系统清除,使机体内的自由基处于不断产生与清除的动态平衡之中。只有产生的自由基超过抗氧化能力或机体抗氧化能力降低时,才会造成损害作用。这不仅是因为机体有自由基的清除系统,还有相应的防御系统。生物机体内的防御系统概括起来总的有两类:一类为非酶促反应抗氧化系统;另一类为酶促反应抗氧化系统。

1. 非酶促反应抗氧化系统

在生物体系中广泛分布着许多小分子,它们能通过非酶促反应而清除氧自由基。非酶促清除系统包括细胞色素、谷胱甘肽、维生素 C、维生素 E、类胡萝卜素(CAR)、谷胱甘肽 GSH、尿酸、牛磺酸和次牛磺酸等。除了天然的自由基清除剂外,还有一些人工合成的自由基清除剂,如苯甲酸钠、二苯胺、2,6-二叔丁基对羟基甲苯和没食子酸丙酯等。

谷胱甘肽(GSH)是由谷氨酸、半胱氨酸和甘氨酸通过肽键缩合而成的三肽化合物,是一种用途广泛的活性短肽。由于谷胱甘肽含有活泼的筑基的三肽,易与过氧化氢或有机过氧化物作用,被氧化脱氧。这一特异结构使其成为体内主要的自由基清除剂,在生物体内有着重要的作用。机体内新陈代谢产生的许多自由基会损伤细胞膜,侵袭生命大分子,促进机体衰老,并诱发肿瘤或动脉粥样硬化的产生。GSH 可以清除自由基,起到强有力的保护作用。例如,当细胞内生成少量时,GSH 在谷胱甘肽过氧化物酶的作用下,把 $H_2O_2$ 还原成 $H_2O$,其自身被氧化为 GSSG,GSSG 在存在于肝脏和红细胞中的谷胱甘肽还原酶的催化作用下,接受·H 还原成 GSH,使体内自由基的清除反应能够持续进行。不同类型的细胞内 GSH 的浓度不同,一般处于 0.5~10 mmol 之间,哺乳动物肝细胞为 4~8 mmol。

维生素 E(a-生育酚)是一种天然的抗氧化剂,是细胞膜上主要的脂溶性抗氧化剂。维生素 E 也是自由基捕捉剂,通过与 $O_2^-$ 结合和紧接着发生的不可逆氧化反应,清除生物体内的氧自由基,阻断过氧自由基链反应,防止膜上的多不饱和脂肪酸的氧化。它能与氧自由基反应提出一个氢离子并转变为反应性较低的形式(生育酚自由基),再由抗坏血酸—GSH 氧化还原偶联反应而还原。另外,维生素 E 也可提高 SOD 活性,以增强防御能力。维生素 C 也能还原氧自由基,通过与细胞中的过氧化物和羟自由基反应,使氧化连锁反应终止进而保护细胞的完整性,形成的脱氢抗坏血酸可由 GSH 还原。大量证据表明,维生素 C 和维生素 E 在所有生物膜中的主要功能是作为高度有效的反应链的终点,清除膜脂过氧化过程中产生的活性氧自由基。

类胡萝卜素为一类黄色至橙红色的天然脂溶性色素,广泛地存在于动、植物体中。截至目前,至少有 600 种以上的类胡萝卜素被发现。由于其化学结构中具有 9 ~ 11 个共轭双键,因此具有结合自由基的抗氧化功能。$\beta$-胡萝卜素是自然界中已知最有效的单线态氧清除剂,同样具有消除自由基和单电子氧分子的功能,与维生素 E 具有协同抗氧化作用。

它和自由基反应,产生环氧类胡萝卜素,进而分裂成稳定的醛类和酮类。其他的类胡萝卜素如番茄中的番茄红素、虾蟹壳中的虾青素等虽不具有维生素 A 的活性,但具有较强的抗氧化性质,亦逐渐应用于健康食品中。绿茶和红酒中则富含数种多酚物质如儿茶素和单宁酸等,除了具有清除自由基,防止脂质及低密度脂蛋白氧化的能力外,尚有抑制细胞肿瘤发生的能力。

尿酸、牛磺酸和次牛磺酸也有防止自由基损伤的保护作用。尿酸也是一种捕捉自由基很有效的抗氧化剂。近年来发现金属硫蛋白( metallothionein)具有抗氧化损伤效应。它对于羟自由基有很高的反应活性,使之灭活,但对超氧化物的作用较弱。

2. 酶促反应抗氧化系统

在生物进化过程中,需氧生物如人或动物,机体内存在防御过氧化损害的酶系统,即消除自由基的酶系统。包括超氧化物歧化酶( superoxide dimutases,SOD)、过氧化氢酶( catalase,CAT)、谷胱甘肽过氧化物酶( glutathione peroxidase,GSH-Px)及谷胱甘肽还原酶( glutathione reductase,GR)等。

超氧化物歧化酶(SOD)几乎存在于所有的真核细胞中,有铜—锌超氧化物歧化酶( CuZnSOD)和锰超氧化物歧化酶( MnSOD),前者主要存在于细胞质内,而后者主要存在于线粒体内。这些酶可催化超氧阴离子($O_2^-$)歧化为 $H_2O_2$ 和 $O_2$。

$$O_2^- + O_2^- + 2H \xrightarrow{SOD} H_2O_2 + O_2$$

谷胱甘肽过氧化物酶( gutathione peroxidase,GSH-Px)多种组织细胞中均含有此酶,主要存在于真核细胞的细胞质中,线粒体中也含有。GSH-Px 可催化 $H_2O_2$ 和有机氢过氧化物还原,此过程需以 GSH 为辅基。此酶含有四个具有催化活性的硒原子。其催化反应为:

$$H_2O_2 + 2GSH \xrightarrow{GSH-Px} GSSG + 2H_2O$$

$$ROOH + 2GsH \xrightarrow{GSH-Px} GSSG + ROH + H_2O$$

过氧化氢酶( catalase)广泛分布于各种组织细胞中。在高浓度 $H_2O_2$ 存在时,能有效地从细胞中清除 $H_2O_2$:

$$2H_2O_2 + 2GSH \xrightarrow{GSH-Px} 2H_2O + O_2$$

谷胱甘肽还原酶( glutathione reductase,GR)的组织分布与 GSH—Px 相同,是一种细胞质酶,该酶利用各种途径生成的 NADPH 还原氧化型谷胱甘肽(GSSG):

$$GSSG + NADPH + H^+ \xrightarrow{GR} 2GsH + NADP^+$$

## 三、自由基对生物大分子的损害作用

生物体在正常情况下,体内自由基产生与清除存在动态平衡,因此不会对机体造成损伤。由于种种原因,机体内活性氧积累过多,不能被防御体系消除,或者防御体系功能不足,不能消除过多的自由基时,机体的功能就可能发生紊乱。过多的自由基通过攻击生命大分子物质及各种细胞,造成机体在分子水平、细胞水平及组织器官水平的各种损伤,加速机体的衰老进程并诱发各种疾病。由氧自由基产生的细胞毒性效应称为氧化应激(oxidative stress)。氧化应激还可定义为促氧化与抗氧化之间的平衡失调,而倾向前者,导致可能的损害。后一定义准确解释自由基在体内引起毒性的条件,即当自由基的产生超过机体防御体系的清除能力,或机体防御体系受损而不能发挥正常功能时,自由基才会对细胞有一定的毒作用。研究证实,所有的细胞成分,包括核酸、蛋白质及脂类等均可受到自由基反应的损害。

### (一)脂质过氧化作用及其损害

脂质是生物体内各组织的重要组成部分,脂质过氧化(lipid peroxidation)是指多不饱和脂肪酸的氧化破坏。由于生物膜具有脂质双分子层结构,自由基首先往往作用于不饱和脂肪酸的 $\alpha$-亚甲基碳,使之脱去烯丙基氢而形成自由基,它在有氧的条件下生成氢过氧化物,在金属离子的催化下易分解生成两个新自由基,启动了自由基的连锁反应,进而对生物膜产生强烈的破坏作用。人们发现许多中毒过程可用膜脂过氧化的理论来解释。因此,从脂质过氧化的角度来研究化学毒物的毒作用,在膜毒理学中也具有相当重要的意义。

膜脂质过氧化过程可分为启动、发展和终止三个阶段。·OH 攻击不饱和脂肪酸 LH 中烯丙基的 C—H 键,抽提其氢原子形成脂烷自由基 L·,该脂烷自由基可以快速与分子氧结合生成脂过氧自由基 LOO·,之后 LOO· 再通过抽提其他 LH 中的烯丙基,可以快速以 LOOH 的形式释放出来。同时,另一个脂烷自由基 L· 也已形成,此步生成的脂烷自由基 L·继续启动链式过氧化过程。烷自由基 LOO·像·OH 一样抽提 LH 中的烯丙基的氢原子形成 L·,启动新的连锁反应。自由基的形成是一系列连锁反应的结果,已形成的自由基可作为一种诱导物引发新的自由基生成,使反应不断发展。在此过程中,某一自由基可经多种反应形成另一种形式的自由基团,最后形成脂质过氧化自由基和脂质过氧化物。

如上所述,谷胱甘肽(GSH)的功能之一就是自由基起始反应时,将过氧化氢还原成水,将自由基清除,但是如果 GSH 不足,过氧化氢在铁离子的存在下把 $H_2O_2$ 变成·OH,·OH 毒性很强,可引起脂质过氧化,破坏细胞膜的脂质与蛋白质,因此必须在起始阶段就将氧自由基清除。

### (二)对蛋白质的氧化损伤

蛋白质是一种重要的生物大分子,不仅是生物体的重要组成成分,而且在生命活动中还担负着许多重要功能。在构成机体的生命功能物质中,蛋白质含量最多,且极易受到自由基的攻击,引起变性及交联性改变,甚至导致某些异常蛋白质的出现。据统计,细胞内大分子中由蛋白质清除的自由基占活性自由基总量的 50%~75%。自由基未被及时清除,则会对生物大分子造成氧化损伤,蛋白质侧链氨基酸被氧化修饰后羰基的含量大大增加,并成为蛋白质丧失功能甚至被降解的重要原因。自由基对蛋白质的作用实质上是对氨基酸的作用,所有氨基酸的残基都能被羟自由基作用,其中芳香氨基酸和含硫氨基酸最为敏感。

对脂肪族氨基酸氧化损伤的机制可能是,在 $\alpha$-位置上将一个氢原子除去,形成 C-中心自由基,其上再加氧,生成过氧基衍生物。后者分解成 $NH_3$ 及 $\alpha$-酮酸,或生成 $NH_3$、$CO_2$ 与醛类或羧酸,破坏脂肪族氨基酸的结构。

对芳香族氨基酸氧化损伤的机制可能是形成羟基衍生物。后者可将苯环打开或在酪氨酸处交联成二聚体。芳香族与杂环氨基酸中的苯丙氨酸、酪氨酸、色氨酸和组氨酸等侧链也很容易被氧化,自由基进攻的主要位点是这些氨基酸残基的芳香环或杂环,结果导致环的氧化或断裂,形成不同的氧化产物。

作为含硫氨基酸,半胱氨酸和甲硫氨酸几乎对所有活性氧自由基都特别敏感,即使在比较温和的条件下,半胱氨酸也可以氧化形成二硫化物,甲硫氨酸残基可以氧化为甲硫氨酸亚砜残基。尽管半胱氨酸、甲硫氨酸残基很容易被氧化,但由于生物体系中含有二硫化物还原酶和甲硫氨酸还原酶,可以还原氧化型半胱氨酸和甲硫氨酸,使损伤得以修复。

自由基对氨基酸的氧化,其后果是造成蛋白质凝集、交联、降解、断裂,损伤的类型主要取决于蛋白质成分特性和自由基的种类。蛋白质在体内有重要的功能,如酶蛋白、受体蛋白或载体蛋白等。自由基对蛋白质的作用表现又可分为直接作用和间接作用,一是直接作用,如酶蛋白分子受到自由基与过氧化降解产物作用,使其功能受损。由于酶具有催化作用,其功能的变化可能有放大效应。二是间接作用,许多蛋白质功能的发挥有赖于生物膜,生物膜的完整性是蛋白质作用的基础。自由基也可通过脂质过氧化产物间接使蛋白质产生破坏作用,当膜脂质的组分和含量受脂质过氧化的影响,也将间接地影响与膜结合的酶活性。

### (三)对 DNA 的氧化损伤

活性氧对 DNA 的氧化损伤作用,是毒理学研究的热点之一,因为它可能是突变或癌变的基础。线粒体是自由基浓度最高的细胞器,线粒体 DNA(mtDNA)裸露于基质,缺乏结合蛋白的保护,与核基因组 DNA 相比更易受自由基伤害。当 mtDNA 发生突变时,细胞就成为包含有突变型和野生型 mtDNA 的混合体,它们的比例是决定是否出现生化和临床异常的关键因素。当突变比例不断增大,mtDNA 突变使呼吸链功能受损,细胞通过线粒体中氧化磷酸化获得的生物能量下降。下降到一定程度后,就会出现一系列的疾病症状。

活性氧对 DNA 产生许多不同类型的损害,如碱基损伤、DNA—蛋白质交联物的形成和 DNA 链的断裂等。不同的活性氧对 DNA 作用不同,·OH 可作用于 DNA 的所有成分,单线态氧主要作用 DNA 链中鸟嘌呤碱基,$O_2^- \cdot$ 能使 DNA 链断裂,$H_2O_2$ 虽不能直接攻击 DNA,但参与其损伤 DNA 的过程。活性氧如何引起 DNA 损伤,其确切机制尚未阐明。但是,对 DNA 氧化损伤的研究已有一定深度。主要的研究如下:

自由基可以与 DNA 碱基发生加成、去氢和电子转移。活性氧对碱基的损伤研究表明活性氧攻击 DNA 的靶位点是腺嘌呤与鸟嘌呤的 $C_8$、嘧啶的 $C_5$ 与 $C_6$ 双键。其机制可能为:氧自由基直接作用于双键部位,生成 $C_5$-OH 和 $C_6$-OH 加合物自由基而改变其结构,最后生成 $C_5$-OH 尿嘧啶;或自由基可使 DNA 链上出现无嘌呤或无嘧啶部位;或·OH 可以自动从胸腺嘧啶的甲基中除去 H 原子。去氢反应发生在胸腺嘧啶甲基基团和脱氧核糖的 C 原子上,5 个 C 原子发生去氢反应的概率是一致的。超氧阴离子自由基($O^{2-}$·)可以与体内产生的一氧化氮反应产生 ONOOH,对 DNA 起损伤作用。活性氧与 DNA 反应,最终可形成 20 余种不同类型的碱基修饰产物,其中 8-羟基脱氧鸟嘌呤(8-OHdG)形成数量最多,也最为常见。8-OHdG 是毒理学中重要的生物标志物,以它作为 DNA 氧化损害的重要指标。

活性氧还可造成 DNA 链的断裂。DNA 链断裂分单链断裂和双链断裂,其机制可能为:氧自由基对 DNA 的攻击,主要针对 DNA 分子中的核糖部分,可能的位置在 DNA 分子中核糖的 3' 和 4' 碳位上,造成 DNA 链的断裂或碱基的破坏或脱落;或自由基对胸腺嘧啶碱基作用,造成的损害经修复酶切除,可产生类似的单链断裂;或氧化应激可启动细胞内的一系列代谢过程,激活核酸酶,导致 DNA 链的断裂。DNA 链断裂在基因突变的形成过程中有重要意义。许多因素能引起 DNA 链的断裂,如过氧化物、碱基氧化物、电离辐射、某些金属离子以及 DNA 酶等。DNA 链断裂后,可能造成部分碱基的缺失;可能造成被修复的 DNA 碱基的错误掺入和错误编码;可能引起癌基因的活化,或抑癌基因的失活等,从而产生突变、癌变。

外源的理化因子、内源的自由基均可引起 DNA 损伤,导致体细胞突变。正常机体内存在 DNA 的修复机制,可使损伤的 DNA 得到修复,但是随着年龄的增长,这种修复能力下降,导致 DNA 的错误累积,最终细胞衰老死亡。DNA 的修复并不均一,转录活跃基因被优先修复,而在同一基因中转录区被优先修复,而彻底的修复仅发生在细胞分裂的 DNA 复制时期,这就是干细胞能永葆青春的原因。

## 第五节　外源化学物与细胞大分子的共价结合

外源化学物与生物大分子如核酸、蛋白质、酶、膜脂质等相互作用的主要方式有两种:一种是非共价结合,即通过非极性交互作用或氢键与离子键的形成,通常涉及毒物与膜受体、胞内受体、离子通道及某些酶的相互作用。非共价结合由于其键能较低,通常是可逆的。另一种是共价结合,是指化学毒物或其具有活性的代谢产物与生物机体内的一些重要大分子发生共价结合,从而改变核酸、蛋白质、酶、膜脂质等生物大分子的化学结构与其生物学功能。共价结合的特点是永久性不可逆地改变了内源性分子结构:亲电子毒物与细胞内的亲核部位或基团相互作用,通过共价键形成稳定的复合物—加合物(adducts),使外源化学物或其代谢产物进入生物大分子内而成为其中的组成部分,不可被一般的甚至稍强烈的生物化学或化学处理的方法解离。加合物是一种重要的生物标志物,可用于反映机体对毒物的接触程度,不同类型和不同性质的早期中毒反应等,有助于中毒的早期诊断和防治。共价结合是重要的细胞损害机制之一,可解释某些化学毒物的中毒作用。

### 一、与蛋白质的共价结合

蛋白质是生物体普遍存在的一类重要高分子化合物,是细胞的主要成分之一。外来化学毒物进入机体后,可以通过多种方式与蛋白质相互作用,影响蛋白质的结构与功能。相互作用的方式有两种:一是可逆性的,如底物与酶蛋白的作用;另一种是不可逆性的,如共价结合形成加合物。蛋白质分子中有许多功能基团可与外源化学物相互作用,除各种氨基酸分子中普遍存在的氨基和羧基外,还包括丝氨酸和苏氨酸所特有的羟基、半胱氨酸分子中的巯基、精氨酸中的胍基、组氨酸分子中的咪唑基,以及酪氨酸中的酚基和色氨酸分子中的吲哚基。这些基团多为酶蛋白的催化活性部位或对维持蛋白质构型起重要作用,一旦这些部位与外源化学物发生共价结合,必将影响蛋白质的结构和功能。

（一）与白蛋白的共价结合

白蛋白是血液和组织间质中的主要蛋白质,也是脂肪酸、内源化学物及外源化学物的主要载体,容易与终致癌物结合形成共价加合物。血清白蛋白直接由肝细胞合成,同时肝细胞正是致癌物代谢活化的重要部位,因而白蛋白更易接触到由肝细胞活化的亲电性代谢产物。实验研究证明,动物的暴露量与所形成的白蛋白加合物之间呈现剂量—反应关系。黄曲霉毒素 B1（AFB1）与大多数的化学致癌物一样不直接致癌,进入动物或人体内经过代谢活化才具有致癌作用。人体在接触 AFB1 之后,可在细胞和体液中检测出致癌物（或其代谢物）与 DNA 或蛋白质共价结合的加合物。实验证明,食用被黄曲霉毒素 B 污染的食品的人,体内白蛋白加合物水平显著升高。因此,这些加合物可以作为人体暴露 AFB1 和其他致癌物的标志。

（二）与血红蛋白的共价结合

外源化学物进入血液后,先与红细胞膜结合继而进入红细胞内与血红蛋白发生共价结合。血红蛋白氨基酸中的氨基、巯基和芳香胺基团,易与外源化学物发生共价结合。例如,烷化剂可与血红蛋白氨基末端缬氨酸氨基的 N、半胱氨酸的巯基和组氨酸氮杂环上 N1 或 N3 共价结合;环氧乙烷可与血红蛋白中的组氨酸、缬氨酸共价结合;香烟烟雾与半胱氨酸结合,慢性长期吸烟者组织中 4-氨基联苯—血红蛋白加合物比不吸烟者高 5~6 倍。血红蛋白加合物可用于化学物接触人群的生物监测,其优点具有:一是样品容易获得,寿命长达120 d;二是能与多种具有遗传毒性的物质共价化合。在职业人群中,已发现十数种化学物可与血红蛋白的某些氨基酸形成加合物而用于生物监测,例如,溴甲烷与半胱氨酸、环氧乙烷与缬氨酸和组氨酸、乙烯与缬氨酸、环氧丙烷与组氨酸和缬氨酸、丁二烯与缬氨酸、苯乙烯与缬氨酸、苯胺与半胱氨酸、环氧丙酰胺与缬氨酸、氯乙烯与组氨酸和缬氨酸、丙烯腈与缬氨酸、丙烯酰胺与缬氨酸、多环芳烃与氨基酸的羧基。

（三）与组织细胞蛋白质的共价结合

外源化学物进入体内后,化学物原型或其代谢产物可与细胞质、质膜、核内的蛋白质发生结合而形成加合物。其中有的可直接与蛋白质反应形成加合物,有的则需经过代谢活化才能形成加合物。现已发现有数十种外源化学物与蛋白质的共价化合与其毒性密切相关。例如通常将溴苯和醋氨酚作为共价结合的模型药物。溴苯是一种重要的肝脏毒物和肾脏毒物,进入体内后经 CYP450 作用形成溴苯-3,4-环氧化物,继而自发重排形成 4-溴酚,或经环氧化物水化酶催化成二氢二醇,或与谷胱甘肽结合而解毒。环氧溴苯可与蛋白质等共价结合,主要是通过与烷化蛋白质的半胱氨酸残基结合,但是这种类型的结合仅占总的共价化合的0.4%。溴苯的肝脏毒性主要是由于大量的溴苯-3,4-环氧化物可消耗内源性具有重要解毒作用的谷胱甘肽,而使溴苯代谢产物与蛋白质共价结合,以及醌类—半醌代谢物通过氧化还原循环引发的氧化应激,产生自由基和脂质过氧化作用。由此可知,溴苯除了能代谢环氧化物外,对氢醌类和邻苯二酚类同样有代谢作用,而醌类化合物能与蛋白质分子中的半胱氨酸及蛋氨酸的含硫基团共价化合。有的毒物,进入机体后首先与细胞质蛋白或核蛋白共价结合,影响细胞的正常代谢过程或信号传递系统,同时,与核蛋白共价结合也必将对细胞生长、增殖和分化等的调控产生重要影响。

## 二、与核酸分子的共价结合

目前最令人关注的是化学毒物或其代谢物与核酸分子的共价结合。它是研究化学毒物致癌作用的热点。DNA在细胞核内保持着一种稳态和非稳态之间的动态平衡。正常条件下,DNA保持着稳态平衡,非稳态是暂时的,DNA的损伤很快就会被修复,机体回到正常运转状态。外源化学物进入机体后,通常会扰乱机体的正常细胞代谢,改变DNA结构,使外源化学物与DNA共价结合生成加合物。化学毒物与核酸共价结合形成加合物有两种方式:一是母体化合物直接与核酸发生共价结合,如烷化剂是带有烷化功能基团的化合物,可以直接与DNA进行共价化合,无需代谢即具有亲电子活性,可直接与DNA进行共价结合;二是需经代谢活化,生成具有活性的代谢物才能与核酸发生共价结合,绝大多数的化学毒物是以此种方式与核酸发生共价结合,如多环芳烃类、黄曲霉毒素以及芳香胺类等。

研究证实,一旦细胞内DNA加合物形成,致癌过程即已启动,随后进入促进和发展阶段。因此,DNA加合物形成是化学致癌过程中一个早期可检测的关键步骤,可以作为致癌物接触的内部剂量仪(dosimeter)。致癌物的活性代谢产物多为亲电子物,其反应中心带有正电荷,易与核酸分子的富电子位点作用,形成加合物。一些亲核活性代谢产物由于富含电子,易与核酸分子的低电子位点共价结合。此外,代谢过程中形成的自由基也可攻击核酸分子,造成DNA分子损伤。核酸分子上的多个位点如碱基、核糖或脱氧核糖、磷酸等都易受到致癌活性产物的攻击,但以碱基损伤的毒理学意义最大。亲电子活性代谢产物主要攻击鸟嘌呤N7、C8、O6,腺嘌呤的N1、N2,胞嘧啶和鸟嘌呤的氨基;而亲核代谢产物主要攻击胞嘧啶、尿嘧啶和胸腺嘧啶的C6。此外,胸腺嘧啶的N3、O2、O6也易受到攻击。

DNA加合物有许多不同类型:烷化DNA加合物,多环芳烃的DNA加合物,环化的DNA加合物,DNA链间和链内交联,DNA与蛋白质的交联等,可引起不同的生物学效应。不同类型的DNA加合物可引起不同的生物学效应,包括细胞毒性、诱变作用、活化癌基因,乃至引发细胞癌变。例如亚硝基脲,苯并芘二醇环氧化物加合物,烷化的DNA加合物如O6—甲基脱氧鸟苷和N—甲基脱氧腺苷等均可引起细胞毒性。黄曲霉毒素加合物能抑制大肠杆菌RNA聚合酶在体外的转录,进而影响DNA与蛋白质之间的相互作用。所以,我们可以用DNA加合物来判断遗传毒性致癌物。检验DNA加合物的方法主要有,免疫检测、免疫组织化学检测、$^{32}$P 后标记、荧光和磷光光谱、气相色谱—质谱（GC-MS）、原子吸收光谱（AAS）和电化学电导率测定方法等。$O6$—甲基脱氧鸟苷在限制性酶切部位的存在可消除该酶识别相剪切该部位的能力。某些 DNA 加合物是细胞发生突变的原因，例如，复制期间 DNA 分子，如存在 $O6$—甲基脱氧鸟苷，可使 DNA 聚合酶催化 $O6$—甲基脱氧鸟苷的对侧插入一个脱氧胸腺嘧啶而不是正常的碱基—脱氧胞嘧啶，这样造成了复制的错误，Ⅳ—乙酰基-$N$-$\alpha$-乙酰氨基芴的鸟嘌呤加合物引起移码突变。

DNA 加合物形成可活化癌基因，影响调节基因和抑癌基因的表达。例如，芳香胺可引起碱基颠换型改变，活化 ras 癌基因；多环芳烃类如苯并芘可在 ras 原癌基因第 12 位密码子上诱导 G-T 颠换，点突变将导致该基因转变为活化的癌基因。

DNA 加合物是判断遗传毒性致癌物的生物标志物之一，但它要应用于人群流行病学研究，尚有许多未能解决的问题，如人群及个体间的差异较大、人群接触因素复杂、往往不是单一的化学物、混杂因素多、可用于检测分析的组织样品有限等。因此，在设计利用 DNA 加合物评价人体对致癌物接触问题的研究和解释研究结果时，必须充分考虑上述因素。

# 参考文献

［1］沈明浩,宫智勇,王雅玲.食品毒理学［M］.郑州:郑州大学出版社,2012.

［2］高金燕.食品毒理学［M］.北京:科学出版社,2017.

［3］李宁,马良.食品毒理学［M］.北京:中国农业大学出版社,2016.

［4］刘宁,沈明浩.食品毒理学［M］.北京:中国轻工业出版社,2011.

［5］孙素群.食品毒理学［M］.武汉:武汉理工大学出版社,2017.

［6］张立实,李宁.食品毒理学［M］.北京:科学出版社,2017.

［7］汪惠丽,姜岳明.食品毒理学［M］.合肥:合肥工业大学出版社,2017.

［8］张爱华,孙志伟.毒理学基础［M］.北京:科学出版社,2008.

［9］王心如.毒理学基础［M］.北京:人民卫生出版社,2003.

［10］曲径.食品卫生与安全控制学［M］.北京:化学工业出版社,2007.

［11］李翠珍.苯并〔$\alpha$〕芘对大鼠睾丸支持细胞连接蛋白基因表达的影响［D］.复旦大学,2013.

［12］邓利红,胡建安.有毒外源化学物在肺部的代谢及其毒作用研究进展［J］.中国药理学与毒理学杂志,2018,32(5):415-426.

［13］梁运霞.外源化学物的毒作用机制［J］.肉品卫生,2005(3):30-33.

［14］肖芳,钟才高.外源化学物干扰肝细胞线粒体 ATP 合成体系机制的研究进展［J］.中国药理学与毒理学杂志,2010,24(3):232-235.

［15］韩漾仪,任虹,王丹丹,等.芫荽对生物大分子氧化损伤的保护作用及自由基清除能力［J］.食品科学技术学报,2017,35(1):64-69+94.

# 第六章　影响毒作用的因素

**内容提要**

本章主要介绍化学物的毒作用性质及其影响因素。

**教学目标**

1. 掌握外源化学物的毒作用性质及影响。

2. 熟悉环境因素的影响。

3. 了解机体因素的影响。

**思考题**

1. 外源化学物毒作用的各种影响因素的意义？

2. 化学物联合作用的类型及常用的评价方法有哪些？

3. 影响化学毒作用的主要理化因素有哪些？如何影响化学物的毒作用？

毒性是化学物引起生物体有害作用的相对能力，也是化学物的一种生物学性质。化学物与机体交互作用产生毒作用。是在质或量方面影响毒动学和毒效学这两个过程的因素，都在一定程度上影响化学物毒作用。影响化学物毒作用的主要因素，包括化学物因素、联合作用、环境因素和机体因素等。

研究外源化学物毒作用的各种影响因素的意义：①探索化学物毒作用的影响因素是研究化学物毒作用机制的重要部分；②在评价化学物的毒性时，可主动量化控制各种毒作用的影响因素，使实验结果更准确；③人类接触各种化学物时，这些影响因素往往并不能被完全控制，因此将各种动物实验结果外推于人，特别在制订卫生标准和预防措施时，能起到纠错或参考作用。

## 第一节　外源化学物因素

化学物的化学结构、理化性质、分散度和纯度/杂质均可影响其毒作用的性质和毒作用的大小。

### 一、化学结构

化学物的结构变化规律有多种，如图 6-1。化学物结构是决定其毒性的主要因素，即是化学结构决定化学物的理化性质和化学活性，进而影响化学物在体内的毒动学和毒效学过程。化学结构与毒性的关系非常复杂。

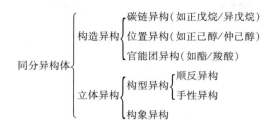

图 6-1　化学物的一些结构变化规律

**（一）同系物的碳原子数**

同系物随碳链的增长，水中溶解度降低，在脂肪相中的溶解度增加，如表 6-1 醇类的脂/水分配系数（lgP）。其分子的体积增大，对其毒性将产生明显的影响。

表 6-1　直链醇类的脂/水分配系数（lgP）

| 化合物 | lgP | 化合物 | lgP |
|---|---|---|---|
| $CH_3OH$ | −0.77 | $CH_3(CH_2)_4OH$ | 1.16 |
| $CH_3CH_2OH$ | −0.37 | $CH_3(CH_2)_5OH$ | 2.03 |
| $CH_3(CH_2)_2OH$ | 0.25 | $CH_3(CH_2)_6OH$ | 2.72 |
| $CH_3(CH_2)_3OH$ | 0.88 | $CH_3(CH_2)_7OH$ | 3.00 |

直链烷、醇、酮、羧酸等碳氢化合物在同系内，碳原子数 2~7 的范围内，碳原子数越多，则毒性越大。但当碳原子数大于 9 个时，一般碳原子数越多，毒性反而越小。例如，毒性顺序为戊烷<己烷<庚烷，但辛烷毒性迅速降低。而一氟羧酸（$F(CH_2)_nCOOH$），分子为偶数碳原子的毒性大，奇数碳原子的毒性小。同系物当碳原子数相同时，直链的毒性比支链的大，如庚烷的毒性大于异庚烷；成环的毒性大于不成环的，如环戊烷的毒性大于戊烷。

**（二）取代基团**

卤代烷烃对肝脏的毒性因卤素的增多而增强。例如氯甲烷的麻醉作用大小顺序为 $CHCl_3>CH_2Cl_2>CH_3Cl>CH_4$，其肝毒性大小顺序为 $CCl_4>CHCl_3>CH_2Cl_2>CH_3Cl$。卤素为电负性大于碳的疏水性原子（脂肪族化合物中取代的氟原子为亲水性的），同时，除氟原子外，卤素的体积均大于氢，卤素的电负性随原子序数增大而减少，而疏水性及立体大小均随原子序数的增大而增大。同分异构体基团的位置不同也可影响其毒性，苯环上有两个基团时，一般毒性顺序为对位>邻位>间位，如氨基酚。

**（三）饱和度**

分子中不饱和键增加时，其毒性也增加。例如二碳烃类的麻醉作用大小顺序是：乙炔>乙烯>乙烷；氯乙烯>氯乙烷。

**（四）构型异构**

包括顺反异构和手性异构。手性异构对于生物转运和生物转化都有一定影响，从而影响其毒性。

物质化学基团的手征性对其生物转运有影响。药物通过被动转运和主动转运两种方式被吸收入体内，药物被动转运由高浓度处向低浓度处简单扩散，没有立体异构选择性；药物主动转运过程由于需要酶、载体的协助而表现出一定的立体异构选择性。机体对氨基酸、糖、肽等类药物的吸收都是通过主动转运的机理进行的。被动扩散通过屏障，如细胞膜和血脑屏障主要依赖于药物的脂溶性和在生理 pH 条件下所带的电荷。这些因素一般不受手性影响，因此，被动扩散没有对映异构体选择性。例如，L-多巴要比 D-多巴在胃肠道更易吸收，机理主要是 L-多巴以氨基酸泵主动转运非常迅速。S(−)沙立度胺(反应停)的致畸作用要比 R(+)沙立度胺强，而且一些试验证明沙立度胺的对映体比外消旋体的毒性强20 倍。

药物分布主要由血浆蛋白及组织蛋白结合率以及药物穿过细胞膜的分配系数决定。药物分布虽不直接受手征性影响，但药物对映体不同会导致蛋白结合率不同。药物分布程度取决于药物的脂溶性及其与血浆蛋白等的结合能力，可能存在立体异构选择性，表现在对映体与蛋白质最大结合量和亲和力的差异。药物分布进入脂肪组织大多取决于化合物的脂溶性，但是在脂肪组织中的磷脂和膜也有立体异构选择性。例如，L-色氨酸与人和牛血清白蛋白的结合要比 D-色氨酸大 100 倍；布洛芬与血浆蛋白结合，其(+)对映体是(−)对映体的 1.5 倍；而普萘洛尔的 S-体选择性地蓄积于某些组织(如心肌)的肾上腺素能神经末梢。化学物的手征性对生物转化的影响表现为：①有些外源化学物可能通过生物转化改变自身对映体构型，甚至去除手征性。例如，洛芬类抗炎药，其药效学变化主要机理是通过代谢使手性转化，R(−)-对映体转化成为 S(+)-对映体，选择性地与血浆蛋白结合。布洛芬的转化机理是生成 R(+)布洛芬的辅酶 A 硫酯，然后吸收进入脂肪组织并缓慢释放，而服用 S(+)-布洛芬很少吸收。②有些化学物的生物转化存在着立体结构的选择性。例如苯并〔α〕芘在体内由 CYP1A1 和水化酶等催化下产生多种中间代谢产物，其中(+)7R、8S-二氢二醇-9S、10R 环氧化苯并〔α〕芘的致癌性最强。③对映体结构影响生物转化反应的位置。例如，丁呋心定作为(+)体时在 1 位发生羟化，而(−)体时，在 4 位或 6 位发生羟化，当进一步发生葡萄糖醛酸结合时，仅能对(+)体的 1′位羟化物产生反应。④体内有些酶对异构体有较高的特异性(只能作用于一种异构体)，且一般左旋异构体比右旋异构体作用强。如在同一机体，左旋吗啡有麻醉作用，而右旋吗啡无麻醉作用；但也有例外，如对大鼠染毒左旋尼古丁和右旋尼古丁毒性基本相同；但对豚鼠，右旋尼古丁的毒性比左旋体大 2.5 倍。

药物经肾脏排泄是肾小球过滤、主动分泌、主动和被动重吸收过程的综合结果。一般肾小球过滤无立体异构选择性。但发现许多胺类药物经肾排泄具有对映体异构选择性，其主要机制是主动分泌过程的构型选择性，但也不能排除主动重吸收和肾脏药物代谢过程中对立体异构选择性的作用。特布他林(+)-对映体在肾小管重吸收比(−)-对映体少，所以经肾清除率更高(高 1.8 倍)。

## 二、理化特性

化学物的物理化学性质可影响其吸收,分布和蓄积,代谢和排泄的毒动学过程,改变其靶器官及在靶器官中的浓度,进而影响其毒作用的性质和大小。可以基于化合物的性质进行分类,而且这种分类可能简化对特定化合物所需数据的测定过程。化学物关键的理化性质,包括溶解度、挥发度、分散度和电离度。

### (一)溶解度(solubility)

外源化学物的脂溶性(亲脂性)、水溶性可用脂/水分配系数表示。脂/水分配系数(lipid-water partition coefficient)为化合物在脂相和水相间达到热力学平衡时的浓度比值,通常是以化合物在有机相中的浓度为分子,在水相中的浓度为分母。脂/水分配系数越大,越易溶于脂,脂/水分配系数越小则越易溶于水。易溶于脂的物质在机体内呈现亲脂性(疏水性),而易溶于水的呈现亲水性。一般来说,化学毒物的脂溶性越大,经生物膜扩散转运的速率越大,越容易被吸收、易于分布和蓄积,但不易排泄,然而要是通过生物转化提高水溶性后才能容易排泄。如四乙基铅因其亲脂性较高,容易在脂肪中蓄积,并易于通过血脑屏障,故对神经系统有很大毒性。另外,外源化学物的水溶性也直接影响其毒性大小,水溶性大,易溶于血液,容易运输到达靶部位,毒性越大。但有时水溶性大,易溶于血液,易溶于尿液经肾脏排泄。如 $As_2O_3$(砒霜)在水中的溶解度比 $As_2S_3$(雄黄)大 3 万倍,因而其毒性远大于后者。又如铅及其化合物的水溶性顺序依次为一氧化铅>金属铅>硫酸铅>碳酸铅,而且它们的一般毒性顺序与上面次序相同。外源化学物在体内的转运过程需要通过一系列生物膜,生物膜是脂相,膜外和膜内都是水相,所以化学物既有较高的脂溶性又兼有较高的水溶性时,易溶于血液运输,易通过生物膜,又易转运到靶部位,此时毒性会更大。化学物水溶性高在生物膜外易于达到高浓度,形成浓度梯度,有利于被动扩散;并且如分子量较小可经滤过方式通过生物膜。气态化学物的水溶性还影响其吸入毒性的作用部位,如水溶性气体氯化氢、氨等主要作用于上呼吸道,引起强烈的刺激性,而不易溶于水的二氧化氮则可深入至肺泡,引起肺水肿。

### (二)挥发度(volatility)

化学物(液态或固态)的挥发度是指在一定温度条件下,以空气中该物质的饱和蒸气压来表示,一般,将具有较高蒸气压的物质称为易挥发物;将较低蒸汽压的物质称为难挥发物。化学物的挥发度越大,在空气中可能达到的分压(浓度)越大,经呼吸道扩散吸收的可能性越大。气态或蒸气物质到达肺泡后,主要以单纯扩散透过呼吸膜而进入血液,呼吸膜两侧的分压达到动态平衡时,在血液内的浓度与在肺泡空气中的浓度之比称为该气体的血/气分配系数(单位:mg/L)。此系数越大,表示气体越易经肺泡呼吸膜吸收入血液。如苯与苯乙烯的 $LC_{50}$ 均为 45 mg/L 左右,但苯的挥发度比苯乙烯大十多倍。故苯的相对毒性远比苯乙烯大。

### （三）分散度（dispersion degree）

物质的分散度是指物质被分散的程度。气溶胶是指固体或液体质点分散并悬浮在气体介质中形成的胶体分散体系。其分散相为固体或液体质点，其颗粒直径为 0.001~100 μm，分散介质为气体。其中液体质点是指微观上足够大，而宏观上又充分小的液体分子团。即一个包含很多分子的、体积很小的液体分子团。液体气溶胶通常被称为雾，固体气溶胶通常被称为雾烟。分散度越大，气溶胶粒子越小，表面积越大，生物活性越大。所以分散度能影响气溶胶的溶解度、进入呼吸道的深度。颗粒物直径越小，进入呼吸道的部位越深，直径大于 5 μm 的颗粒物通常沉积在上呼吸道，2~5 μm 的颗粒物主要沉积于各级细支气管，1~2 μm 的颗粒物可深入到肺泡内。直接影响肺的通气功能，使机体容易处在缺氧状态。分散度还能影响颗粒物的化学活性，例如一些金属烟（锌烟和铜烟），因其颗粒小，表面活性大，可与呼吸道上皮细胞或细菌等蛋白作用，产生异质性抗原，引起发热；而颗粒直径较大的锌尘和铜尘则无此种作用。

### （四）电离度（ionization degree）

许多外源化学物是弱有机酸或有机碱，在溶液中不完全解离，以非电离和电离型的动态平衡式存在，化学物质呈解离状态时，通常物质极性大，脂溶性较低，难以通过生物膜的脂质双层结构，很难到达深层的靶部位，容易排出体外；而以非电离形式存在的物质具有一定的脂溶性，易通过生物膜，易入侵细胞内部和通过血脑屏障，毒性相对较大。解离常数 pKa 值不同的化学物，在 pH 不同的局部环境中电离度不同，影响物质极性，因此改变其脂/水分配系数和离子化程度，影响化学物的跨膜转运及其毒作用。

## 三、不纯物和化学物的稳定性

工业化学品中往往混有溶剂、剩余的原料、原料中的杂质、合成副产品等；商品中往往还含有赋形剂和添加剂等。这些杂质等物质对原化合物的毒性影响有两面性，一方面，这些杂质有可能导致原化合物有效药量降低，毒性降低；但另一方面杂质毒性远比原化合物的毒性大时，原化合物的总体毒性会显著增强。例如，低毒除草剂 2,4,5-涕中所含的剧毒杂质四氯二苯并对二噁英（TCDD）使除草剂总体毒性增强。

## 四、毒物进入机体的途径

### （一）接触途径

化学物进入机体的途径即称为接触途径。化学物的接触途径不同，则吸收、分布、转运途径不同、先到达的组织器官不同，其代谢转化、毒性不同。化学物常见的接触途径有胃肠道接触、呼吸道接触、经皮肤接触、各种注射等。一般来说，各种接触途径的吸收速度依次顺序为：静脉注射>呼吸道接触>腹腔注射>肌肉注射>经口接触>经皮接触。呼吸道吸入接触与静脉注射的吸收速率相近，但吸收总量差距较大。如给人静脉注射青霉素时血浆中药量瞬间达到峰值（药物吸收率 100%）；以肌肉注射相同剂量青霉素时 0.75 h 达到峰值

（药物吸收率 80%）；而口服给药时血浆中药量 3.0 h 达到峰值（药物吸收率 3%）。但也有些例外的，如大鼠经口染毒氨基氰 $LD_{50}$ 为 210 mg/kg，经皮肤涂抹染毒 $LD_{50}$ 为 84 mg/kg，经口接触毒性比经皮接触低，是因为氨基氰在胃内酸性条件下迅速转化，在胃肠道吸收后经门静脉到肝脏（首过效应）快速降解，毒性降低；又如农药久效磷小鼠腹腔注射与经口染毒毒性基本一致，其 $LD_{50}$ 分别为 5.37 mg/kg 和 5.46 mg/kg；又如硝酸钠经口染毒，可在胃肠道中还原为亚硝酸钠，引起高铁血红蛋白症，但将硝酸钠静脉注射染毒则不能致高铁血红蛋白症。

### （二）溶剂

染毒时往往要将毒物用溶剂溶解或稀释，有时还要用助溶剂。有的溶剂和助溶剂可改变化合物的理化性质和生物活性。因此，选用的溶剂和助溶剂应是无毒的、与受试物无反应且制成的溶液应稳定。常用的溶剂有水（蒸馏水）、生理盐水、植物油（玉米油、橄榄油）、二甲基亚砜等。常用的助溶剂有吐温 80，其为非离子型表面活性剂，同时具有亲水性基团和亲脂性基团，可将非亲脂性化合物溶于油脂中，将亲脂性化合物溶于水中。但吐温 80 对某些化合物的吸收有影响，且有一定毒性。溶剂选择不当，可加速或减缓毒物的吸收、排泄，改变分布而影响其毒性。例如，用吐温 80 和丙二醇作溶剂测定敌敌畏的急性毒性时，以丙二醇作溶剂比吐温 80 的毒性强，其毒性不同的机理是由于丙二醇的烷氧基可与敌敌畏的甲氧基发生置换，从而毒性增强。又如，DDT 以油作溶剂对大鼠的 $LD_{50}$ 为 150 mg/kg，而以水作溶剂对大鼠的 $LD_{50}$ 为 500 mg/kg，其毒性不同的机理是由于油脂能促进 DDT 的吸收作用。但溶剂油脂用量过大会导致腹泻而可能降低吸收量。

### （三）毒物浓度

一般在相同剂量和毒性强度情况下，浓度高溶液比浓度低溶液毒性强。如氰化钾和氰化钠高浓度溶液比低浓度溶液急性毒性强。但也有例外，如 1,1-二氯乙烯原液的毒性不明显，但稀释后肝毒作用增强。

### （四）交叉接触（cross exposure）

将毒物通过呼吸道染毒时，应避免经皮肤吸收的附加量。经皮肤涂抹易挥发化合物染毒时，应将涂抹部位密封起来，以防涂抹药物被动物舔食或药物蒸汽入侵该处，引起经消化道的附加吸收。还要注意外用药物涂抹染毒时，涂抹处不能有开放伤口，否则药物直接通过无皮肤屏障处，可能导致用药量过大。所以各种药物实验染毒时，必须要避免交叉接触所导致的药量不准确的问题。

## 第二节　环境因素

机体在接触化学物的同时，往往还受到生活或工作环境中气象条件、噪声和辐照等物理因素的影响。

## 一、气象条件

### (一)气温

外源化学物及其代谢产物在体内的剂量与生物活性受其 ADME 过程的影响,而 ADME 过程与环境温度密切相关,一般环境温度高使化学物的急性毒性增强,另一方面,有些化学物可直接影响机体的体温调节过程,从而改变机体对环境温度变化的反应性。有人比较了 58 种化学物在 8℃,26℃和 36℃不同温度条件下测定对大鼠的 $LD_{50}$。结果表明,55 种化学物在 36℃时急性毒性最大,26℃时急性毒性最小。引起体温增高的化学物(如五氯酚、2,4-二硝基酚及 4,6-二硝基邻甲酚等)在 8℃时急性毒性最低,而引起体温下降的化学物如氯丙嗪在 8℃时急性毒性最高。

在高温环境条件下,机体皮肤毛细血管扩张,血液循环和呼吸功能加快,可加速化学物经皮肤吸收和经呼吸道吸收,增强一些化学物的毒性,如氮氧化物、硫化氢的刺激作用增加。机体处于高温环境时排汗增多,氯化钠随汗液排出增加,$Cl^-$ 流失会导致胃酸分泌减少,继而影响化合物经胃肠吸收。如弱有机酸类物质吸收降低。此外,机体排汗增多则排尿量减少,使经肾脏随尿排出的毒物在体内滞留,毒作用增强。但是温度对毒性的影响比较复杂,如有机磷类中的沙林则在低温下毒性增高。

### (二)气湿

环境湿度较高时,化学物经皮肤吸收速度加快。其机理是环境湿度增大,汗液蒸发困难,皮肤表面的水分增加,水溶性的化合物与皮肤的接触时间延长,使吸收量增加。在高湿环境下,某些化学物如 HCl、HF、$SO_2$ 和 $H_2S$ 等的刺激性和毒性增强。此外,在高湿情况下,冬季易散热,夏季则反而不易散热,所以会增加机体体温调节负荷,从而影响其对化学物的影响。

### (三)气压

气压是作用在单位面积上的大气压力。自然环境中气压变化不会很大,但对有些化学物的毒性有轻微影响。如环境气压降低,可致 CO 对机体的毒性增大。在高原低气压下,士的宁和洋地黄对机体的毒性降低,而氨基丙苯的毒性则增加,气压改变对化学物质毒性的影响主要是由于氧张力的改变,而不是气压的直接作用。在一些特殊情况时,气压增高,往往会影响大气中污染物的浓度。

## 二、季节和昼夜节律

季节和昼夜节律影响机体的生物节律,化学物作用于机体时,其毒作用经常发生周期性变化。例如给予小白鼠相同剂量的尼可刹米(二乙烟酰胺),下午 2 时染毒死亡率为 67%,而凌晨 2 时染毒其死亡率仅为 33%;抗肿瘤药甲氨蝶呤在 0 时服用毒性最小(疗效也最小),在 6 时服用毒性最大;大鼠在适量苯巴比妥钠作用下的睡眠时间依次为,春季>冬季>夏季>秋季。季节节律与气候情况及动物的冬眠因素有关。

### 三、动物的饲养模式

实验动物饲养条件和处理方法等对化学物的毒作用有一定影响,如同笼动物数,笼子的种类,环境温度、湿度、光照时间,饲料、饮水、铺垫物质量等均是重要因素。

## 第三节　机体因素

毒作用是外源化学物与机体相互作用的结果,因此机体的种属、年龄、性别、营养情况和健康状况等都可能影响化学物的毒性。

### 一、物种间差异

化学物能够损害一种机体而不损害另一种机体的现象很多,此种选择毒性与物种生理和生物化学特性的不同有密切关系。由于生理特性的不同,因而造成选择毒性的不同。例如,细菌有细胞壁,而哺乳动物细胞没有,此差异经常被用于致病菌性疾病的治疗过程,如青霉素和头孢菌素选择性杀灭致病菌,但对哺乳动物的细胞毒性特别小;又如,沙利度胺(反应停)对大鼠、兔子致畸作用特别低,但对人类的致畸作用特别高,机理可能是因为物种差异所造成的胎盘结构与屏障作用不同。

不同动物种类对毒物的感受性差异经常是由于化合物的生物转运、生物转化过程不同或靶位不同所导致的,而且其中最主要的是生物转化(解毒机制)的不同。生物转化主要因素又包括:不同物种的动物代谢酶种类不同、代谢酶活力不同和代谢途径不同。例如,麻醉剂速眠新(846合剂)肌肉注射使动物麻醉 $0.5 \sim 1$ h时各种动物用量为:犬需 $0.04 \sim 0.1$ mL/kg,猴需 $0.1 \sim 0.15$ mL/kg,兔、猫需 $0.2 \sim 0.3$ mL/kg,小鼠和大鼠需 $0.3 \sim 0.8$ mL/kg,用量不同是由于不同种类的动物代谢酶活性不同。又如乙二醇可代谢为草酸,引起物种间毒性差别的原因是草酸的毒性。乙二醇对3种动物的毒性大小依次为:猫>大鼠>兔,这个顺序正好与3种动物体内草酸的生成量相一致,草酸生成量不同的原因是代谢酶活力不同;生物活化作用的不同也是很多毒作用不同的原因。2-萘胺经CYP450催化生成相应的N羟胺。N羟胺被细胞质 $N$-乙酰基转移酶转变成高度反应性的芳基氮宾离子(终致癌物)。以上反应在人体中是快反应乙酰化,致癌性显著。然而大鼠体内是慢反应乙酰化,致癌性不显著。犬虽缺乏细胞质 $N$-乙酰基转移酶,但有微粒体 $N$-乙酰基转移酶,通过此酶也能进行上述致癌物活化作用。所以2-萘胺对犬也有较强的致癌性;2-乙酰氨基芴(2-AAF)对多种动物都致癌,但对豚鼠、猴却不致癌。其机制是2-AAF在多种动物体内发生 $N$-羟化反应,生成致癌物3-羟基-2-AAF。豚鼠、猴却无此反应;苯异丙胺在人、家兔和豚鼠体内经氧化脱胺,生成苯丙酮,急性毒性显著降低。而在大鼠体内经芳环的羟化反应,生成对羟基苯异丙胺(急性毒性较强)。

不同物种的动物代谢酶种类不同。例如,猫体内缺乏 $N$-乙酰转移酶和葡萄糖醛酸转移酶;猪体内没有芳香胺乙酰化酶和磺基转移酶;豚鼠体内不能进行甘氨酸结合反应。

同一种属不同品系的动物对毒物的敏感性有差异。例如,有人观察了7种小鼠品系吸入相同剂量的氯仿的致死情况,结果:DBA2系死亡率为75%,DBA系为51%,C3H系为32%,BALC系为10%,其余3种品系均为0%。

## 二、个体差异

同种动物中不同个体的生物转化酶表达量有差异,这会导致转化酶活性差异,继而影响外源化学物对不同个体的毒作用。这些差异主要是个体间的遗传学差异造成的。例如,$N$-乙酰化酶类可生物转化含有芳香胺或肼基的多种药物,一些产物具有致癌性,特别引起膀胱癌较多,其中膀胱癌发生与慢乙酰化反应者显著相关。相反,上述过程中结肠癌和结肠息肉发生与快乙酰化反应者相关;又如,抗结核病药物异烟肼的$N$-乙酰化作用,个体间差异很大,也分为快反应和慢反应乙酰化两种,这种差异是由于人种的不同,肝脏的$N$-乙酰转移酶活性不同。例如爱斯基摩人和东方人种的$N$-乙酰转移酶活性很高,异烟肼被快速乙酰化,异烟肼疗效降低。而埃及人则属慢乙酰化者,异烟肼毒副作用增大;又如,在地中海人和亚洲人中较常见葡萄糖-6-磷酸脱氢酶缺乏。患有葡萄糖6-磷酸脱氢酶缺乏和还原型谷胱甘肽稳定性异常的人容易在接触苯肼、乙酰苯胺和安替匹林等药物后发生溶血性贫血。

### 三、机体其他因素对毒物毒性的影响

#### (一)性别

同种同品系的雌、雄动物经常对毒物的敏感性具有较明显的差异。此差异主要表现在性成熟至老年期的实验动物中,可见性激素的性质和活性水平起了关键性作用。据研究表明,微粒体氧化作用受性激素特别是雄性激素的调控,雄性激素可提高化学物的代谢作用。因此,经该酶系代谢解毒的化学毒物对雄性动物表现的毒性小,而经该酶系代谢活化的化学毒物对雌性动物的毒性大。此差异大鼠比较明显,一般外源化学物对雌性大鼠的毒作用常大于雄性大鼠,但也有例外的。例如,巴比妥类药物对雌性大鼠引起的睡眠时间比雄性长。环己巴比妥对雄性大鼠作用时,睡眠时间比雌鼠短,其原因是雄鼠体内对此化合物代谢解毒的肝微粒体酶的代谢活性较高。雄鼠去势手术或染毒雌激素可使酶活性降低。同样,雄性大鼠对氨基匹林的去甲基作用和对磺胺类的乙酰化作用比雌鼠快,因而效应较低。雌性大鼠对一些有机磷杀虫剂(如谷硫磷和对硫磷)也比雄鼠敏感。雄鼠去势手术或染毒雌激素也可消除这种差别,而且两种性别的刚断乳大鼠对这些毒物的敏感性是基本相同的。然而,对硫磷在雌性大鼠体内的代谢比雄鼠快,即对硫磷快速转化为毒性更强的对氧磷,此过程是生物活化过程。这种由于雌鼠的生物活化作用较强而造成其毒性反应比雄鼠更大的情况,在常被生物活化方式代谢的艾氏剂和七氯等也相同。又如,氯仿对雄性小鼠具有急性肾毒作用,而对雌性小鼠则无此毒效应。对雄性小鼠进行去势手术或染毒雌激

素可减轻此肾毒作用,而雌性小鼠给予适量雄激素接触则可加重肾损伤。此种例子还很多,如氨基比林的 $N$-脱甲基化;环己巴比妥的氧化;邻氨基酚的葡萄糖醛酸结合;对烟碱和阿司匹林的代谢等都有性别差异。

一些化学物的两种性别小鼠和大鼠致癌试验中,经常发现仅在一种性别显示有致癌性的情况很多,此种性别差异也已经在其他的物种(包括人)中被初步验证,其原理可能是由于性激素参与或促进致癌过程。例如,雌酮、雌二醇和己烯雌酚等物质。

### (二)年龄

机体在出生初期、成年期和老年期等时,对化学物代谢的影响有很大差异,一般年龄越小的动物对化学物的毒性越敏感,此差异在出生初期动物表现最明显。其原因在于以下个因素:在机体出生最初几天中胃肠道和血—脑屏障结构还不完善,因此许多物质容易从胃肠道中吸收,并能通过血—脑屏障进入中枢神经系统;刚出生动物肝脏的解毒反应(缺乏各种解毒酶或酶活性低)和化学物经肾排除不像成年期那么有效。例如,甲磺丁脲被 CYP450 氧化代谢,成人的半衰期为 8 h,婴儿的则长达 40 h,婴儿排泄速度比成年人慢 5 倍。又如,一次性给予小鼠环己巴比妥 10 mg/kg,1 日龄小鼠的睡眠时间超过 360 min,而 21 日龄小鼠睡眠时间仅为 27 min。在这两种年龄动物体内给予环己巴比妥 3 h 时,它们各自氧化代谢的比例分别为 0 和 21%~33%,代谢解毒能力差距很大。某些毒物在幼年动物的体内的吸收比成年动物多。例如,儿童对铅的吸收比成年人平均高 4~5 倍,对镉的吸收则平均高 20 倍。幼年动物对吗啡较为敏感,其原因是由于血—脑屏障的结构不完善,而容易进入中枢神经系统。

然而,少数一些化学物反而对幼龄动物毒性小,其机理:此种化学物代谢是生物活化的过程,幼龄动物代谢越慢,代谢酶活力越低毒性反而越小。例如 Lu 等(1965)报告,狄氏剂对新生大鼠的 $LD_{50}$ 为 167.8 mg/kg,对成年大鼠 $LD_{50}$ 为 37 mg/kg,对新生大鼠的急性毒性比成年大鼠低 4.5 倍。

有些研究表明,动物老龄后对很多化学物敏感性增高。其可能的机制为动物老龄后对化学物的生物转化和转运作用的影响。化学物在体内的分布也可能由于体脂的增多或体液的减少而改变。很多药物可能在老龄动物引起更严重的毒作用,特别是经肝微粒体酶代谢的药物。如苯巴比妥和对乙酰氨基酚等因代谢减慢,而使血浆中的半衰期增长。

### (三)营养状态

营养素缺乏或失衡会影响化学物的 ADME 过程,继而影响化学物毒作用。机体蛋白质摄入不足,引起酶蛋白合成减少,CYP450 与 NADPH-CYP450 还原酶等活性下降,使毒物代谢减慢,机体代谢解毒能力降低。机体缺乏维生素 B 族、维生素 C 或维生素 E,使多种代谢酶活性下降,其原因是这些维生素直接或间接参与 CYP450 系统和机体内多种物质的代谢。机体摄入钙、铜、铁、镁和锌等微量元素不足,一方面可降低 CYP450 活性,另一方面降低对镉、铅等有毒物质的吸收拮抗或功能拮抗作用。

### （四）疾病

肝脏是许多化学物质进行代谢解毒的主要器官。肝脏疾病时显著地降低外源化学物的代谢解毒和排泄的效率。机理为：①健康肝细胞减少，代谢场所和代谢酶减少，代谢能力降低；②肝脏合成白蛋白减少，药物转运载体减少，转运速度减慢，造成游离药物浓度增高，药物在局部组织浓度偏高，而毒性增强；③肝脏血流的严重改变，影响外源化学物转运至代谢部位，特别是影响经胃肠道吸收的化学物的转运，影响代谢解毒过程，而毒性增强。④肝脏疾病时还会影响经胆管排泄药物的速度，从而使生物半衰期延长，而药物毒性增加。

另外，化学物的毒作用靶器官、靶组织与发病器官相同时，则对此器官的毒作用呈现相加或协同作用，化学物毒性加倍。例如有肝病、肾病的人喝酒、吸烟会导致病情加重。又如，对实验动物黄曲霉毒素诱导与乙型肝炎病毒感染相结合会明显增加肝癌发病率。又如，呼吸道疾病（如哮喘）可使患者对空气污染物（如 PM2.5 增高）更敏感。影响化学物毒性的疾病还很多。例如，内分泌失调、严重失眠症、高血压、糖尿病、遗传疾病等。

## 第四节　毒物的联合作用

将两种或两种以上的外源化学物对机体的交互作用称为联合作用（joint action）。多种外源化学物在机体内经常呈现非常复杂的交互作用。此作用表现为相互影响生物转运和生物转化过程，进而导致毒作用变化，最终可以影响各自的毒性或综合毒性。

### 一、交互作用（interaction）

#### （一）协同作用（synergistic joint action）

两种或两种以上外源化学物同时或先后对机体所产生的效应大于各个外源化学物单独对机体效应的总和，称为协同作用。化合物之间发生协同作用的机理非常复杂。可能与化合物之间影响吸收速率，促使吸收加快、排出延缓、干扰体内降解过程和促进化学物的代谢活化等有关。例如，人体内抗凝血酶Ⅲ与肝素联合作用时，抗凝血酶Ⅲ的抗凝血作用可增大 100~800 倍，机理是肝素增强抗凝血酶Ⅲ与凝血酶的亲和力，凝血酶加速失活所致。又如乙醇和四氯化碳协同作用时肝脏毒性增强；吸入石棉粉末的同时吸烟对肺的毒性明显增强；体内很多激素间的相互促进的生物放大作用也属于协同作用；生活中的例子，饮酒的同时服用头孢类药物，使其毒副作用增大，甚至出现致死作用；饮酒时同时掺喝不同种类的酒容易醉也是协同作用。

#### （二）拮抗作用（antagonistic joint action）

两种或两种以上外源化学物同时或先后对机体所产生的总效应低于各外源化学物单独效应，称为拮抗作用。拮抗作用的实际意义是研制许多毒物特效解毒剂或中毒急救的主要的药理学机理。根据其机理不同可分为：①化学性拮抗作用，是指两种化学物发生化学反应，使其一方或两方化学物生物活性降低。如二巯基丙醇与砷、汞等的络合反应，使其毒性降低。②功能拮抗作用,是指两种化学物作用于机体同一生理功能,但产生截然相反的作用,结果使该生理功能维持平衡。如解磷定(醛肟吡胺)和胆碱酯酶竞争与有机磷酸酯类(农药)化合物结合,解毒机理是解磷定作为拮抗剂与有机磷酸酯类化合物结合后,保护了胆碱酯酶,致使有机磷酸酯类化合物毒效应降低。③受体拮抗作用是指毒物和拮抗剂作用于同一受体,如美洲箭毒与乙酰胆碱(Ach)竞争结合骨骼肌后膜受体,要是乙酰胆碱与受体相结合时骨骼肌功能正常,美洲箭毒与受体相结合时骨骼肌则麻痹。④转运拮抗:一种化学物干扰或改变另一化学物的吸收、分布和排泄,使其到达靶器官(部位)的浓度降低,从而使其作用减弱。如铅离子与钙离子经常竞争性通过钙离子通道转运入细胞内,因而钙离子转运减慢,细胞内钙离子浓度降低,钙稳态改变,细胞功能异常。

## 二、非交互作用

### (一)相加作用( additional joint action)

两种或两种以上外源化学物各自对机体的毒作用的靶位相同,则其对机体所产生的毒作用等于各个外源化学物单独对机体所产生毒作用的总和,称为相加作用。例如,麻醉剂氯安酮与硫喷妥钠联用;笑气($N_2O$)与氟化类吸入麻醉药联用等呈现相加作用。又如许多刺激性气体引起的呼吸道刺激作用呈相加作用。

### (二)独立作用( independent action)

当两种或两种以上外源化学物同时或先后对机体作用,其作用的靶位不同,且各靶位之间生理关系相对不密切,此时各外源化学物的毒作用表现为各自相对不相互干扰的毒作用,称为独立作用。所以独立作用是个相对性概念,有时不易判断。例如,给大鼠染毒酒精与氯乙烯时,酒精引起线粒体脂质过氧化,而氯乙烯引起微粒体脂质过氧化的两种独立作用。但总体上是肝细胞脂质过氧化损伤增加,所以两种物质造成的细胞层面上的损伤是相加作用。

## 三、联合作用的评价

测出混合外源化学物各组分的$LD_{50}$,再假设混合化学物各组分的联合作用是相加作用,计算出混合化学物的预期$LD_{50}$值(注意,$LD_{50}$的值与毒性呈反比关系)。其公式如下:

$$\frac{1}{混合化学物的预期 LD_{50}}=\frac{a}{A 的 LD_{50}}+\frac{b}{B 的 LD_{50}}+\frac{c}{C 的 LD_{50}}+\cdots+\frac{n}{N 的 LD_{50}}$$

式中:A,B,C……N 为化学物参加联合作用的各组分;$a,b,c\cdots n$ 分别为混合化学物各组分 A,B,C……N 在混合物中所占的质量比例($a+b+\cdots+n=1$)。

实测(动物实验)混合化学物的$LD_{50}$,求混合化学物的预期$LD_{50}$与实测混合化学物的$LD_{50}$的比值,即为联合作用系数($K$)。用此 $K$ 值评价混合外源化学物的联合作用类型。如果混合外源化学物各组分呈现相加作用,则 $K$ 理论值应等于1。但由于实测$LD_{50}$结果会有一定波动,所以 $K$ 值是一定范围。$K$ 值计算公式如下:

$$K = \frac{计算所得混合化学物的预期 LD_{50}}{实测混合化学物的 LD_{50}}$$

以 Finney(1942)的毒性相加公式与 $K$ 值为基础的联合作用评价标准有 Keplinger 法和 Smyth 法,见表 6-2:

**表 6-2　各种联合作用的 $K$ 值标准**

| 评价方法 | 禁食情况 | 协同作用 | 相加作用 | 拮抗作用 |
|---|---|---|---|---|
| Keplinger 法,1967 | 空腹 | >1.75 | 0.57-1.75 | <0.57 |
| Smyth 法,1969 | 非空腹 | >2.7 | 0.4-2.7 | <0.4 |

# 参考文献

[1]李仁利.药物构效关系[M].北京:中国医药科技出版社,2003:88-163.

[2]卡米尔·乔治·沃尔穆什.实用药物化学(原著第三版)[M].蒋华良,译.北京:科学出版社,2012:585-621.

[3]周宗灿.毒理学教程[M].第三版.北京:北京大学医学出版社,2006:67-110.

[4]刘宁.食品毒理学[M].北京:中国轻工业出版社,2005:77-84.

[5]李宁.食品毒理学[M].第二版.北京:中国农业大学出版社,2016:237-250.

[6]曾苏.手性药理学与手性药物分析[M]北京:科学出版社,2009:10-61.

[7]盛春泉.药物结构优化[M].北京:化学工业出版社,2017:275-277.

[8]张立实.食品毒理学[M].北京:科学出版社,2017:46-55.

[9]王向东.食品毒理学[M].南京:东南大学出版社,2007:53-83.

[10]郭宗儒.药物化学总论[M].第三版.北京:科学出版社,2016:128-151.

# 第七章　食品毒物的一般毒作用及其评价

**内容提要**

本章主要介绍急性毒性、亚慢性毒性和慢性毒性、蓄积毒性的概念、试验目的和试验方法。

**教学目标**

1. 掌握一般毒性的基本概念、试验目的、关键指标、参数及其意义。

2. 熟悉动物试验的设计和方法。

3. 了解一般毒性试验指导观念和技术方法。

**思考题**

1. 何谓急性毒性？急性毒性试验的目的是什么？怎样进行急性毒性实验设计？

2. 常用的 $LD_{50}$ 计算方法有哪些，各有何优缺点？

3. 经口染毒有哪几种具体方法，各有何优缺点？

4. 何谓亚慢性毒作用？其试验目的是什么？如何进行相关试验设计？

5. 何谓慢性毒作用？其试验目的是什么？如何进行相关试验设计？

6. 何谓蓄积毒作用？蓄积毒性试验的目的是什么？常用的蓄积毒性试验方法有哪些？

## 第一节　概述

### 一、一般毒性的概念和分类

在毒理学研究和安全性评价中习惯于把毒物的毒性划分为一般毒性（general toxicity）和特殊毒性（special toxicity）。一般毒性通常也称基础毒性（basic toxicity），是人和动物单次或反复接触食品毒物或有害因素后在躯体及靶部位所发生或表现出的急性或长期的一般性中毒症状、生理生化变化、组织病变及死亡现象。根据毒物接触次数和时间长短把一般毒性划分为以下四类：急性毒性（acute toxicity）、蓄积毒性（cumulative toxicity）、亚急性或亚慢性毒性（sub-acute or sub-chronic toxicity）和慢性毒性（chronic toxicity）。在实验毒理学以及食品安全性评价中，一般毒性基本上仅指毒物或化学物质的剂量—效应（dose-effect）和时间—效应（time-effect）上的区别，即摄入（接触）毒物剂量、频度和时间长短与致死性和非致死性毒作用关系上的区别。

特殊毒性（special toxicity）是同一般毒性相对而言的，主要是指致癌作用、致突变作用、致畸和遗传毒性等。从出现效应/反应的时间上来说，特殊毒性应属于非急性毒性的范畴。

## 二、一般毒性试验在食品安全评价程序中的意义

食品毒物一般毒性是食品安全性评价和危险性评价重要组成部分。根据食品安全性毒理学评价程序（GB15193.1—2014）规定，食品毒物一般毒性试验和特殊毒性试验包含急性经口毒性试验、遗传毒性试验、28天经口毒性试验、90天经口毒性试验、致癌试验、生殖毒性试验和生殖发育毒性试验、毒物动力学试验、慢性毒性试验、致癌试验及慢性毒性和致癌合并试验等10个试验项目。在食品安全性评价实践中，不一定要进行所有阶段的试验或项目，如在急性经口毒性试验中若所获 $LD_{50}$ 小于人的推荐（可能）摄入量的100倍，则一般应放弃该受试物用于食品，不再继续进行其他毒理学试验；在90天经口毒性试验中所获的未观察到的有害作用剂量大于或等于人的推荐（可能）摄入量的300倍者则不必进行慢性毒性试验，可进行安全评价。

食品毒理学研究和实践不同于一般的毒理学研究和实践，是为人类的饮食安全服务的。因此食品一般毒性试验、评价的受试物或范围不仅仅是明显的"毒物"，应包括食品生产、加工、保藏、运输和销售过程中所涉及的可能对健康造成危害的所有外源化学、生物和物理因素的安全性。具体评价对象包括食品添加剂，含营养强化剂（如脂溶性维生素）、矿物质、新资源食品及其成分、辐照食品、食品容器与包装材料、食品工具、设备、洗涤剂、消毒剂、农药残留、兽药残留、环境污染物、食品工业用微生物等。总体来说食品中外源化学物的一般毒性试验是认识和评价化合物毒理学基本特征的开端和进一步全面评价化合物毒性的必经阶段，是毒理学最基本的工作内容，对制定食品卫生标准以及管理决策方面均具有十分重要的意义。

# 第二节　急性毒作用及其评价

## 一、急性毒性的基本概念

急性毒性（acute toxicity）是指机体（实验动物或人）一次性或在24 h内多次接触（染毒）有毒物质（食品毒物）后，在短期内所引起致死性或非致死性毒作用。

急性毒性试验观察的内容一般包括行为、外观改变、大体形态变化以及死亡效应，最主要的观察指标是 $LD_{50}$。在急性毒性的概念中"一次"接触是指经口或经注射途径瞬间染毒，或经呼吸道、皮肤途径时在规定的时间内持续染毒。"24 h多次"是指当外源化学物毒性或溶解度很低，即使一次给予实验动物规定染毒途径允许的最大容积的饱和溶液仍不能观察到明显的毒作用，需要24 h内多次接触以达到规定的限制剂量。一般24 h内不超过3次，且有一定的时间间隔。

外源化学物使实验动物发生中毒效应的快慢和剧烈的程度可因所接触的化学物的质与量不同而异。有的化学物在实验动物接触致死剂量的几分钟之内就可以发生中毒症状，

甚至死亡;而有的外源化学物则在几天后才出现明显的中毒症状或死亡。因此所谓短期内一般指染毒后 7~14 d。

## 二、急性毒性试验的目的

急性毒性试验是检测和评价受试物毒作用最基本的一项试验,是了解和探讨外源化学物对机体毒作用的第一步。按目前的国际原则,任何分子结构及理化性质上可能对人和动物有害的新合成或新发现、新提纯的外源化学物质及其杂质、有增效作用的佐剂、溶剂等都应首先进行急性毒性试验,其主要目的如下:

(1)确定急性毒性评价参数　在以死亡为终点的经典急性毒性试验及其改进或部分替代试验中,确定受试物在一种或几种实验动物上的致死性参数(指标)及其范围,如 $LD_{50}$ 及其 95%可信限;死亡上下限指标,如 $LD_{01}$(即 $MTD$ 和 $LD_{100}$)。近年来,欧美和日本等国家开始用急性毒性估计值($ATE$)替代经典急性毒性试验确定的 $LD_{50}$,或采用非死亡效应为重点的急性毒性评价试验,确定受试物的非致死性参数(指标),如 $ED_{50}$(或 $EC_{50}$)。

(2)找出受试物的剂量—效应和剂量—反应关系　毒理学的毒性试验中,需设置多个剂量组,观察剂量—效应(反应)关系,以确定受试物的毒性效应及其毒性参数。该关系的确立有利于更科学、全面阐明受试物的相对毒性、作用方式和特殊规律;评价化学物质对机体的急性毒性的大小,并根据关键参数(主要是 $LD_{50}$ 或 $LC_{50}$)值,进行急性毒性分级,为受试物的开发、应用及监管提供依据;还可为研究受试物急性中毒的预防、急救和治疗提供依据。

(3)为蓄积毒性、亚慢性和慢性毒性研究及其他毒理试验接触剂量的设计和观察指标的选择提供依据。

(4)为研究毒作用机制提供线索　急性毒性研究中,对受试物及主要杂质分子结构、理化性质、存在状态的了解,综合染毒途径、临床体征及病理生理变化、代谢研究结果分析等,为受试物在体内的生物转化、代谢动力学特征等相关机制研究提供线索。

## 三、急性毒性试验设计的要点

国内外相关法规对不同物质,如食品、药品、农药、兽药等的急性毒性试验程序有不同的要求,但总体原则相似。食品毒理学安全评价程序主要包括试验动物、受试物及其配置、染毒途径、剂量设计、毒作用的观察等。

### (一)试验动物

应尽量选择急性毒性反应与人近似的动物,且具有易于饲养管理、试验操作方便、繁殖能力强、价格低、易于获得等特点。选择应考虑种属和品系、年龄、体重、数量、饲养管理等方面。

1.种属与品系

动物种属的选择应遵循实验动物接触受试物的毒性反应与人类的基本一致,并且选择实验动物对受试物最敏感的原则;至少在两种实验动物上分别或同步试验,最好选一种啮齿类和一种非啮齿类,分别确定 $LD_{50}$,以降低物种差异在外推到人类时的风险。啮齿类动物一般首选大鼠和小鼠;非啮齿类动物动物中以犬和猴最为常见。灵长目动物在种系上虽与人类最接近,甚至对某些化学物质的毒性反应也与人类似(百草枯对人和猴的肺脏引起同样的病变),但其价格昂贵且难以获得,实际很少用于急性毒性试验,只限于必要时作比较研究。

同一物种的实验动物又有品系之分,品系是指用计划交配的方法获取源于共同祖先、具有特定基因型的一群动物。一个品系的动物应具有共同遗传来源和一定遗传结构、稳定的遗传性能、独特的生物学特性和相似的外貌特征。根据遗传特点的不同,可分为近交系(inbreeding stain)、封闭群(closed colony)和杂交群(hybrids)。近交系指在一个动物群体中,任何个体基因组中99%以上的等位位点为纯合时定义为近交系。常用的近交系小鼠有BALB/c、C57BL/6、C3H、DBA、AKR、CBA、TA1、TA2 等;近交系大鼠有 F344/N、Lou/CN、LEW(Lewis)、BN 等。封闭群也称远交群,是指以非近亲交配方式进行生产的实验动物种群。常用的封闭群小鼠有 KM(昆明)、NIH、ICR、LACA 等;封闭群大鼠有 Wistar、SD(Sprague Dawley)、Long-Evans 等。杂交群是指由两个不同近交系杂交产生的后代群体。在实际操作中三类品系各有其优缺点,应根据不同的试验需要进行选择。

2. 性别、年龄和体重

性别选择时一般为雌雄各半。若有资料或预实验表明受试物对动物的毒作用有性别差异,需对两种性别求出各自的 $LD_{50}$ 值。如大鼠皮下注射 0.1~0.2 mL 30%乙醇溶液,雄性动物的死亡率可达84%,而雌性动物仅有30%;戊巴比妥钠麻醉大鼠,雌性动物的敏感性是雄性动物的 2.5~3.8 倍;不同性别的小鼠对食盐急性和慢性毒性的敏感性存在较大差异,急性毒性雌鼠较雄鼠敏感,而慢性毒性则呈现相反的结果。对于一些特殊的毒理学试验则要根据试验目的、要求而定,如需着重观察受试物对雄性动物生殖功能的影响,应选用雄性动物;如为受试物的致畸试验作准备,则只选用雌性动物。

急性毒性试验研究中一般选用刚成年者、健康、未交配和未受孕的动物。但如需研究受试物急性毒作用的年龄差别,就应选择不同年龄组动物。小动物的年龄与体重存在较好的相关性,所以一般按体重来选择。通常大鼠体重 180~220 g,小鼠为 18~22 g,豚鼠为200~250 g、家兔为2000~2500 g、比格犬为4000~6000 g、猫为1500~2000 g。一般来说,同批次体重相差范围不应超过平均体重的20%,最好在10%以内。常用实验动物年龄与体重的关系见表7-1。

3. 分组和数量

每组动物数量随试验设计和物种等因素不同而有所差异。经典急性毒性试验设计一般要求设计 5~7 组,每组动物数量依实验动物种类而定。小鼠不应少于 10 只,大鼠6~8只,家兔6~8只,犬、猫等大动物4~6只。由于实验动物本身的差异和个体对化学毒物毒作用的敏感性差异,在动物分组时应严格遵守随机化原则,保证组间均衡,以减少非处理因素对试验结果的影响。

表 7-1　常见实验动物年龄与体重的关系

| 动物 | 大鼠 | 小鼠 | 豚鼠 | 家兔 | 犬 | 猫 |
|---|---|---|---|---|---|---|
| 成年年龄(月) | 3 | 2 | 2 | 3~4 | 3~4 | 3~4 |
| 体重(g) | 150 | 15 | 250 | 1500 | 7000~15000 | 1000 |
| 寿命(年) | 2~2.5 | 1.5~2 | 6~8 | 4~9 | 15~20 | 10~12 |

#### 4.动物饲养和管理

实验动物喂养室温度应控制在$(22\pm3)$℃,相对湿度 30%~70%(条件允许情况下 50% ~60%最佳),无对流风。饲养室采用人工昼夜为好,早 6 点至晚 6 点进行 12 h 光照,其余时间黑暗。实验动物饲养环境相关指标见表 7-2。试验前实验动物在环境中至少适应 5 d,在此期间完成相关检疫工作。试验期间实验动物给予基础饲料,自由饮水。经口毒性试验前所有实验动物需禁食,一般大鼠整夜禁食(16 h 左右),小鼠 4~6 h 即可。染毒后需再进行 2~4 h 的禁食,若分批多次染毒则可根据染毒间隔时间的长短给予动物一定量的饲料,禁食期间如无特殊要求可自由饮水。

表 7-2　实验动物饲养的环境指标(静态)

| 项目 | 指标 | | | | | | |
|---|---|---|---|---|---|---|---|
| | 小鼠、大鼠、豚鼠、地鼠 | | | 犬、猴、猫、兔、小型猪 | | | 鸡 |
| | 普通环境 | 屏障环境 | 隔离环境 | 普通环境 | 屏障环境 | 隔离环境 | 屏障环境 |
| 温度(℃) | 18~19 | 20~26 | | 16~28 | 20~26 | | 16~28 |
| 日温差(℃)≤ | — | 4 | | — | 4 | | 4 |
| 相对湿度(%) | 40~70 | | | | | | |
| 换气次数(次/小时) | 8~10 | 10~20① | 20~50① | 8~10 | 10~20① | 20~50① | 10~20① |
| 气流速度(m/s) | 0.1~0.2 | | | | | | |
| 压强梯度(Pa) | — | 20~50② | 100~150 | — | 20~50② | 100~150 | 20~50② |
| 空气洁净度(级) | — | 10000 | 100 | — | 10000 | 100 | 10000 |
| 落下菌数(个/皿)≤ | 30 | 3 | 无检出 | 30 | 3 | 无检出 | 3 |
| 氨浓度(mg/m³)≤ | 14 | | | | | | |
| 噪声(dB)≤ | 60 | | | | | | |
| 照度(lx) | 工作照度 | 150~300 | | | | | |
| | 动物照度 | 15~20 | | 100~200 | | 5~10 | |
| 昼夜明暗交替时间(h) | 12/12 或 10/14 | | | | | | |

注:表中的氨浓度指标为动态指标。①一般采用全新风,保证动物室有足够的新鲜空气。如果先期去除了粉尘颗粒物和有毒有害气体,不排除使用循环空气的可能,但再循环空气仅限于同一单元,新鲜空气不得少于 50%,并保证供风的湿度、温度参数。②单走廊设施必须保证饲育室、实验室压强最高。

### （二）受试物及其配制

试验前应掌握受试物的详细相关资料,包括:①受试物的名称、批号、含量、保存条件、原料来源、生产工艺、质量规格标准、性状、人体推荐(可能)摄入量等。②对于单一成分的物质,应提供受试物(必要时包括其杂质)的物理、化学性质(包括化学结构、纯度、稳定性等)。对于混合物(包括配方产品),应提供受试物的组成,必要时应提供受试物各组成成分的物理、化学性质(包括化学名称、化学结构、纯度、稳定性、溶解度等)有关资料。③若受试物是配方产品,应是规格化产品,其组成成分、比例及纯度应与实际的相同。若受试物是酶制剂,应该使用在加入其他配方成分以前的产品作为受试物。

在受试物的配制中,应根据染毒途径的不同及受试物的理化性质选择合适的溶媒(溶剂、助悬剂或乳化剂),将受试物制备成一定的剂型。所选用的溶媒本身应无毒,无特殊刺激性或气味,与受试物各成分之间不发生化学反应,对试验系统、程序实施及试验结果无干扰且能保证受试物在其中保持稳定。急性毒性试验受试物常用剂型为水溶液、混悬液、油溶液等。水溶液受试物通常用蒸馏水和去离子水配制,注射等胃肠道外染毒需用生理盐水,以保持与机体内渗透压一致;不溶于水的受试物应溶于或悬浮于适当的有机溶剂,如天然植物油(如玉米油、橄榄油)、0.5%羧甲基纤维素钠、10%阿拉伯胶。除已证明溶液在贮存条件下是稳定的,其他情况下受试物应在使用前新鲜配制。混悬液应充分混匀后再进行后续动物染毒。

### （三）剂量设计与分组

在食品毒理学试验中,最重要的是研究剂量—反应(效应)关系,也就是当受试物剂量增加,实验动物的毒性反应(效应)随之而增强。该关系的存在是确定受试物与有害作用因果关系的重要依据。在进行正式的急性毒性试验之前,需先做预试验,进行预试验前首先了解受试物基本信息。如受试物分子结构,尤其毒性相关结构或基团、理化性质、存在状态、纯度、杂质成分与含量等,以及合成、生产厂家,生产日期、批号等。如,要测定氯乙酸的大鼠经口 $LD_{50}$,从文献可知乙醇大鼠经口 $LD_{50}$ 为 10.8 g/kg 体重,氯乙醇为 71mg/kg 体重,可见氯取代可增强毒性。现已知乙酸 $LD_{50}$ 为 3.4 g/kg 体重,推测氯乙酸的大鼠经口 $LD_{50}$ 应与氯乙醇相近,实测结果为 78 mg/kg 体重。

预试验通常是先用少量动物进行来确定剂量范围。预试验以较大的剂量间隔,一般是按几何级数给药,或采用剂量对数等差。如表 7-3 所示,采用 4 倍等比间距,即剂量常用对数值等差 0.6。设置剂量组如需设置较小的组间剂量差距,剂量对数间距可用 0.2(即组间剂量相差 1.6 倍)。经预试验找出 10%~90%(或 0~100%)的致死剂量范围,再依如下公式求出正式试验的剂量组距($i$)值。如有确切的文献数据,可以不进行预试验。

$$i = (logLD_{90} - logLD_{10}) / (n-1) \text{ 或 } i = (logLD_{100} - logLD_0) / (n-1)$$

公式中 $i$ 为组距,表示相邻两个剂量组剂量的对数之差或相邻两组剂量比值的对数值。$n$ 为设计的剂量组数。求出 $i$ 值后,以剂量组($logLD_{10}$ 或 $logLD_0$)剂量对数加上一个 $i$ 值,即为第 2 个剂量组剂量对数,以此类推直至最高剂量组,查反对数即为各组剂量的数值。

剂量组的设置应依据预试验结果而定,一般最高和最低剂量组间差别较大者其组数和每组动物数应较多。最高和最低剂量如相差 2~4 倍至少应设置 3~4 组；相差 4~9 倍者至少应设 4~5 组；相差 10 倍以上至少应设 6 个组。

表 7-3　某化学物质大鼠经口预试验剂量设计

| 组别 | 剂量,等比 4 倍(mg/kg) | 剂量对数值,等差 0.6 |
|---|---|---|
| 1 | 2.5 | 1.602-0.6×2 |
| 2 | 10.0 | 1.602-0.6 |
| 3 | 40.0 | 1.602 |
| 4 | 160.0 | 1.602+0.6 |
| 5 | 640.0 | 1.602+0.6×2 |

### (四)染毒途径

急性毒性试验染毒途径的选择应考虑以下几方面因素：①模拟人在生活和生产环境中实际接触该受试物的途径和方式；②有利于不同化学物之间急性毒性大小的比较；③受试物的性质和用途；④各种受试物毒性评价程序的要求等。最常用的染毒途径为经口、经呼吸道、经皮肤接触及注射染毒(腹腔注射、静脉注射、皮下注射等)。不同染毒途径对受试物急性毒性的大小影响很大,通常取决于不同途径的吸收量和吸收速率。吸收速率依次排列,一般是静脉注射>吸入>肌内注射>腹腔注射>皮下注射>经口>皮内注射>经皮。一般来说吸收速率越快的受试物急性毒性越大,$LD_{50}$ 值越小。一般来说食品毒理学研究以经口(胃肠道)途径(oral explosure)为主,主要包括灌胃法、饲喂法及胶囊吞咽法等。

1. 灌胃法

经口灌胃染毒是食品毒理学急性毒性试验中最常用的染毒途径,灌胃时将受试物配制成溶液或混悬液,以注射器经导管注入胃中。因灌胃量大小可影响毒性,急性毒性试验中最好利用等容量灌胃法,即受试物按不同剂量组配制成不同浓度,实验动物单位体重的灌胃容量相同。大、小鼠常用灌胃针,兔、猫、犬、猴等大动物通常以导尿管为灌胃导管经开口器插入胃内给药。

2. 饲喂法

是将受试物掺入饲料或饮水中,让实验动物自行摄入的方法。需单笼喂养动物以计算每日进食量或饮水量来折算摄入受试物的剂量。由于口腔粘膜有丰富的血管,不少物质在口腔就开始被吸收。

3. 胶囊吞咽法

是将一定剂量的受试物装入药用胶囊内,强制放到动物的咽部迫使动物咽下。胶囊分为软胶囊和硬胶囊两种,软胶囊适用于油状物质和其他不含水的液体,硬胶囊适用于固体粉末。

总体来说,三种方法各有其优缺点,灌胃法和胶囊法剂量较为准确,灌胃法适合小型动物,快速,但对操作者技术熟练度要求高,易损伤淘汰动物。胶囊法适合易挥发、易水解的化学物质,也适用于大型实验动物。混入饲料法简便,形式上更贴近自然,毒物在接触口咽、食道黏膜时就有可能开始吸收,但剂量准确性低,动物需单独喂养,不适于挥发性、有怪异气味受试物。

### (五)试验周期

急性毒性试验除计算受试物的 $LD_{50}$ 外,还需要通过观察实验动物的中毒症状判断受试物的毒作用性质,推断中毒的靶器官等。因此通常连续观察 2 周。试验周期的长短还应考虑毒性反应、毒性发生的快慢和恢复时间等因素。若毒作用的产生有迟发性倾向,则需延长试验观察周期,必要时最长可达 28 d。在试验中观察的间隔和频率要适当,在实验动物染毒的当天染毒 0.5 h 和 4 h 后各做一次细致的观察,此后每天至少一次,以便能够及时观察到各种中毒症状和死亡发生的时间、持续时间、恢复时间和死亡动物的时间分布等数据。

### (六)观察项目

1. 中毒症状

急性毒性试验中毒作用的观察一般侧重于中毒症状。重点观察记录发生每种中毒症状的时间、症状表现程度、各症状发生发展过程与规律及动物死亡前特征和死亡时间,见表7-4。

表 7-4　急性毒性试验的一般观察项目和体征

| 观察项目 | 体征 | 可能涉及的器官、组织、系统 |
| --- | --- | --- |
| 鼻孔,呼吸状态,呼吸频率和深度,体表颜色改变。 | 1.呼吸困难:呼吸困难或费力,喘息,通常呼吸频率减慢 | |
| | (1)腹式呼吸:吸气时腹部明显塌陷 | CNS(中枢神经系统),呼吸中枢,肋肌麻痹,胆碱能神经麻痹 |
| | (2)喘息:用力深吸气,有明显的吸气声 | CNS,呼吸中枢,肺水肿,呼吸道分泌物蓄积,胆碱能神经增强 |
| | 2.呼吸暂停:用力呼吸后出现呼吸暂停 | CNS,呼吸中枢,肺心功能不足 |
| | 3.紫绀:尾部、口部和足垫呈现蓝紫色 | 肺心功能不足,肺水肿 |
| | 4.呼吸急促:呼吸快而浅 | 呼吸中枢刺激,肺心功能不足 |
| | 5.鼻分泌物:红色或无色 | 肺水肿,出血 |
| 运动功能:运动频率和特点的改变 | 1.自发活动、探究、梳理毛发、运动增加或减少 | 躯体运动,CNS |
| | 2.困倦:动物出现昏睡,但易警醒而恢复正常活动 | CNS,睡眠中枢 |
| | 3.正常反射消失,翻正反射消失 | CNS,感官,神经肌肉 |
| | 4.麻痹:正常反射和疼痛反射消失 | CNS,感官 |
| | 5.强直性昏厥:无论如何放置,保持原姿势不变 | CNS,感官,神经肌肉,自主神经 |
| | 6.运动失调:动物走动时不能控制和协调运动,但无痉挛、局部麻痹或僵硬 | CNS,感官,自主神经 |
| | 7.异常运动:痉挛,足尖步态,踏步、忙碌、低伏 | CNS,感官,神经肌肉 |
| | 8.俯卧:不移动,腹部贴地 | CNS,感官,神经肌肉 |
| | 9.震颤:包括四肢和全身的颤抖和震颤 | 神经肌肉,CNS |
| | 10.肌束震颤:背部、肩部、后肢和足部肌肉的运动 | 神经肌肉,CNS |

续表

| 观察项目 | 体征 | 可能涉及的器官、组织、系统 |
|---|---|---|
| 惊厥(抽搐) | 1. 阵挛性抽搐:肌肉收缩和松弛交替性痉挛 | CNS,呼吸衰竭,神经肌肉,自主神经 |
| | 2. 强直性抽搐:肌肉持续性收缩,后肢僵硬性伸展 | CNS,呼吸衰竭,神经肌肉,自主神经 |
| | 3. 强直性-阵挛性抽搐:两种抽搐交替出现 | CNS,呼吸衰竭,神经肌肉,自主神经 |
| | 4. 昏厥性抽搐:阵挛性抽搐并伴有喘息和紫绀 | CNS,呼吸衰竭,神经肌肉,自主神经 |
| | 5. 角弓反张:僵直性发作,背部弓起,头抬起向后 | CNS,呼吸衰竭,神经肌肉,自主神经 |
| 反射 | 1. 角膜眼睑闭合:接触角膜导致眼睑闭合 | 感官,神经肌肉 |
| | 2. 基本反射:轻轻敲击外耳内侧,导致外耳扭动 | 感官,神经肌肉 |
| | 3. 正位反射:翻正反射 | CNS,感官,神经肌肉 |
| | 4. 牵张反射:后肢从某一边缘掉下时收回的能力 | 感官,神经肌肉 |
| | 5. 对光反射(瞳孔反射):见光瞳孔收缩 | 感官,神经肌肉,自主神经 |
| | 6. 惊跳反射:对外部刺激(如触摸、噪声)的反应 | 感官,神经肌肉 |
| 眼检查特征 | 1. 流泪:眼泪过多,泪液清澈或有色 | 自主神经 |
| | 2. 缩瞳:无论有无光线,瞳孔缩小 | 自主神经 |
| | 3. 散瞳:无论有无光线,瞳孔扩大 | 自主神经 |
| | 4. 眼球突出:眼眶内眼球异常突出 | 自主神经 |
| | 5. 上睑下垂:上睑下垂,刺激动物不能恢复 | 自主神经 |
| | 6. 血泪:眼泪呈红色 | 自主神经,出血,感染 |
| | 7. 瞬膜松弛 | 自主神经 |
| | 8. 结膜浑浊,虹膜炎,结膜炎 | 眼刺激性 |
| 心血管特征 | 1. 心动过缓 | 自主神经,肺心功能不全 |
| | 2. 心动过速 | 自主神经,肺心功能不全 |
| | 3. 血管扩张:皮肤、尾、舌、耳、足垫、结膜、阴囊发红,体热 | 自主神经,CNS,心输出量增加,环境温度高 |
| | 4. 血管收缩:皮肤苍白,体凉 | 自主神经,CNS,心输出量降低,环境温度低 |
| | 5. 心律不齐:心律异常 | CNS,自主神经,肺心功能不足,心肌缺血 |
| 唾液分泌 | 唾液分泌过多:口周毛潮湿 | 自主神经 |
| 竖毛 | 毛囊竖毛肌收缩 | 自主神经 |
| 痛觉丧失 | 对痛觉刺激(如热板)反应性降低 | 感官,CNS |
| 肌张力 | 1. 张力降低:肌张力普遍降低 | 自主神经 |
| | 2. 张力增高:肌张力普遍增高 | 自主神经 |
| 排便(粪)呕吐 | 1. 干硬固体,干燥,量少 | 自主神经,便秘,胃肠动力 |
| | 2. 体液丢失,水样便 | 自主神经,腹泻,胃肠动力 |
| | 3. 呕吐或干呕 | 感官,CNS,自主神经(大鼠无呕吐) |
| 多尿 | 1. 红色尿 | 肾脏损伤 |
| | 2. 尿失禁 | 自主感官 |

| 观察项目 | 体征 | 可能涉及的器官、组织、系统 |
|---|---|---|
| 皮肤 | 1. 水肿：液体充盈组织所致肿胀 | 刺激性，肾功能衰竭，组织损伤，长期不动 |
| | 2. 红斑：皮肤发红 | 刺激性，炎症，致敏 |

### 2. 死亡情况和时间分布

急性毒性试验中实验动物的死亡数是计算 $LD_{50}$ 的依据，动物死亡数量每增加或减少 1 只都会对 $LD_{50}$ 值产生明显影响，因此应认真记录和观察。此外分析中毒死亡时间的分布规律也可提供重要信息。如过氧化二磷酸二环己酯给大鼠腹腔注射后呈现明显的染毒剂量对数值与死亡时间呈负相关关系，单给小鼠腹腔注射后，染毒剂量与死亡时间无明显相关关系。这提示可能与外源化学物在大、小鼠体内代谢不同有关。

### 3. 体重

实验动物急性中毒后体重的变化是一个非常重要的指标。体重变化可反映染毒后动物的整体变化，观察期内需多次测量动物体重，一般为每周 1~2 次，若条件允许尽可能隔天测量。体重降低或增长缓慢的原因是多方面的，如果毒物影响了食欲或消化系统的功能受损而厌食或拒食可使体重发生明显变化；另外肾功能急性损伤影响水盐代谢，也可能在体重上有反映。因此，对试验动物体重的变化要仔细观察分析。

### 4. 病理学检查

对所有死亡、濒死和试验结束时处死的动物均应进行病理解剖；器官、组织出现体积、颜色、纹理异常时，均应记录并进行病理组织学检查。病理组织学检查对迟发性死亡动物，尤其是发生"双峰"死亡现象时是必要的。"双峰"死亡现象是指早期死亡较多，继之有所减少，然后又出现大批死亡的现象。病理学检查对研究被检物的毒理作用和急性毒性靶器官有意义，并可为以后的亚慢性、慢性和其他毒性试验的实验设计提供资料。

### 5. 其他指标

根据上述某些指标的阳性结果可以进一步观察项目，如测定体温、心电、脑电等生理学指标或某些生化指标，有利于深入探讨受试物的毒作用特征。对死亡动物要抽取一部分进行病理解剖学检查，记录各器官系统肉眼可见的病变，停止观察后，对存活的动物也可选取一部分进行病理检查。

## 四、几种常见的急性毒性试验设计方法

在我国现行的食品安全国家标准（GB 15193.3—2014）中列出了急性经口毒性试验的国家标准方法：霍恩氏法、限量法、上—下法、寇氏法（改良寇氏法）、概率单位—对数图解法。本部分内容将对以下几种方法进行详细介绍。

### （一）霍恩氏（Horn）法

霍恩氏（Horn）法又称流动平均法、平均移动内插法（moving average interpolation）或剂

量递增法。有每组 4 只动物和每组 5 只动物的方法,各有配套的 $LD_{50}$ 检索表。优点是简单易行,节省动物。缺点是所得 $LD_{50}$ 的可信限区间较大,不够精确。

1. 预试验

根据受试物的性质和已知资料,选用下述方法:一般采用 100 mg/kg BW、$1 \times 10^3$ mg/kg BW、$1 \times 10^4$ mg/kg BW 的剂量,各以 2~3 只动物进行预试验。根据 24 h 内死亡情况估计 $LD_{50}$ 的可能范围,确定正式试验的剂量组。也可简单地直接采用一个剂量,如 215 mg/kg 体重,用 5 只动物预试。观察 2 h 内动物的中毒表现。如症状严重,估计多数动物可能死亡,即可采用低于 215 mg/kg 体重的剂量系列,反之症状较轻,则可采用高于此剂量的剂量系列。如有相应的文献资料时可不进行预试。

2. 正式试验

正式试验一般每组用 5 只动物,试验组间剂量(组距)成相等倍数(等比)设计,常用公比有两种:

一种是以 $\sqrt[3]{10}$,即 2.15 为每组剂量递增或递减倍数(公比)见表 7-5。可设计有三个剂量系列:系列一为 0.46(1/2.15)、1.0、2.15、4.64 或 0.46(1/2.15)$\times 10^t$、$1.0 \times 10^t$、$2.15 \times 10^t$、$4.64 \times 10^t$(此外,$t$ 可以为 $t = 0$,±1,±2,±3);系列二为 $1.0 \times 10^t$、$2.15 \times 10^t$、$4.64 \times 10^t$、10(即 $4.64 \times 2.15$)$\times 10^t$;系列三类推为 $2.15 \times 10^t$、$4.64 \times 10^t$、$10 \times 10^t$、$21.5 \times 10^t$。上述剂量设计可表达为如下:

$$\left.\begin{array}{l} 1.00 \\ 2.15 \\ 4.64 \end{array}\right\} \times 10^t \quad t = 0, \pm 1, \pm 2, \pm 3$$

另一种是以 $\sqrt{10}$,即 3.16 为组间剂量倍数,见表 7-6。可设计两个剂量系列,系列一为 $0.316 \times 10^t$、$1.0 \times 10^t$、$3.16 \times 10^t$、$10 \times 10^t$;系列二为 $1.0 \times 10^t$、$3.16 \times 10^t$、$10 \times 10^t$、$31.6 \times 10^t$。可表达为:

$$\left.\begin{array}{l} 1.00 \\ 3.16 \end{array}\right\} \times 10^t \quad t = 0, \pm 1, \pm 2, \pm 3$$

两种公比数相比,以 $\sqrt[3]{10}$ 为公比比以 $\sqrt{10}$ 为公比时剂量间距小,结果相对较为精确。给予受试物后一般观察 14 天,必要时延长到 28 天。记录动物死亡数、死亡时间及中毒表现等,根据每组死亡动物数和所采用的计量系数,查表求得 $LD_{50}$(表 7-5,表 7-6)。

表 7-5　霍恩氏(Horn)法 $LD_{50}$ 值计算表(剂量递增公比为 $\sqrt[3]{10}$)(资料来源:GB 15193.3—2014)

| 组1 | 组2 | 组3 | 组4 | 剂量1=0.464<br>剂量2=1.00<br>剂量3=2.15<br>剂量4=4.64 $\bigg\} \times 10^t$ | | 剂量1=1.00<br>剂量2=2.15<br>剂量3=4.64<br>剂量4=10.0 $\bigg\} \times 10^t$ | | 剂量1=2.15<br>剂量2=4.64<br>剂量3=10.0<br>剂量4=21.5 $\bigg\} \times 10^t$ | |
| 组1 | 组3 | 组2 | 组4 | | | | | | |
|---|---|---|---|---|---|---|---|---|---|
| 0 | 0 | 3 | 5 | 2.00 | 1.37~2.91 | 4.30 | 2.95~6.26 | 9.26 | 6.36~13.5 |
| 0 | 0 | 4 | 5 | 1.71 | 1.26~2.33 | 3.69 | 2.71~5.01 | 7.94 | 5.84~10.8 |

| 组1 | 组2 | 组3 | 组4 | 剂量1＝0.464 剂量2＝1.00 剂量3＝2.15 剂量4＝4.64 ⎫×10^t | | 剂量1＝1.00 剂量2＝2.15 剂量3＝4.64 剂量4＝10.0 ⎫×10^t | | 剂量1＝2.15 剂量2＝4.64 剂量3＝10.0 剂量4＝21.5 ⎫×10^t | |
| | | 或 | | | | | | | |
| 组1 | 组3 | 组2 | 组4 | | | | | | |
|---|---|---|---|---|---|---|---|---|---|
| 0 | 0 | 5 | 5 | 1.47 | – | 3.16 | – | 6.81 | – |
| 0 | 1 | 2 | 5 | 2.00 | 1.23~3.24 | 4.30 | 2.65~6.98 | 9.26 | 5.75~15.0 |
| 0 | 1 | 3 | 5 | 1.71 | 1.05~2.78 | 3.69 | 2.27~5.99 | 7.94 | 4.89~12.9 |
| 0 | 1 | 4 | 5 | 1.47 | 0.951~2.27 | 3.16 | 2.05~4.88 | 6.81 | 4.41~10.5 |
| 0 | 1 | 5 | 5 | 1.26 | 0.926~1.71 | 2.71 | 2.00~3.69 | 5.84 | 4.30~7.94 |
| 0 | 2 | 2 | 5 | 1.71 | 1.01~2.91 | 3.69 | 2.17~6.28 | 7.94 | 4.67~13.5 |
| 0 | 2 | 3 | 5 | 1.47 | 0.862~2.50 | 3.16 | 1.86~5.38 | 6.81 | 4.33~13.5 |
| 0 | 2 | 4 | 5 | 1.26 | 0.775~2.05 | 2.71 | 1.69~4.41 | 5.84 | 3.60~9.50 |
| 0 | 2 | 5 | 5 | 1.08 | 0.741~1.57 | 2.33 | 1.60~3.99 | 5.01 | 3.44~7.30 |
| 0 | 3 | 3 | 5 | 1.26 | 0.740~2.14 | 2.71 | 1.59~4.62 | 5.84 | 3.43~9.95 |
| 0 | 3 | 4 | 5 | 1.03 | 0.665~1.75 | 2.33 | 1.43~3.78 | 5.01 | 3.08~8.14 |
| 1 | 0 | 3 | 5 | 1.96 | 1.22~3.14 | 4.22 | 2.63~6.76 | 9.09 | 5.66~14.6 |
| 1 | 0 | 4 | 5 | 1.62 | 1.07~2.43 | 2.48 | 2.31~5.24 | 7.50 | 4.98~11.3 |
| 1 | 0 | 5 | 5 | 1.33 | 1.05~1.70 | 2.87 | 2.26~3.65 | 6.19 | 4.87~7.87 |
| 1 | 1 | 2 | 5 | 1.96 | 1.06~3.60 | 4.22 | 2.29~7.75 | 9.09 | 4.94~1.67 |
| 1 | 1 | 3 | 5 | 1.62 | 0.866~3.01 | 3.48 | 1.87~6.49 | 7.50 | 4.02~16.7 |
| 1 | 1 | 4 | 5 | 1.33 | 0.737~2.41 | 2.87 | 1.59~5.20 | 6.19 | 3.42~11.2 |
| 1 | 1 | 5 | 5 | 1.10 | 0.661~1.83 | 2.37 | 1.42~3.95 | 5.11 | 3.07~8.51 |
| 1 | 2 | 2 | 5 | 1.62 | 0.818~3.19 | 3.48 | 1.76~6.37 | 7.50 | 3.80~14.8 |
| 1 | 2 | 3 | 5 | 1.33 | 0.658~2.70 | 2.87 | 1.42~5.82 | 6.19 | 3.05~12.5 |
| 1 | 2 | 4 | 5 | 1.10 | 0.550~2.20 | 2.37 | 1.19~4.74 | 5.11 | 2.55~10.2 |
| 1 | 3 | 3 | 5 | 1.10 | 0.523~2.32 | 2.37 | 1.13~4.99 | 5.11 | 2.43~10.8 |
| 2 | 0 | 3 | 5 | 1.90 | 1.00~3.58 | 4.08 | 2.16~7.71 | 8.80 | 4.66~16.6 |
| 2 | 0 | 4 | 5 | 1.47 | 0.806~2.67 | 3.16 | 1.74~5.76 | 6.81 | 3.74~12.4 |
| 2 | 0 | 5 | 5 | 1.14 | 0.674~1.92 | 2.45 | 1.45~4.13 | 5.28 | 3.13~8.98 |
| 2 | 1 | 2 | 5 | 1.90 | 8.839~4.29 | 4.08 | 1.81~9.23 | 8.80 | 3.89~19.9 |
| 2 | 1 | 3 | 5 | 1.47 | 0.616~3.50 | 3.16 | 1.33~7.53 | 6.81 | 2.86~16.2 |
| 2 | 1 | 4 | 5 | 1.14 | 0.466~2.77 | 2.45 | 1.00~5.98 | 5.28 | 2.16~12.9 |
| 2 | 2 | 2 | 5 | 1.47 | 0.573~3.76 | 3.16 | 1.24~8.10 | 6.81 | 2.66~17.4 |
| 2 | 2 | 3 | 5 | 1.14 | 0.406~3.18 | 2.45 | 8.875~6.85 | 6.28 | 1.89~14.8 |
| 0 | 0 | 4 | 4 | 1.96 | 1.18~3.26 | 4.22 | 2.53~7.02 | 9.09 | 5.46~15.1 |
| 0 | 0 | 5 | 4 | 1.62 | 1.27~2.05 | 3.48 | 2.74~4.42 | 7.50 | 5.90~9.53 |
| 0 | 1 | 3 | 4 | 1.96 | 0.978~3.92 | 4.22 | 2.11~8.44 | 9.09 | 4.54~18.2 |
| 0 | 1 | 4 | 4 | 1.62 | 0.893~2.92 | 3.48 | 1.92~6.30 | 7.50 | 4.14~13.6 |

续表

| 组1 组1 | 组2 组3 | 组3 或 组2 | 组4 组4 | 剂量1=0.464<br>剂量2=1.00<br>剂量3=2.15 ×10$^t$<br>剂量4=4.64 | | 剂量1=1.00<br>剂量2=2.15<br>剂量3=4.64 ×10$^t$<br>剂量4=10.0 | | 剂量1=2.15<br>剂量2=4.64<br>剂量3=10.0 ×10$^t$<br>剂量4=21.5 | |
|---|---|---|---|---|---|---|---|---|---|
| 0 | 1 | 5 | 4 | 1.33 | 0.885~2.01 | 2.87 | 1.91~4.33 | 6.19 | 4.11~9.33 |
| 0 | 2 | 2 | 4 | 1.96 | 0.930~4.12 | 4.22 | 2.00~8.88 | 9.09 | 4.31~19.1 |
| 0 | 2 | 3 | 4 | 1.62 | 0.799~3.28 | 3.48 | 1.72~7.06 | 7.50 | 3.70~15.2 |
| 0 | 2 | 4 | 4 | 1.33 | 0.715~2.49 | 2.87 | 1.54~5.36 | 6.19 | 3.32~11.5 |
| 0 | 2 | 5 | 4 | 1.10 | 0.686~1.77 | 2.37 | 1.48~3.80 | 5.11 | 3.19~8.19 |
| 0 | 3 | 3 | 4 | 1.33 | 0.676~2.63 | 2.87 | 1.46~5.67 | 6.19 | 3.14~12.2 |
| 0 | 3 | 4 | 4 | 1.10 | 0.599~2.02 | 2.37 | 1.29~4.36 | 5.11 | 2.78~9.39 |
| 1 | 0 | 4 | 4 | 1.90 | 0.969~3.71 | 4.08 | 2.09~7.99 | 8.80 | 4.50~17.2 |
| 1 | 0 | 5 | 4 | 1.47 | 1.02~2.11 | 3.16 | 2.20~4.54 | 6.81 | 4.74~9.78 |
| 1 | 1 | 3 | 4 | 1.90 | 0.757~4.75 | 4.08 | 1.63~10.2 | 8.80 | 3.51~22.0 |
| 1 | 1 | 4 | 4 | 1.47 | 0.654~3.30 | 3.16 | 1.41~7.10 | 6.81 | 3.30~15.3 |
| 1 | 1 | 5 | 4 | 1.14 | 0.581~2.22 | 2.45 | 1.25~4.79 | 5.28 | 2.70~10.3 |
| 1 | 2 | 2 | 4 | 1.90 | 0.706~5.09 | 1.90 | 0.706~5.09 | 8.80 | 3.28~23.6 |
| 1 | 2 | 3 | 4 | 1.47 | 0.564~3.82 | 3.16 | 1.21~8.24 | 6.81 | 2.62~17.7 |
| 1 | 2 | 4 | 4 | 1.14 | 0.454~2.85 | 2.45 | 0.977~6.13 | 5.28 | 2.11~13.2 |
| 1 | 3 | 3 | 4 | 1.14 | 0.423~3.05 | 2.45 | 0.912~6.57 | 5.28 | 1.97~14.2 |
| 2 | 0 | 4 | 4 | 1.78 | 0.662~4.78 | 3.83 | 1.43~10.3 | 8.25 | 3.07~22.2 |
| 2 | 0 | 5 | 4 | 1.21 | 0.853~2.52 | 2.61 | 1.26~5.42 | 5.62 | 2.71~11.7 |
| 2 | 1 | 3 | 4 | 1.78 | 0.455~6.95 | 3.83 | 0.980~15.0 | 8.25 | 2.11~32.3 |
| 2 | 1 | 4 | 4 | 1.21 | 0.327~4.48 | 2.61 | 0.705~9.66 | 5.62 | 1.52~20.8 |
| 2 | 2 | 2 | 4 | 1.78 | 0.410~7.72 | 3.83 | 0.883~16.6 | 8.25 | 1.90~35.8 |
| 2 | 2 | 3 | 4 | 1.21 | 0.226~5.52 | 2.61 | 0.573~11.9 | 5.62 | 1.23~25.6 |
| 0 | 0 | 5 | 3 | 1.90 | 1.12~3.20 | 4.08 | 2.42~6.89 | 8.80 | 5.22~14.8 |
| 0 | 1 | 4 | 3 | 1.90 | 0.777~4.63 | 4.08 | 1.67~9.97 | 8.80 | 3.60~21.5 |
| 0 | 1 | 5 | 3 | 1.47 | 0.806~2.67 | 3.16 | 1.74~5.76 | 6.81 | 3.74~12.4 |
| 0 | 2 | 3 | 3 | 1.90 | 0.678~5.30 | 4.08 | 1.46~11.4 | 8.80 | 31.5~24.6 |
| 0 | 2 | 4 | 3 | 1.47 | 0.616~3.50 | 3.16 | 1.33~7.53 | 6.81 | 2.86~16.2 |
| 0 | 2 | 5 | 3 | 1.14 | 0.602~2.15 | 2.45 | 1.30~4.62 | 5.28 | 2.79~9.96 |
| 0 | 3 | 3 | 3 | 1.47 | 0.573~3.76 | 3.16 | 1.24~8.10 | 6.81 | 2.66~17.4 |
| 0 | 3 | 4 | 3 | 1.14 | 0.503~2.57 | 2.45 | 1.08~5.54 | 5.28 | 2.33~11.9 |
| 1 | 0 | 5 | 3 | 1.78 | 0.856~3.69 | 3.83 | 1.85~7.96 | 8.25 | 3.98~17.1 |
| 1 | 1 | 4 | 3 | 1.78 | 0.481~6.58 | 3.83 | 1.04~14.2 | 8.25 | 2.23~30.5 |
| 1 | 1 | 5 | 3 | 1.21 | 0.451~3.25 | 2.61 | 0.972~7.01 | 5.62 | 2.09~15.1 |
| 1 | 2 | 3 | 3 | 1.78 | 0.390~8.11 | 3.83 | 0.840~17.5 | 8.25 | 1.81~37.6 |

续表

| 组1 | 组2 | 组3 | 组4 | 剂量1=0.464<br>剂量2=1.00<br>剂量3=2.15<br>剂量4=4.64 }×10$^t$ | | 剂量1=1.00<br>剂量2=2.15<br>剂量3=4.64<br>剂量4=10.0 }×10$^t$ | | 剂量1=2.15<br>剂量2=4.64<br>剂量3=10.0<br>剂量4=21.5 }×10$^t$ | |
|---|---|---|---|---|---|---|---|---|---|
| 组1 | 组3 | 组2 | 组4 | | | | | | |
| 1 | 2 | 4 | 3 | 1.21 | 0.310~4.74 | 2.61 | 0.668~10.2 | 5.62 | 1.44~22.0 |
| 1 | 3 | 3 | 3 | 1.21 | 0.279~5.26 | 2.61 | 0.602~11.3 | 5.62 | 1.30~24.4 |

**表 7-6  霍恩氏(Horn)法 $LD_{50}$ 值计算表(剂量递增公比为 $\sqrt{10}$)**

| 组1 | 组2 | 组3 | 组4 | 剂量1=0.316<br>剂量2=1.00<br>剂量3=3.16<br>剂量4=10.0 }×10$^t$ | | 剂量1=1.00<br>剂量2=3.16<br>剂量3=10.0<br>剂量4=31.6 }×10$^t$ | |
|---|---|---|---|---|---|---|---|
| 组1 | 组3 | 组2 | 组4 | | | | |
| 0 | 0 | 3 | 5 | 2.82 | 1.60~4.95 | 8.91 | 5.07~15.7 |
| 0 | 0 | 4 | 5 | 2.24 | 1.41~3.55 | 7.08 | 4.47~11.2 |
| 0 | 0 | 5 | 5 | 1.78 | — | 5.62 | — |
| 0 | 1 | 2 | 5 | 2.82 | 1.36~5.84 | 8.91 | 4.30~14.7 |
| 0 | 1 | 3 | 5 | 2.24 | 1.08~4.64 | 7.08 | 3.42~14.7 |
| 0 | 1 | 4 | 5 | 1.78 | 0.927~3.41 | 5.62 | 2.93~10.8 |
| 0 | 1 | 5 | 5 | 1.41 | 0.891~2.24 | 4.47 | 2.82~7.08 |
| 0 | 2 | 2 | 5 | 2.24 | 1.01~4.97 | 7.08 | 3.19~15.7 |
| 0 | 2 | 3 | 5 | 1.78 | 0.801~3.95 | 5.62 | 2.53~12.5 |
| 0 | 2 | 4 | 5 | 1.41 | 0.682~2.93 | 4.47 | 2.16~9.25 |
| 0 | 2 | 5 | 5 | 1.12 | 0.638~1.97 | 3.55 | 2.02~6.24 |
| 0 | 3 | 3 | 5 | 1.41 | 0.636~3.14 | 4.47 | 2.01~9.92 |
| 0 | 3 | 4 | 5 | 1.12 | 0.542~2.32 | 3.55 | 1.71~7.35 |
| 1 | 0 | 3 | 5 | 2.74 | 1.35~5.56 | 8.66 | 4.26~17.6 |
| 1 | 0 | 4 | 5 | 2.05 | 1.11~3.80 | 6.49 | 3.51~12.0 |
| 1 | 0 | 5 | 5 | 1.54 | 1.07~2.21 | 4.87 | 3.40~6.98 |
| 1 | 1 | 2 | 5 | 2.74 | 1.10~6.82 | 8.66 | 3.48~21.6 |
| 1 | 1 | 3 | 5 | 2.05 | 0.806~5.23 | 6.49 | 2.55~16.5 |
| 1 | 1 | 4 | 5 | 1.54 | 0.632~3.75 | 4.87 | 2.00~11.9 |
| 1 | 1 | 5 | 5 | 1.15 | 0.573~2.48 | 3.65 | 1.70~7.85 |
| 1 | 2 | 2 | 5 | 2.05 | 0.740~5.70 | 6.49 | 2.34~18.0 |
| 1 | 2 | 3 | 5 | 1.54 | 0.543~4.44 | 4.87 | 1.69~14.1 |
| 1 | 2 | 4 | 5 | 1.15 | 0.408~3.27 | 3.65 | 1.29~10.3 |
| 1 | 3 | 3 | 5 | 1.15 | 0.378~3.53 | 3.65 | 1.20~11.2 |
| 2 | 0 | 3 | 5 | 2.61 | 1.01~6.77 | 8.25 | 3.18~21.4 |
| 2 | 0 | 4 | 5 | 1.78 | 0.723~4.37 | 5.62 | 0.2.29~13.8 |
| 2 | 0 | 5 | 5 | 1.21 | 0.554~2.65 | 3.83 | 1.75~8.39 |

续表

| 组1<br>组1 | 组2<br>或<br>组3 | 组3<br>组2 | 组4<br>组4 | 剂量1 = 0.316<br>剂量2 = 1.00<br>剂量3 = 3.16<br>剂量4 = 10.0 ×10$^t$ | | 剂量1 = 1.00<br>剂量2 = 3.16<br>剂量3 = 10.0<br>剂量4 = 31.6 ×10$^t$ | |
|---|---|---|---|---|---|---|---|
| 2 | 1 | 2 | 5 | 2.61 | 0.768~8.87 | 8.25 | 2.43~28.1 |
| 2 | 1 | 3 | 5 | 1.78 | 0.484~6.53 | 5.62 | 1.53~20.7 |
| 2 | 1 | 4 | 5 | 1.21 | 0.318~4.62 | 3.83 | 1.00~14.6 |
| 2 | 2 | 2 | 5 | 1.78 | 0.434~7.28 | 5.62 | 1.37~23.0 |
| 2 | 2 | 3 | 5 | 1.21 | 0.259~5.67 | 3.83 | 0.819~17.9 |
| 0 | 0 | 4 | 4 | 2.74 | 1.27~5.88 | 8.66 | 4.03~18.6 |
| 0 | 0 | 5 | 4 | 2.05 | 1.43~2.94 | 6.49 | 4.53~9.31 |
| 0 | 1 | 3 | 4 | 2.74 | 0.968~7.75 | 8.66 | 3.06~24.5 |
| 0 | 1 | 4 | 4 | 2.05 | 0.843~5.00 | 6.49 | 2.67~15.8 |
| 0 | 1 | 5 | 4 | 1.54 | 0.833~2.85 | 4.87 | 2.63~9.01 |
| 0 | 2 | 2 | 4 | 2.74 | 0.896~8.37 | 8.66 | 2.83~26.5 |
| 0 | 2 | 3 | 4 | 2.05 | 0.711~5.93 | 6.49 | 2.25~18.7 |
| 0 | 2 | 4 | 4 | 1.54 | 0.604~3.92 | 4.87 | 1.91~12.4 |
| 0 | 2 | 5 | 4 | 1.15 | 0.568~2.35 | 3.65 | 1.80~7.42 |
| 0 | 3 | 3 | 4 | 1.54 | 0.555~4.27 | 4.87 | 1.76~13.5 |
| 0 | 3 | 4 | 4 | 1.15 | 0.463~2.88 | 3.65 | 1.47~9.10 |
| 1 | 0 | 4 | 4 | 2.61 | 0.953~7.15 | 8.25 | 3.01~22.6 |
| 1 | 0 | 5 | 4 | 1.78 | 1.03~3.06 | 5.62 | 3.27~9.68 |
| 1 | 1 | 3 | 4 | 2.61 | 0.658~10.4 | 8.25 | 2.08~32.7 |
| 1 | 1 | 4 | 4 | 1.78 | 0.528~5.98 | 5.62 | 1.67~18.9 |
| 1 | 1 | 5 | 4 | 1.21 | 0.442~3.32 | 3.83 | 1.40~10.5 |
| 1 | 2 | 2 | 4 | 2.61 | 0.594~11.5 | 8.25 | 1.88~36.3 |
| 1 | 2 | 3 | 4 | 1.78 | 0.423~7.48 | 5.62 | 1.34~23.6 |
| 1 | 2 | 4 | 4 | 1.21 | 0.305~4.80 | 3.83 | 0.966~15.2 |
| 1 | 3 | 3 | 4 | 1.21 | 0.276~5.33 | 3.83 | 0.871~16.8 |
| 2 | 0 | 4 | 4 | 2.37 | 0.539~10.4 | 7.50 | 1.70~33.0 |
| 2 | 0 | 5 | 4 | 1.33 | 0.446~3.99 | 4.22 | 1.41~12.6 |
| 2 | 1 | 3 | 4 | 2.37 | 0.307~18.3 | 7.50 | 0.970~58.0 |
| 2 | 1 | 4 | 4 | 1.33 | 0.187~9.49 | 4.22 | 0.592~30.0 |
| 2 | 2 | 2 | 4 | 2.37 | 0.262~21.4 | 7.50 | 0.830~67.8 |
| 2 | 2 | 3 | 4 | 1.33 | 0.137~13.0 | 4.22 | 0.433~41.0 |
| 0 | 0 | 5 | 3 | 2.61 | 1.19~5.71 | 8.25 | 3.77~18.1 |
| 0 | 1 | 4 | 3 | 2.61 | 0.684~9.95 | 8.25 | 2.16~31.5 |
| 0 | 1 | 5 | 3 | 1.78 | 0.732~4.37 | 5.62 | 2.29~13.8 |

续表

| 组1 | 组2 | 组3 | 组4 | 剂量1=0.316, 剂量2=1.00, 剂量3=3.16, 剂量4=10.0 } ×10$^t$ | | 剂量1=1.00, 剂量2=3.16, 剂量3=10.0, 剂量4=31.6 } ×10$^t$ | |
| 组1 | 组3 | 组2 或 | 组4 | | | | |
|---|---|---|---|---|---|---|---|
| 0 | 2 | 3 | 3 | 2.61 | 0.558~12.2 | 8.25 | 1.76~38.6 |
| 0 | 2 | 4 | 3 | 1.78 | 0.484~6.53 | 5.62 | 1.53~20.7 |
| 0 | 2 | 5 | 3 | 1.21 | 0.467~3.14 | 3.83 | 1.48~9.94 |
| 0 | 3 | 3 | 3 | 1.78 | 0.434~7.28 | 5.62 | 1.37~23.0 |
| 0 | 3 | 3 | 3 | 1.21 | 0.356~4.12 | 3.83 | 1.13~13.0 |
| 1 | 0 | 5 | 3 | 2.37 | 0.793~7.10 | 7.50 | 2.51~22.4 |
| 1 | 1 | 4 | 3 | 2.37 | 0.333~16.9 | 7.50 | 1.05~53.4 |
| 1 | 1 | 5 | 3 | 1.33 | 0.303~5.87 | 4.22 | 0.958~18.6 |
| 1 | 2 | 3 | 3 | 2.37 | 0.244~23.1 | 7.50 | 0.771~73.0 |
| 1 | 2 | 4 | 3 | 1.33 | 0.172~10.3 | 4.22 | 0.545~32.6 |
| 1 | 3 | 3 | 3 | 1.33 | 0.148~12.1 | 4.22 | 0.467~38.1 |

### (二)限量法

若受试物的毒性很低,可用限量试验(limit test)。一般选用大鼠或者小鼠20只,雌雄各半。经口灌胃剂量一般至少为10 g/kg BW,如不能达到该剂量,则应给予实验动物最大剂量。染毒后连续观察14 d,若无实验动物死亡,则可认为受试物对该种动物的经口急性毒性耐受剂量大于灌胃剂量,也就是 $LD_{50}$ 大于此剂量。如果动物出现死亡,则应选择其他方法进行进一步测试。

### (三)上一下法(up-down procedure)

本方法通常以死亡为终点,也可用于观察其他毒性终点适用于"全或无"的反应。依据受试物的初步资料确定第1只实验动物可接受的剂量,观察48 h,若未出现死亡,下一只提高一档剂量,若死亡则降一档剂量继续试验。需要指出的是每一只存活的动物都需要继续观察至染毒后第14 d,观察期死亡的动物也应记为死亡。推荐采用的剂量递增系数为3.2(是斜率为2时对应的系数),所设定的剂量序列分别为1.75、5.5、17.5、55、175、550、2000 或 5000(计量单位为 mg/kg BW)。对于剂量—反应曲线斜率比较平缓(即斜率小于2)或较陡的受试物,计量递增系数可加大或缩小,起始剂量可作适当调整(表7-7为斜率从1~8的剂量递增表)。该法需要选择一个较合适的剂量范围,使大部分动物所接受的染毒剂量都在平均致死量左右。一般来说,该法只需要6~9只实验动物,因此,在倡导"保护动物,关怀动物,保障动物福利"观念和"科学、经济,注重实际意义"等理念的今天,该法得到了越来越多的应用。

表 7-7　上—下增减剂量法不同斜率的剂量递增表(确定每列斜率后选择剂量)(单位:mg/kg BW)

| 斜率 | 1 | 2 | 3 | 4 | 5 | 6 | 7 | 8 |
|---|---|---|---|---|---|---|---|---|
|  | 0.175* | 0.175* | 0.175* | 0.175* | 0.175* | 0.175* | 0.175* | 0.175* |
|  |  |  |  |  |  |  | 0.24 | 0.23 |
|  |  |  |  |  | 0.275 | 0.26 |  |  |
|  |  |  |  | 0.31 |  |  | 0.34 | 0.31 |
|  |  |  | 0.375 |  |  | 0.375 |  |  |
|  |  |  |  |  |  |  |  | 0.41 |
|  |  |  |  |  | 0.44 |  | 0.47 |  |
|  |  | 0.55 |  | 0.55 |  | 0.55 |  | 0.55 |
|  |  |  |  |  | 0.69 |  | 0.65 |  |
|  |  |  |  |  |  |  |  | 0.73 |
|  |  |  | 0.81 |  |  | 0.82 |  |  |
|  |  |  |  | 0.99 |  |  | 0.91 | 0.97 |
|  |  |  |  |  | 1.09 | 1.2 |  |  |
|  |  |  |  |  |  |  | 1.26 | 1.29 |
|  | 1.75 | 1.75 | 1.75 | 1.75 | 1.75 | 1.75 | 1.75 | 1.75 |
|  |  |  |  |  |  |  | 2.4 | 2.3 |
|  |  |  |  |  | 2.75 | 2.6 |  |  |
|  |  |  |  | 3.1 |  |  | 3.4 | 3.1 |
|  |  |  | 3.75 |  |  | 3.75 |  |  |
|  |  |  |  |  | 4.4 |  |  | 4.1 |
|  |  |  |  |  |  |  | 4.7 |  |
|  |  | 5.5 |  | 5.5 |  | 5.5 |  | 5.5 |
|  |  |  |  |  | 6.9 |  | 6.5 |  |
|  |  |  |  |  |  |  |  | 7.3 |
|  |  |  | 8.1 |  |  | 8.2 |  |  |
|  |  |  |  | 9.9 |  |  | 9.1 | 9.7 |
|  |  |  |  |  | 10.9 | 12 |  |  |
|  |  |  |  |  |  |  | 12.6 | 12.9 |
|  | 17.5 | 17.5 | 17.5 | 17.5 | 17.5 | 17.5 | 17.5 | 17.5 |
|  |  |  |  |  |  |  | 24 | 23 |
|  |  |  |  |  | 27.5 | 26 |  |  |
|  |  |  |  | 31 |  |  | 34 | 31 |
|  |  |  | 37.5 |  |  | 37.5 |  |  |
|  |  |  |  |  | 44 |  |  | 41 |
|  |  |  |  |  |  |  | 47 |  |
|  |  | 55 |  | 55 |  | 55 |  | 55 |

续表

| 斜率 | 1 | 2 | 3 | 4 | 5 | 6 | 7 | 8 |
|---|---|---|---|---|---|---|---|---|
| | | | | | | | 65 | |
| | | | | | 69 | | | 73 |
| | | | 81 | | | 82 | | |
| | | | | 99 | | | 91 | 97 |
| | | | | | 109 | 120 | | |
| | | | | | | | 126 | 129 |
| | 175 | 175 | 175 | 175 | 175 | 175 | 175 | 175 |
| | | | | | | | 240 | 230 |
| | | | | | 275 | 260 | | |
| | | | | 310 | | | 340 | 310 |
| | | | 375 | | | | | |
| | | | | | 440 | 375 | | |
| | | | | | | | 470 | |
| | | 550 | | 550 | | 550 | | 550 |
| | | | | | | | 650 | |
| | | | | 690 | | | | 730 |
| | | | 810 | | | 820 | | |
| | | | | 990 | | | 910 | 970 |
| | | | | | 1090 | 1200 | | |
| | | | | | | | 1260 | 1290 |
| | 1750 | 1750 | 1750 | 1750 | 1750 | 1750 | 1750 | 1750 |
| | | | | | | | 2400 | 2300 |
| | | | | | 2750 | 2600 | | |
| | | | | 3100 | | | | 3100 |
| | | | | | | 3750 | 3400 | |
| | | | | | | | | 4100 |
| | 5000 | 5000 | 5000 | 5000 | 5000 | 5000 | 5000 | 5000 |

## (四)寇氏法和改进寇氏法

寇氏(Korbor)法也称平均致死剂量法。该法要求各组实验动物数量相等,死亡率呈常态分布,最小剂量组死亡率为0,最大剂量组死亡率为100%。但在现实中最小计量组和最大剂量组死亡率正好0和100%是做不到的。改进寇氏法是由 Finney 和顾汉颐改进,1963年由孙瑞元对该法进一步改进,可使最高剂量组死亡率不为100%,最低剂量组死亡率不为0;仅要求最低剂量组死亡率小于20%,最高剂量组死亡率大于80%,各剂量组间的剂量按几何级数排列。寇氏及其改进法易于理解、计算简便、可信限不大、结果可靠,特别是在试验前对受试物的急性毒性程度了解不多时尤为适用。

1. 预试验

在预试验中求得动物全死亡或 90% 以上死亡的剂量和动物不死亡或 10% 以下死亡的剂量,分别作为正式试验的最高与最低剂量。

2. 正式试验

除另有要求外,一般设 5~10 个剂量组,每组每种性别以 6~10 只动物为宜。将预试验得出的最高和最低剂量换算为常用对数,然后将最高和最低剂量的对数差按所需的组数分为几个对数等距(或不等距)的剂量组。给予受试物后一般观察 14 d,必要时可延长至 28 d。记录动物死亡数、死亡时间及中毒表现等。

3. 结果计算与统计

列试验数据及其计算表(如表 7-8),包括各组剂量($mg/kg\ BW$)、剂量对数($X$)、动物数($n$)、动物死亡数($r$)、动物死亡百分比($P$,以小数表示)及统计公式中要求的其他计算数据项目。$LD_{50}$ 的计算公式,根据试验条件及试验结果,可分别选用下列三个公式中的一个,求出 $\log LD_{50}$($\log$ 为常用对数,即 lg),再查反对数,即 $LD_{50}$($mg/kg\ BW$,$g/kg\ BW$)。

表 7-8　某受试物的大鼠经口急性毒性死亡资料

| 组　别 | 剂量/(mg/kg) | 剂量对数($X$) | 动物数($n$) | 死亡数($r$)/只 | 死亡率($P$) |
|---|---|---|---|---|---|
| A | 100 | 2.000 | 10 | 0 | 0.0 |
| B | 160 | 2.204 | 10 | 1 | 0.1 |
| C | 250 | 2.398 | 10 | 3 | 0.3 |
| D | 400 | 2.602 | 10 | 7 | 0.7 |
| E | 640 | 2.806 | 10 | 8 | 0.8 |
| F | 1000 | 3.000 | 10 | 9 | 0.9 |

根据试验条件及试验结果,可分别选用下列三个公式中的一个,求出 $\log LD_{50}$,再查其反常用对数值,即 $LD_{50}$($mg/kg\ BW$ 或 $g/kg\ BW$)。

按本试验设计得出的任何结果,均可用公式(7-1)。

$$\log LD_{50} = \sum \frac{1}{2}(X_i + X_{i+1}) \times (P_{i+1} - P_i) \tag{7-1}$$

式中:$X_i$ 与 $X_{i+1}$ 及 $P_{i+1}$ 与 $P_i$ 分别为相邻两组的剂量对数以及动物死亡百分比。

各组间剂量对数等距时,可用公式(7-2)。

$$\log LD_{50} = XK - \frac{d}{2}(P_i + P_{i+1}) \tag{7-2}$$

式中:$XK$ 为最高剂量对数,其他同公式(7-1)。

若各组间剂量对数等距时,且最高、最低剂量组动物死亡百分比分别为 100(全死)和 0(全不死时),则可用便于计算的式(7-3)。

$$\log LD_{50} = XK - d\left(\sum P - 0.5\right) \tag{7-3}$$

式中:$\Sigma P$ 为各组动物死亡百分比之和,其他同公式(7-2)。

$logLD_{50}$ 的标准误差($S_{logLD_{50}}$):

$$S_{logLD_{50}} = d\sqrt{\frac{\sum P_i(1-P_i)}{n}} \tag{7-4}$$

95%可信限(CI):

$$CI = log^{-1}(logLD_{50} \pm 1.96 \times S_{logLD_{50}}) \tag{7-5}$$

实例:某受试物对大鼠经口急性毒性试验分6组进行,各组剂量与结果如表7-8所示。对数组距 $d = 0.2$,计算 $LD_{50}$。

将数据带入公式(7-3):

$$logLD_{50} = XK - d(\sum P - 0.5) = 3.0 - 0.2 \times (2.8 - 0.5) = 2.54$$

查 2.54 反对数,则 $LD_{50} = 346.7mg/kg$。

### (五)概率单位—对数图解法

概率单位法(Probit Method)又称对数图解法,是将死亡率(反应率)转换成概率单位与剂量的对数值作图,则 S 形曲线转换成为直线,在直线上找出概率单位等于 5.0(即死亡率 50%)的点,其相应的剂量对数就是 $logLD_{50}$ 值,查其反对数即可求得 $LD_{50}$。

试验前需做预试验,以每组 2~3 只动物找出全死和全不死的剂量。正式试验动物数一般每组不少于 10 只,各组动物数量不一定要求相等。一般在预试验得到的两个剂量组之间拟出等比的 6 个剂量组或更多的组。此法不要求剂量组间呈等比关系,但等比可使各点距离相等更有利于作图。将各组按剂量及死亡百分率,在对数概率作图。除死亡百分率为 0%或 100%外,也可将计量换算成对数值,并查概率单位表(表 7-9)将死亡率换算成概率单位,于算数方格纸上作点,其中横坐标为剂量对数,纵坐标为概率单位。由于 0 及 100%死亡率在理论上不存在,为计算需要:

0 校正为 $\dfrac{0.25}{N} \times 100\%$,100 校正为 $\dfrac{(N-0.25)}{N} \times 100\%$

公式中,$N$ 为该组动物数,相当于 0 和 100%的作图用概率单位。

可见,死亡率为 0 和 100%的概率单位与每组动物数有关(表 7-10),剂量与概率单位点作图后,在尽量照顾到概率单位为 5 的一点条件下作一直线,使各点分布于最靠近直线的两侧。直线上相当于概率单位 5 的相应剂量对数值,即为 $logLD_{50}$ 值。

该法还需要计算标准误差 $SE$:

$SE = 2S\sqrt{2N'}$

式中 $N'$ 为概率单位 3.5~6.5 之间(反应百分率为 6.7~93.7 之间)各组动物数之和;$2S$ 为 $LD_{84}$ 与 $LD_{16}$ 之差,即 $2S = LD_{84} - LD_{16}$(或 $2S = ED_{84} - ED_{16}$)。

相当于 $LD_{84}$ 及 $LD_{16}$ 的剂量均可从所作直线上找到,查表将剂量换算成对数值,将死亡率换算成概率单位,方格纸横坐标为剂量对数,纵坐标为概率单位,根据剂量对数及概率单位作点连成线,由概率单位 5 处作一水平线与直线相交,由相交点向横坐标作一垂直线,在横坐标上的相交点即为剂量对数值,求反对数致死量($LD_{50}$)值。

表 7-9　反应率—概率单位表

| 反应率 | 0 | 1 | 2 | 3 | 4 | 5 | 6 | 7 | 8 | 9 |
|---|---|---|---|---|---|---|---|---|---|---|
| 1 | — | 2.67 | 2.95 | 3.12 | 3.25 | 3.36 | 3.45 | 3.52 | 3.60 | 3.66 |
| 10 | 3.72 | 3.77 | 3.83 | 3.87 | 3.92 | 3.96 | 4.01 | 4.05 | 4.09 | 4.12 |
| 20 | 4.16 | 4.19 | 4.23 | 4.26 | 4.29 | 4.33 | 4.36 | 4.39 | 4.42 | 4.45 |
| 30 | 4.48 | 4.50 | 4.53 | 4.56 | 4.59 | 4.62 | 4.64 | 4.67 | 4.70 | 4.72 |
| 40 | 4.75 | 4.77 | 4.80 | 4.82 | 4.85 | 4.87 | 4.90 | 4.93 | 4.95 | 4.98 |
| 50 | 5.00 | 5.03 | 5.05 | 5.08 | 5.10 | 5.13 | 5.15 | 5.18 | 5.20 | 5.23 |
| 60 | 5.25 | 5.28 | 5.31 | 5.33 | 5.36 | 5.39 | 5.40 | 5.44 | 5.47 | 5.50 |
| 70 | 5.52 | 5.55 | 5.58 | 5.61 | 5.64 | 5.67 | 5.71 | 5.74 | 5.77 | 5.81 |
| 80 | 5.84 | 5.88 | 5.92 | 5.95 | 5.99 | 6.04 | 6.08 | 6.13 | 6.18 | 6.23 |
| 90 | 6.28 | 6.34 | 6.41 | 6.48 | 6.56 | 6.65 | 6.75 | 6.88 | 7.05 | 7.33 |

注:横标目数字为反应率的个位数,纵标目数字为反应率的十倍位数。如对反应率为 66% 的概率单位,先在表的左侧纵标目上找到 60,而后在表的上行横标目找 6,两者交叉点处的 5.40,即为 66% 概率单位。

表 7-10　相当于反应率 0 及 100%的概率单位

| 每组动物数 | 反应率 | |
|---|---|---|
| | 0 | 100% |
| 2 | 3.85 | 6.15 |
| 3 | 3.62 | 6.38 |
| 4 | 3.47 | 6.53 |
| 5 | 3.36 | 6.64 |
| 6 | 3.27 | 6.73 |
| 7 | 3.20 | 6.80 |
| 8 | 3.13 | 6.87 |
| 9 | 3.09 | 6.91 |
| 10 | 3.04 | 6.96 |
| 11 | 3.00 | 7.00 |
| 12 | 2.97 | 7.03 |
| 13 | 2.93 | 7.07 |
| 14 | 2.90 | 7.10 |
| 15 | 2.87 | 7.13 |
| 16 | 2.85 | 7.15 |
| 17 | 2.82 | 7.18 |
| 18 | 2.80 | 7.20 |

续表

| 每组动物数 | 反应率 | |
|---|---|---|
| | 0 | 100% |
| 19 | 2.78 | 7.22 |
| 20 | 2.76 | 7.24 |

注:某组用 10 只实验动物,如果全部存活(反应率为 0),其概率单位为 3.04;若全部死亡(反应概率为 100%),则其概率单位为 6.96。

## 五、急性毒性的分级和评价

根据急性毒性试验结果判断外源化学物毒性的强弱和类型。目前各国均参照外源化学物的急性毒性分级(acute toxicity classification)标准进行评价。现行的各种急性毒性分级标准均以 $LD_{50}$ 为基础,世界卫生组织推荐分为剧毒、高毒、中等毒、低毒和实际无毒五级(表 7-11);欧盟则分为高毒、有毒、有害、不分级 4 个等级(表 7-12);我国目前除参考国际上几种分级标准外,也制定了一些国家标准(表 7-13、表 7-14)

表 7-11　外源化学物急性毒性分级(WHO)

| 毒性分级 | 大鼠一次经口 $LD_{50}$(mg/kg) | 6 只大鼠吸入 4 h 死亡 2~4 只的浓度(ppm) | 兔经皮 $LD_{50}$(mg/kg) | 对人可能致死的估计量 g/kg | 总量(g/60kg) |
|---|---|---|---|---|---|
| 剧毒 | <1 | <10 | <5 | <0.05 | 0.1 |
| 高毒 | 1~49 | 10~99 | 5~43 | 0.05~0.49 | 3 |
| 中等毒 | 50~499 | 100~999 | 44~349 | 0.5~4.99 | 30 |
| 低毒 | 500~4999 | 1000~9999 | 350~2179 | 5~15 | 250 |
| 实际无毒 | ≥5000 | ≥10000 | ≥2180 | >15 | >1000 |

表 7-12　欧盟化学品急性毒性分级标准(OECD)

| 毒性分级 | 大鼠经口(mg/kg) | 大鼠经皮(mg/kg) | 大鼠吸入(mg/L,4 h) |
|---|---|---|---|
| 高毒 | ≤25 | ≤50 | ≤0.25(气溶胶或颗粒)<br>≤0.5(气体和蒸汽) |
| 有毒 | 26~200 | 51~400 | 0.25~1(气溶胶和颗粒)<br>0.5~2(气体和蒸汽) |
| 有害 | 201~2000 | 401~2000 | 1~5(气溶胶或颗粒)<br>2.1~20(气体和蒸汽) |
| 不分级 | >2000 | >2000 | >5(气溶胶或颗粒)<br>>20(气体和蒸汽) |

表 7-13　食品安全国家标准急性毒性($LD_{50}$)剂量分级

| 级别 | 大鼠经口 $LD_{50}$(mg/kg) | 相当于人的致死剂量 | |
|---|---|---|---|
| | | mg/kg | g/人 |
| 极毒 | <1 | 稍尝 | 0.05 |
| 剧毒 | 1~50 | 500~4000 | 0.5 |

| 级别 | 大鼠经口 $LD_{50}$<br>（mg/kg） | 相当于人的致死剂量 | |
| --- | --- | --- | --- |
| | | mg/kg | g/人 |
| 中等毒 | 51~500 | 4000~30000 | 5 |
| 低毒 | 501~5000 | 30000~250000 | 50 |
| 实际无毒 | >5000 | 250000~500000 | 500 |

**表 7-14　我国农药的急性毒性分级标准**

| 分级 | 大鼠经口 $LD_{50}$(mg/kg) | 大鼠经皮 $LD_{50}/(\text{mg/kg})$,4 h | 大鼠吸入 $LD_{50}/(\text{mg/m}^3)$,2 h |
| --- | --- | --- | --- |
| 剧毒 | <5 | <20 | <20 |
| 高毒 | 5~50 | 20~200 | 20~200 |
| 中等毒 | 50~500 | 200~2000 | 200~2000 |
| 低毒 | >500 | >2000 | >2000 |

# 第三节　亚慢性和慢性毒作用及其评价

## 一、亚慢性和慢性毒性的基本概念和试验目的

### （一）亚慢性毒性的概念和试验目的

1. 亚慢性毒性的基本概念

亚慢性毒性（sub-chronic toxicity）是指实验动物连续多日（该时间通常为 28 d 或 30~90 d）重复接触受试物所引起的毒性效应。

上述概念中所谓"连续多日接触"约相当于实验动物寿命的 1/30~1/10 的时间，如大鼠一般为 1~3 个月（平均寿命约 30 个月）。接触（染毒）剂量没有明确的下限，但上限应小于受试物的 $LD_{50}$，在接触过程中要求每日或每次接触的剂量一般相等。国际和国内食品安全性毒理学评价标准中大鼠亚慢性毒性试验主要有 28 d（或 30 d）和 90 d 试验。但理论上亚慢性毒性试验没有严格的统一的时间界限，主要由试验目的来决定。考虑到人类接触食品、大气和水污染物的持续时间一般较久，在食品毒理学与环境毒理学中所要求的连续接触一般为 3~6 个月。但动物连续接触外来化学物质 3 个月其毒作用往往与再延长接触时间所表现的毒作用基本相同，因此不必再延长接触期限。

2. 亚慢性毒性试验的目的

亚慢性毒性试验是对实验动物较长期接触较大剂量受试物所致的生物学效应的深入研究，可获得丰富的毒理学信息，是食品安全性评价中的重要毒性试验，其主要目的为：

（1）在急性毒性试验的基础上，进一步研究受试物亚慢性毒性剂量、效应和剂量—效应

关系,观察毒作用的性质和作用靶器官,估计亚慢性接触的危险性。

(2)确定亚慢性毒性的 *LOAEL*(lowest observed adverse effect level,观察到有害作用的最低剂量)及 *NOAEL*(no observed adverse effect level,未观察到有害作用剂量),其中 *NOAEL* 是主要参数。

(3)估计慢性接触的危险性,确定是否需要进一步进行慢性毒性试验。如需要进行,则可为慢性毒性和致癌试验的剂量选择提供依据。

(4)通过附加观测了解受试物对动物繁殖及对子代的致畸作用,可为评价受试物能否应用于食品提供依据。

(5)为初步提出接触该化学物质的安全限量标准提供毒理学依据。

**(二)慢性毒性的概念和试验目的**

1. 慢性毒性的基本概念

慢性毒性(chronic toxicity)是指实验动物或人长期(甚至终生)反复接触外源化学物所产生的毒作用。上述概念的"长期"一般指 2 年。对大鼠相当于终生染毒,对兔相当于生命周期的 36%,对犬为 20%,对于灵长类动物相当于其生命周期的 13%。也有学者主张动物终身染毒,这样求得的阈剂量($Lim_{sub-ch}$)或最大无作用剂量($MNL$)更能全面反映受试物的慢性毒作用。若慢性毒性试验与致癌试验结合进行,则实验动物染毒时间最好接近或等于动物的预期寿命,甚至在有些动物上要包括若干代试验。一般情况下,3 个月毒性试验中如果未表现出任何毒性,则在大鼠的 2 年或终生毒性试验中也不大可能出现毒作用,但致癌作用不包括在内。

2. 慢性毒性试验的目的

慢性毒性试验是外来化学物质一般毒性评价程序中最后阶段的观察,为评价受试物最终能否应用于食品提供依据,其具体目的如下:

(1)在亚慢性毒性试验基础上,进一步观测和评估受试物长期、终生接触的毒作用,尤其是进行性或不可逆的毒作用,以及致癌作用。

(2)了解受试物的慢性毒性的效应谱、毒作用特点、靶器官及损伤的可逆性。

(3)确定受试物产生毒作用剂量下限,即长期接触引起危害 $Lim_{ch}$、*LOAEL* 和 *NOAEL*。

(4)为危险评价与制定人接触受试物的安全限值/量(safety limit values)提供毒理学依据。为制订每日允许摄入量(*ADI*)、可耐受摄入量(*TI*)、参考摄入量(*RfD*)、参考摄入浓度(*RfC*)和最高允许残留限量(*MRL*)等安全限量提供毒理学依据。

## 二、亚慢性和慢性毒性试验设计

**(一)亚慢性毒性试验的设计**

1. 实验动物的选择

亚慢性毒性试验中实验动物的选择原则上要求受试物在该动物体内的代谢过程基本与人相似,并为急性毒性试验已证明的对受试物敏感的种属和品系,同时还应考虑与慢性毒性试验预试验中预计使用的动物种属和品系相同。但在实际工作中使用与人类相似或相当的物种较难满足,目前的试验基本选择大(小)鼠和犬,根据试验需要,有时会选用灵长类动物作为实验动物。亚慢性经皮毒性试验可用兔和豚鼠。实验动物品系多用纯系动物,大鼠常用 Wistar 和 SD;若以犬为实验动物,国内使用的品系多为 Beagle 犬。另外,在选择实验动物时还需考虑一些特殊需要,如将要采用的观察指标,如需要多次反复抽取血液进行肝功能的动态变化观察时,小鼠血量有限就不能满足这种试验要求。

大鼠年龄以 4 周为宜(一般不超过 6 周),体重 50~100 g,此时动物体重较轻、年龄较小、代谢旺盛、进食量大及生长迅速,容易出现阳性反应,并且动物摄入受试化学物质的时间可得到充分延长。试验开始时同性别的动物体重差异不应超过平均体重的 20%,每组动物数不少于 20 只,组间体重差异不超过平均体重的 10%。犬通常选择 4~6 月龄,每组动物数不少于 8 只。一般各组要求雌雄各半,特殊情况(如重点研究生殖毒性)可选用单性别动物。

亚慢性毒性试验周期较长,观察指标较多,实验动物的质量、喂养条件和实验环境会影响受试的毒性反应。应尽可能使用高等级的实验动物,并在符合国家实验动物标准的试验环境中进行。按国家实验动物微生物学和寄生虫学等级及监测分类,实验动物分四级:普通级、清洁级、无特定病原体级(SPF 级)、无菌级。亚慢性毒性试验应使用清洁级以上等级的实验动物,并饲养在屏障环境内进行试验。该环境严格控制人员、物品和环境空气的进出。保持符合规定的温度、日温差、湿度、换气次数、气流速度、压强梯度、落下菌数、空气清洁度、氨浓度、噪声和照度。动物应保证有足量的营养符合要求的饲料、清洁饮水和消毒垫料,严格控制昼夜交替。

2. 剂量的选择与分组

试验分组中,三个染毒组分别对应高、中、低三个剂量染毒组。高剂量染毒组实验动物应在染毒期间不发生死亡,即使有死亡,也应少于动物数的 10%;中剂量染毒组应为观察到轻微的中毒症状,相当于 LOAEL;低剂量染毒组应无中毒反应或只观察到极轻微的反应,相当于亚慢性毒性试验的 MNL 或 NOAEL 水平。各剂量组间距应大于 2 倍以上。一般以 $LD_{50}$ 的 1/100~1/5 范围来考虑剂量分组。确定高剂量时可参考两个数值,一是以受试化学物急性毒性的阈剂量(在相同实验动物品系,相同染毒途径的条件下)为亚慢性毒性试验的最高剂量;二是以该受试物 $LD_{50}$ 的 1/20~1/5 为最高剂量。

但是对于不能测出 $LD_{50}$ 的受试物,尤其是人体主动摄入的受试物(如食品),可采用人体拟用的最高剂量为设计依据。对食品而言,试验剂量应尽可能涵盖人体预期摄入量的 100 倍,在不影响动物摄食及营养平衡的前提下,应尽可能提高高剂量组的剂量。对于人体拟摄入量较大的受试物,高剂量组亦可按最大给予量设计。

在实际工作中,由于各类化学品的特殊性及管理政策的不同及受试物的多样性和试验中多种因素的变化,其相应的毒理学评价程序对剂量设计的要求也有一定差异,这需要实验设计人员具备丰富的毒理学经验。

3. 染毒途径

染毒途径的选择应遵循两方面原则：一是要尽量模拟人类在接触受试物的途径和方式；二是亚慢性和慢性毒性试验的染毒途径应保持一致。重复剂量毒性试验受试物具体接触(染毒)途径主要有经口、呼吸道和皮肤三种，另外根据使用或接触可能，还有注射、直肠或阴道投放等特殊染毒途径或方式。每周至少染毒 5~6 次。同时为了维持实验动物体液中受试物浓度的稳定，保持受试物生物学效应在每天的相似性，亚慢性毒性试验每日染毒的时间应保持一致。

食品安全性毒理学评价中，受试物主要采用经口染毒方式，我国食品安全性评价程序标准也仅规范了经口途径试验。但理论上食品安全性评价中也应考虑经皮肤、呼吸道，甚至直肠途径(粘膜刺激、过敏)接触的毒性。因此常用的染毒途径主要有经口、经呼吸道和经皮肤等。

(1)经口染毒　经口染毒主要有饲喂法、灌胃和胶囊法三种形式。小动物常用灌胃法和饲喂法，犬等较大型的动物常用胶囊法。如果要求染毒剂量准确，建议使用灌胃法。长期灌胃给予受试物需要熟练的技术和非常认真负责的工作态度，每只实验动物经受几十次上百次的灌胃，一次失误则可能损失一只动物，进而影响试验结果。出现失误时均应如实记录，这样有利于试验结果的准确评价。食品毒理学试验中最好采用喂饲法，将受试物与食物或饮水混匀，使实验动物自然摄入。但在试验中应注意如下几个方面：①应确保受试物在饲料中的稳定性和均一性，并以不影响动物摄食、营养平衡和饮水量为原则；②每日应定时定量染毒，称量当日的喂食量和剩余量，从而计算和记录每日摄入量，并保证动物饮水自由；③要注意防止受试物与饲料中的成分发生化学变化，产生未知外源化学物，从而影响试验结果；④随着动物的成长和老龄化，单位体重饲料摄入量会逐渐降低，因此需每周或每两周调整一次饲料中受试物剂量，使受试物摄入维持恒定的剂量水平。例如，啮齿动物从断乳到成年过程中，如果饲料受试物浓度保持恒定不变，则在整个实验期染毒总剂量约减少 60%，从而影响毒性反应的严重程度。

(2)经呼吸道染毒　每天吸入时间据实验要求而定，亚慢性毒性研究在工业毒理学评价中 1~4 h 不等，环境毒理学可为 4~6 h。但若要在吸入期间喂食、喂水时，需注意防止受试物污染食物、饮水及食具。

(3)经皮染毒　经皮肤染毒一般每天 4~6 h，每周应对染毒部位脱毛一次，去毛部位面积一般不大于动物体表总面积的 10%~15%，大鼠为 20~50 cm²，在试验中需防止动物舔食。

(4)注射染毒　注射染毒一般为模拟药物的使用途径，主要包括静脉注射、肌内注射、皮下注射、腹腔注射等。在食品毒理安全性评价中基本不用这种途径。

4. 染毒期限

亚慢性毒性试验染毒期限相当于生命周期的 1/10，不同实验动物因寿命不同其染毒期限也有所不同。啮齿类动物中大鼠平均寿命约 30 个月，染毒期限相应为 3 个月；非啮齿类动物犬寿命 10 年，则染毒期限理论上应为 1 年，但多个组织和国家的试验指南中，如经济合作与发展组织(OECD)、美国环境保护署(USEPA)和我国,犬的亚慢性毒性试验染毒期限也为 90 d,而将染毒 1 年认为是慢性试验。90 d 亚慢性毒性试验中,若试验设置了恢复期观察,动物应停止给予受试物后继续观察 28 d 以观察受试物毒性的可逆性、持续性和迟发效应。各种实验动物研究期限相当于寿命期和染毒时间见表 7-15。

表 7-15　动物研究期限相当于寿命期(%)和人染毒的时间

| 物　种 | 研究期限(月)相当于寿命期(%) | | | | | 研究期限(月)相当于人(月) | | | | |
|---|---|---|---|---|---|---|---|---|---|---|
| | 1 | 3 | 6 | 12 | 24 | 1 | 3 | 6 | 12 | 24 |
| 大鼠 | 4.1 | 12.0 | 25.0 | 49.0 | 99.0 | 34 | 101 | 202 | 404 | 808 |
| 兔 | 1.4 | 4.5 | 9.0 | 18.0 | 36.0 | 12 | 36 | 72 | 145 | 289 |
| 狗 | 0.82 | 2.5 | 4.9 | 9.8 | 20.0 | 6.5 | 20 | 40 | 81 | 162 |
| 猪 | 0.82 | 2.5 | 4.9 | 9.8 | 20.0 | 6.5 | 20 | 40 | 81 | 162 |
| 猴 | 0.55 | 1.6 | 3.3 | 6.6 | 13.0 | 4.5 | 13 | 27 | 61 | 107 |

5. 观察指标

亚慢性毒性试验的观察指标较为广泛,其目的是通过一切可能的指标尽可能从多方、多角度、系统、全面、深入地研究受试物对实验动物产生的毒性效应。图 7-1 为亚慢性和慢性毒性试验检测各种毒性终点的流程图。合理地选择观察指标和采用灵敏、精确的检测方法是正确评价化学毒物对机体毒作用的关键。观察指标和测试项目一般根据急性毒性试验提供的数据以及参考有关文献资料或已有的同系物毒性资料进行选择。通常包括一般性指标、生理生化指标,组织病理学检查和特异性指标等。

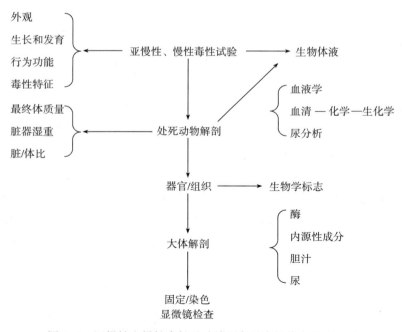

图 7-1　亚慢性和慢性毒性试验检测各种毒性终点的流程图

（1）一般指标　一般性指标又称一般性综合指标，是非特异性观察指标，主要包括对实验动物中毒症状的观察、增重以及摄食情况等。它们虽然不是各种受试物对机体产生毒作用的特异性指标，但往往是综合毒作用的敏感观察指标，主要包括以下项目：

a. 中毒症状　中毒症状可反映受试物对机体全身的作用，也反映受试物对机体器官系统的选择性毒性。在染毒期间应每日观察实验动物出现的行为改变和客观征象的异常，详细记录各症状出现的时间先后次序，包括食欲、活动、被毛、分泌物、呼吸等，尤其要留意动物被毛的光洁度与色泽、眼分泌物、呼吸、神态、行为等。这些资料有助于判断化学毒物损害机体的部位及程度。

b. 动物体重　在亚慢性毒性研究中，动物体重是一个比较重要且比较敏感的指标。若试验组动物体重增长减慢、停止或体重下降，很可能是受试物引起的毒作用，若试验组体重比对照组增长低10%，基本可认定是受试物的毒作用。如果各试验组体重增长呈剂量—反应关系，就可以肯定是一种综合毒作用。但多种因素均可影响实验动物体重的增长，如食欲变化、消化功能变化、代谢及能量消耗改变等。一般在亚慢性毒性试验应每周测体重一次，对各剂量组和对照组动物同期体重的统计和比较可有多种方式，可以用体重直接统计，也可用体重的增长量，或用体重百分增长率（试验开始时体重为100%）进行统计。

c. 食物利用率　亚慢性毒性试验在进行中必须每日观察并记录动物的饲料消耗量，并计算食物利用率，即实验动物每食入100 g饲料所增长的体重克数（g体重/100 g饲料）。比较染毒组与对照组动物的食物利用率，有助于了解化学物的毒作用，尤其将体重指标和食物利用率综合分析。若受试物影响食欲，则每日进食量减少，体重增长会受影响，但食物利用率不一定改变。如果受试物干扰了食物的吸收或代谢，虽然不一定影响食欲，但体重增长却减慢，因而食物利用率也会有改变。例如，给大鼠喂饲被溴甲烷（粮库杀虫杀鼠剂）熏蒸过的饲料两个月，喂饲组与对照组的食物利用率分别为25.2%与25.6%，大致相等，但试验组平均体重为对照组平均体重的86.6%，这是因为被溴甲烷熏蒸不影响饲料吸收利用率，但可能影响了大鼠的食欲。

d. 死亡和濒死　虽然亚慢性毒性试验并不以死亡（不指处死）为试验主要终点和指标，但死亡和濒死是毒作用的关键指标，应做好记录。对死亡或濒死动物要及时剖检，对有病或濒死的动物需分开放置或处死，并检测各项指标。

（2）生理生化指标　生化指标与生理、病理指标关系密切。生化检测分析的具体内容很多，包括各种体液和组织匀浆、提取液的化验指标，如血液、尿液、胆汁、组织液、脑脊液等。最常检查的毒性靶器官是肝和肾，分别是解毒和排泄器官，因此在这两个器官受试物原型或衍生物的浓度较高；另一个重要的靶器官是血液。具体来说主要有以下项目或指标：

a. 血象指标　主要有白细胞的计数和分类、红细胞计数、血红蛋白浓度、血细胞比容、血小板计数等，基本等同于血常规。若受试物对血液系统有影响，还需要检测网织红细胞，进行骨髓图片检查。

　　b. 血液生化指标　血液生化指标应包括电解质平衡、糖、脂和蛋白质代谢、肝(细胞、胆管)功能和肾功能等方面。至少应包括谷丙转氨酶(ALT)、谷草转氨酶(AST)、谷氨酰转肽酶(GGT)、碱性磷酸酶(AKP)、尿素(Urea)、肌酐(Cre)、血糖(Glu)、总蛋白(TP)、白蛋白(Alb)、总胆固醇(TC)、甘油三酯(TG)、氯、钾、钠等指标。必要时还应检测钙、磷、尿酸(UA)、胆碱酯酶、山梨醇脱氢酶(SDH)、总胆汁酸(TBA)、高铁血红蛋白、激素等指标。试验中可根据受试物的毒作用特点或构效关系分析,从而增加相关检测指标。

　　大部分血清酶类都没有组织特异性,但在肝细胞细胞质中水平较高。正常情况下,血清中只检测到低水平的这些酶(如 AST,ALT),在某些毒物的作用下,肝细胞膜的完整性受到破坏,细胞质中的这些酶进入血液,几小时内可升高 5~10 倍。血清酶类检测对于其他靶器官毒性的敏感性均不如肝脏。因为,一方面在其他靶器官中这些酶存在的水平较低,另一方面,毒物对肝脏的影响常掩盖其他靶器官的毒性效应。

　　此外,还需注意在不同物种间酶的组织器官分布差异。如在小鼠、大鼠、犬、猫中,ALT在肝脏分布较多;而对于灵长类动物,ALT 分布于心脏、骨骼肌和肝脏。若选择犬为实验动物,AKP 是检测肝胆管功能的灵敏指标;但在大鼠中,AKP 的诊断价值较小,因为大鼠血清AKP 主要来自于小肠,其水平本身较高且易受到膳食的影响。

　　需要指出的是在实际操作中不影响实验动物生理功能的最大取血量为其总血量的10%,总血量约为 50 mL/kg。故 0.3 kg 的大鼠估算约有 15.0 mL 血液,一次取血量不应超过 1.5 mL。

　　c. 尿常规检查指标　尿常规指标常见的有尿蛋白、尿比重、pH 值、葡萄糖浓度和尿潜血等。如果预期有毒性反应出现,还需要依据试验要求增加尿沉淀镜检及细胞分析等项目。

　　d. 眼科检查　眼科检查至少在处理前和研究的终止后各进行一次,尤其是受试物能在视网膜蓄积或影响血压。检查理论上应包括所有区域,如角膜、晶状体、视网膜、结膜、巩膜、虹膜和眼底。在检查前,使用散瞳剂,便于以观察眼深部的结构。

　　e. 心血管生理评估　心脏血管生理指标,如血压、心电图(ECG)等评估通常限于非啮齿类(主要是犬)。必要时在啮齿类研究也需测定。检查应在研究开始前试验结束时进行,可适当进行研究中期的测量。应报告心律、心率(次/分)、PR 间期(秒)、Q-T 间期(秒)和校正 Q-T 间期(秒)等指标。犬的血压可通过耳动脉连接动脉导管直接测量。

　　(3)组织病理学检查指标　病理学检查是实验毒理学的基础,可为受试物毒作用提供确切的形态学证据,病理学检查可以探明与毒理有关的靶器官,因此很多病理学检查结果是特异性指标。外部症状、生理功能和生化指标的改变,通常与相应的器官、组织、细胞的病理形态学变化有联系,评价受试物的安全性,最终的依据通常是病理组织学检查结果。病理学检查可分别从大体、组织、细胞亚细胞直至分子水平等多方面检查获得毒作用信息。在亚慢性毒性试验中,可参照急性毒性试验资料和与受试物相关的背景资料,尽量选择对受试物敏感的脏器或者系统;当受试物的特征不明时,应尽可能多地选择脏器进行检查,以防漏检。病理检查项目主要有:系统解剖、脏器系数(脏器称重)和组织病理学检查三项。

a. 系统解剖　试验过程中死亡或濒死动物及试验结束时所有试验动物都要处死进行病理解剖,肉眼检查器官、组织的色泽、气味、大小、重量等。观察到的可疑病变和肿瘤部位均应留样,进一步做组织学检查。当处理量太大时,重点解剖高剂量组和对照组动物,解剖时发现的异常组织、器官,均需作详细的组织学检查。其他剂量组一般仅在高剂量有异常发现时进行。脏器检查一般包括:脑、心脏、肝、脾、肺、肾、肾上腺、睾丸、卵巢等。记录有无肉眼可见的异常变化、病理改变的性质和发生率。系统尸解应全面细致,为组织学检查提供依据。

b. 脏器系数　脏器系数又称脏器相对重量(relative organ weight),指某个脏器的湿重与单位体重的比值,单位体重一般以 100 g 体重计,如肝/体比,即(全肝湿重/体重)×100%。大体方法为,在试验结束时处死动物,立即取其心脏、肝、脾、肺、肾、肾上腺、睾丸、卵巢等实质性脏器称重,并计算其脏器系数。

该指标的意义在于不同年龄阶段实验动物有不同的脏体比,若与对照组比较出现显著性差异,则可能是受试物毒作用引起的病理变化。脏器系数增加可能是由于充血、水肿、增生或肿瘤等因素;脏器系数降低可能是由于坏死、萎缩等原因。如果受试物能明显阻碍实验动物体重增长,而对脏器无明显毒作用时,也会出现脏器系数增加。因此当实验动物体重明显受到影响时,应同时比较各剂量组与对照组动物各脏器的绝对湿重,以排除可能出现的假象。脏器系数分析时应考虑排除失水、年龄、性别、营养不良等因素的影响。

c. 组织病理学检查　可先对高剂量组和对照组动物进行主要脏器的组织病理学检查,若发现病变,再对较低剂量组的相应器官、组织进行检查。检查脏器应包括脑、心脏、肝、脾、肺、肾、胃、肠、膀胱、胰腺、甲状腺、肾上腺、胸腺、卵巢、睾丸等,必要时再增加其他组织器官的组织病理学检查。对肉眼可见的病变或可疑病变组织,尤其要进行仔细的组织病理学检查。除常规组织病理学检查外,必要时可做组织化学或电镜检查。在对组织病理学检查结果进行分析时,应结合其他功能指标综合进行评价。试验中通常保存固定以便检查和核对的器官见表 7-16。

表 7-16　亚慢性和慢性毒性试验中应保存以备进行病理组织学检查的器官

| 靶 系 统 | 拟 检 查 靶 器 官 |
|---|---|
| 消化系统 | 肝、食管、胃、十二指肠、空肠、回肠、盲肠、结肠、直肠、胰腺 |
| 神经系统 | 脑、脑垂体、周围神经、脊髓、眼 |
| 腺体 | 肾上腺、甲状腺、甲状旁腺、胸腺 |
| 呼吸系统 | 气管、肺、咽、喉、鼻子 |
| 心血管系统 | 心脏、主动脉 |
| 造血系统 | 骨髓、淋巴结、脾 |
| 泌尿生殖系统 | 肾、膀胱、前列腺、睾丸、附睾、精囊、子宫、卵巢、雌鼠的乳腺 |
| 其 他 | 所有大体观察有损害的组织、肿块、皮肤 |

（4）分子生物学和免疫学指标　分子生物学和分子免疫学的快速发展，相继发现了许多具有毒理学意义的指标，如很多环境有害因素可导致活性氧增加，造成细胞膜、蛋白质（包括酶）和核酸的损伤，其中一些是非遗传性损伤，一些可致死性损伤，一些可导致细胞凋亡，也可能引起免疫功能异常。选择相关指标进行测定，有利于深入探讨有害作用的机理和安全性评价，也有利于提出有效的防护措施。

（5）特异性指标　所谓特异指标不是独立于上文所述的几大类之外的指标，而是指其中敏感、特异的，能反映或有利于揭示毒作用本质和机理的指标，对研究食品毒物对人体的毒作用具有重要的意义。因此，重复剂量毒性试验中应多考虑设计观察特异指标。但实践中要确定特异指标并不容易，一般可从以下方面进行分析获得线索：一方面，研究文献资料，全面分析受试物的分子结构、理化特性，尤其特殊基团及其特定毒性，利用结构共性来选择亚慢性或慢性毒性指标，如分析同系衍生物的毒作用特征。另一方面，从急性毒作用特征发现线索。如受试物急性毒性危害的靶细胞、靶器官或靶系统，通过这一线索有可能发现一些敏感或特异的指标。如以苄甲胺给小鼠灌胃，急性中毒死亡小鼠肝脏有淤血现象，进一步以较低剂量多次给小鼠灌胃，发现其肝/体比值增大，在此基础上又发现小鼠肝匀浆甲苯代谢率增高，肝微粒体 CYP450 含量也增加，从而在进行苄甲胺的亚慢性毒作用试验时，即可继续观察这些指标的变化规律，或再深入探讨肝脏其他生化指标有无变化。

总之，在上述几大类指标中，需要先通过综合观察发现毒作用的外部体征表现，再通过血液和尿液等体液样品的实验室生理生化检验分析评价器官系统的功能，结合尸解和组织病理学检查是得到毒理学损害的形态学证据，最终综合起来评价受试物的毒作用，试验中常用的一般观察、生理生化和病理学检查项目参见表 7-17，常见化学毒物所致主要靶器官损伤及病变类型见表 7-18。

表 7-17　亚慢性和慢性毒性试验的一般观察、生理生化及病理学检查项目

| 器官和系统 | 一般观察 | 血液学和血液生化指标检查 | 病理学检查 |
|---|---|---|---|
| 肝 | 粘膜变色、水肿、腹水 | 丙氨酸氨基转移酶（ALT），白蛋白（ALB），碱性磷酸酶（ALP），天冬氨酸氨基转移酶（AST），γ-谷氨酰转肽酶（GGT），乳酸脱氢酶（LDH），山梨醇脱氢酶（SDH），总蛋白（TP） | 肝* |
| 泌尿系统 | 尿量、连续性、颜色 | 白蛋白（ALB），氯，肌酐（尿和血清），葡萄糖，钾，蛋白（尿和血清），钠，尿素氮（UN） | 肾和膀胱* |
| 胃肠系统 | 腹泻、呕吐、排便、食欲 | 总蛋白、白蛋白、球蛋白、钠、钾 | 胃、胃肠道、胆囊、唾液腺、胰腺 |
| 神经系统 | 姿势、活动、反应、行为 | — | 脑、脊髓、坐骨神经 |
| 眼 | 外观、分泌物、突眼症、眼科检查 | | 眼、视神经 |

续表

| 器官和系统 | 一般观察 | 血液学和血液生化指标检查 | 病理学检查 |
|---|---|---|---|
| 呼吸系统 | 频率、咳嗽、鼻分泌物 | 总蛋白、白蛋白、球蛋白 | 一侧肺叶及主要支气管 |
| 生殖系统 | 外生殖器官的外观和触诊 | — | 睾丸和附睾或卵巢;子宫或前列腺和精囊* |
| 造血系统 凝血系统 | 粘膜变色、淡漠、无力、嗜睡 | 红细胞压积、血红蛋白、红细胞数、白细胞总数及其分类、血小板数、凝血酶原时间、激活的部分凝血酶原时间 | 脾、胸腺、肠系膜淋巴结、骨髓涂片及其切片 |
| 内分泌系统 | 皮肤、皮毛、体重、尿、粪便特征 | 糖、钠、钾、碱性磷酸酶、胆固醇 | 甲状腺、肾上腺、胰 |
| 骨骼系统 | 生长、变形、跛行 | 钙、磷、碱性磷酸酶 | 骨骼、抗断裂程度 |
| 心血管系统 | 心率、脉搏特征、节律、水肿、腹水 | 谷草转氨酶 | 心*、主动脉、其他组织中小动脉 |
| 皮肤 | 颜色、外观、气味、被毛 | 总蛋白、白蛋白、球蛋白 | 仅在皮肤研究时进行 |
| 肌肉 | 大小、无力、消瘦、活动减少 | 谷草转氨酶、肌酐磷酸激酶 | 仅在一般观察、临床化学或肉眼病变有指征时进行 |

注释:全部动物应进行肉眼检查;表中所列的器官或组织应做组织病理学检查;标"*"的器官应称重。

**表7-18 常见化学毒物所致主要靶器官损伤及病变类型**

| 靶器官 | 毒物举例 | 病变类型 | 病理诊断 |
|---|---|---|---|
| 肝 | CCl₄、铅、黄磷、氯乙烯 | 变性、坏死、炎症、硬化癌瘤 | 中毒性肝炎、肝硬化、肝细胞癌、急性肝坏死、亚急性肝坏死 |
| 肾 | 汞、铅 | 变性、坏死、炎症、萎缩、纤维化 | 中毒性肾病、急性肾小管坏死、肾固缩 |
| 脑 | CO、铅 | 变性、坏死、出血、水肿、脱髓鞘、神经胶质增生 | 中毒性脑水肿、中毒性脑病 |
| 肺 | 氯气、纯氧、铍、百草枯 | 水肿、出血,肺泡炎、纤维化 | 中毒性肺水肿、化学性肺炎、弥漫性肺泡损伤、肺透明膜病 |
| 心血管 | 钡、CS₂ | 变性、坏死、炎症、硬化 | 中毒性心肌病(炎)、动脉粥样硬化 |
| 血液及造血系统 | 铅、苯 | 溶血、贫血、白血病、粒细胞减少 | 中毒性血液病 |
| 睾丸、卵巢 | 镉、甲基汞、DDT | 性细胞损伤、发育障碍 | 中毒性不育症、流产、死胎、畸形 |
| 皮肤 | 镍、铬、铍、煤焦油、多氯联苯 | 皮疹、出血、炎症、坏死、溃疡 | 接触性剥脱性皮炎、痤疮、中毒性黑变病 |
| 其他 | 铅、汞、氟 | 铅沉着、汞沉着、氟牙病 | 铅线、氟骨症等 |

### (二)慢性毒性试验的设计

1. 实验动物的选择

慢性毒性试验选择实验动物的原则与亚慢性毒性试验相同,应使用2种哺乳动物,一般为1种啮齿类动物和1种非啮齿类动物。实际工作中大多用大鼠、犬和猴,经皮染毒也可使用豚鼠和家兔。动物数量要明显多于亚慢性毒性试验,每组大鼠40~60只,犬8~12

只,雌雄各半。如在试验过程需要分批处死部分动物时,则应适当增加每组动物的数量来满足试验结束时数据统计处理的要求。试验结束时每个剂量组每种性别的啮齿类动物数量不少于 10 只,非啮齿类不少于 4 只。慢性毒性试验试验周期长,所以应选择年龄较小的动物,一般为初断奶的动物,此时为小鼠出生后 3 周(体重 10~15 g),大鼠出生 3~4 周(体重 50~70 g),犬一般在 4~6 月龄时开始试验。

2. 染毒途径和染毒期限

理论上讲染毒途径应选择和人类实际接触相似的途径,但在长达两年多的慢性试验中有些染毒途径很难进行,实际工作中多采用经口染毒,一般每周染毒 5~6 天。根据需要也可经皮肤染毒和经呼吸道染毒,长期呼吸道染毒需要有良好的专用动式吸入染毒装置。

慢性毒性试验动物的染毒期限应根据具体要求和所选用的动物物种而定。在食品毒理学研究中,染毒期要求 1 年以上甚至 2 年。也有研究人员主张动物终生染毒,这样求得的阈剂量或 LOAEL 及 NOAEL 更能准确反映化学物质的慢性毒作用。若慢性毒性试验与致癌试验结合进行,则实验动物染毒时间最好接近于动物的预期寿命,甚至可终生染毒。需要指出的是慢性毒性试验染毒期限长,染毒期间一定要保证合理的饮食及适宜的温度和湿度,以防止非试验因素引起的死亡。

3. 试验分组和剂量选择

试验分组与慢性毒性试验相同,一般设置 3 个染毒组和一个对照组,必要时可加 1 个溶剂对照组。剂量分别设置高、中、低剂量染毒组。高剂量组试验动物应有轻微可见的毒性反应或使某项指标出现明确的轻微改变,低剂量组应是阈剂量或无作用剂量。高剂量可根据亚慢性毒作用的最大耐受剂量(maximum tolerate dose, MTD)而定,MDT 主要由体重和组织病理学指标来确定,可选择 MTD 为慢性毒性研究的最高剂量。各组间距以 2~5 倍为宜,最低不得小于 2 倍,剂量间距应小于亚慢性毒性试验。染毒剂量的选择可参照三类数值,具体见表 7-19。

表 7-19　慢性毒性试验剂量设计参考值

| 参考剂量名称 | 亚慢性阈剂量 | $LD_{50}$ | MTD |
|---|---|---|---|
| 高剂量 | 1/5~1/2 | 1/10 | 1/2 |
| 中剂量 | 1/50~1/10 | 1/100 | 1/4 |
| 低剂量 | 1/100 | 1/1000 | 1/8 |

慢性毒性试验由于周期长,人力、物力、财力消耗较大。因此由于剂量设置不合理造成试验失败和结果不理想是毒理学工作者的严重失误。合理的剂量设置应能得到如下结果:足够高的剂量以能观察到受试物的毒作用,阐明毒性靶器官,同时可保证试验能顺利进行;有明确的剂量—反应关系,得到理想的 LOAEL 和 NOAEL。在实际操作中想达到完全符合上述标准较为困难,可以说慢性毒性试验的剂量选择是对毒理学工作者知识和经验的一个挑战。

4. 观察指标

慢性毒性试验的观察指标与亚慢性毒性试验相似,也需要进行一般指标、生理生化指标、组织病理学指标、分子和免疫学指标及其他特异性指标的检查,选择时应优先采用并重点观察亚慢性毒性试验筛选出来的敏感指标或特异性指标。选择观察指标时还应注意尽量减少观察项目,如需要采血测定,应尽量减少采血量及采血次数,以防止实验动物出现贫血以及过分的刺激。在慢性毒性试验中还应重视组织病理学的检查,凡是在试验期间死亡的动物均应做组织病理学检查。试验结束后必须对实验动物进行详细的尸检,并将主要器官和组织固定保存。由于全部进行组织病理学检查有较大的困难,因此可将高剂量组和对照组动物进行组织病理学检查,必要时再对低剂量组进行检查。试验结束时部分实验动物继续留养 1~2 个月,进行恢复期观察,对已经显现变化的指标进行追踪观察,有助于了解受试物有无后续作用、迟发作用亦或是损害作用的可逆性。在此期间除不给予受试物外,其余观察内容应与给予受试物期间相同。

由于慢性毒性试验中,受试物使用的剂量极低,一些观察指标的变化程度较小,因此需要留意以下几点:①染毒前对实验动物设计的观察指标,应当既可以对动物健康状况进行筛选,又有利于染毒后比较;②染毒期间定期对染毒组和对照组进行指标观察;③所进行的各项指标均应进行质量控制;④实验动物在染毒期间死亡或染毒结束出现肿物时,必须做组织病理学检查和鉴定。

5. 慢性毒性试验的注意事项

慢性毒性试验有其特殊性,周期长,动物消耗大,需要投入大量的人力物力。在试验期间常出现的主要问题有:由于试验周期长,试验过程中动物容易发生自发性疾病,干扰试验结果;试验人员操作错误出现的可能性较大,检测仪器和试剂的变化不易控制;长期低剂量染毒,实验动物处在不断损伤、不断适应和恢复的过程中,观察指标的变化程度较小,变化规律复杂;在慢性毒性试验合并致癌试验中,观察指标多,毒性反应观察终点复杂。总之,影响慢性毒性试验结果的主客观因素复杂,若试验设计不严密或实施过程中发生失误,不仅影响试验结果,更可能带来难以弥补的损失。因此实验室质量控制是保证试验成功并使试验结果具有科学性和准确性的先决条件。慢性毒性试验应严格遵守良好的实验室规范(good laboratory practice,GLP)进行管理。

(1)合理的试验设计  剂量设计是慢性毒性试验成败的关键。只有在剂量设计达到有关技术规范的要求时,得到的结果,尤其是阴性结果才有意义,否则所得的结论并不可靠。良好的试验设计也是获得明确的剂量—反应关系和理想的 LOAEL 和 NOAEL 的重要条件。

(2)动物的质量和检疫  对实验动物的质量应注意:对动物生产单位资质的考查;按实验方案要求选择实验动物的种类、品系、质量级别和性别等;准确记录实际达到的动物的级别、数量、性别和体重范围等,然后通过检疫和适应性饲养,获得完整的检疫动物的相关健康信息资料;必要时进行动物的微生物和寄生虫检疫;若试验周期较长,还应在实验方案中规定微生物和寄生虫检疫的时间及检疫动物的数量。

（3）实验动物饲养环境的要求　实验动物的饲养和试验环境规范化十分重要。如用大鼠做慢性毒性试验必须在符合国家实验动物标准的屏障环境中进行,试验环境的各项参数如前所述(表7-2)。相对于设施的硬件条件来说,运行的管理和严密的维护更重要。相对于屏障系统静态达标来说,动态试验过程中的稳定规范运行更有意义。保持实验动物屏障设施在整个慢性毒性试验期间一直稳定、有效、规范地工作,是慢性毒性试验正常开展的基本要求。

（4）受试物的管理、配制和染毒　受试物的管理需要了解其相关背景,并对其接收、保存、使用、留养、剩余受试物的废弃、返还等进行详细记录和监控,做到总量、保存条件和使用过程都有严格的控制。此外还应注意:根据受试物的特性,在适当的条件下进行保存;准确、详实地记录受试物的配制方法;注意使用时是否需要避光、能否反复冻融等。在染毒过程中要求整个试验期限内所用的受试物为人类实际接触的且规格和纯度稳定的同一批产品。受试物必须稳定,不与饲料或饮水发生反应。

（5）检测条件的控制　慢性毒性试验在整个试验周期中需要多次检测,这不仅要求所有检测仪器和辅助条件在短期内的可靠和准确,而是长期保持准确和稳定。因此进行严格的质量控制是必不可少的。国家在临床检验规范化和指控方面有一套组织机构和标准,承担长期毒性试验的单位应主动加入国家其至国际有关的质控体系。从仪器设备、试剂耗材的选购、安装、调试、保管、维护和校正等方面保证检测的准确性和重复性。

（6）其他　除上述提到的因素外,在慢性毒性试验过程中还有很多应当注意的问题,如实验动物的基础饲料和饮水中所含的有害物质必须在卫生标准要求以下,防止由饲料和饮水中摄入污染物,从而影响试验结果的准确性;慢性毒性试验为长期低剂量长时间染毒,因此在试验期间须防止由于营养不良或过剩引起的各项指标变化;实验动物的某些生理、生化指标会随着年龄的增长而发生一定变化,因此应重视与同期对照组的比较;此外试验操作人员的素质是一个重要因素,因此要求试验参与人员具有足够的毒理学实验背景知识,娴熟的实验操作,并在整个试验过程中制定标准操作规范(SOP)。

### （三）亚慢性和慢性毒性的评价

亚慢性和慢性毒作用评价原则、内容基本相同,大致分为三个步骤:首先,确定毒作用。通过全面细致地分析毒作用资料,了解和评价毒性大小及靶器官,明确剂量—反应关系或剂量—效应关系的有无。设计合理、成功的试验应该有较为理想的剂量—效应关系,否则剂量—效应关系不明显或没有剂量—效应关系,只能勉强确定或不能获得试验的目的参数。其次,找出敏感或特异的毒作用指标,即最早出现在低剂量组并与对照组差异显著的毒作用指标。然后依据敏感指标出现变化的相应剂量确定亚慢性或慢性毒性观察到有害作用的最低水平($LOAEL$)、阈剂量($Lim_{ch}$)和最大未观察到有害作用水平($NOAEL$)。在慢性毒性试验中也用最低观察到作用水平($LOEL$)和最大未观察到作用水平($NOEL$)的概念,其中 $LOEL$ 也称最小作用剂量($MED$),$NOEL$ 也称最大无作用剂量($MNL$)。最后,根据 $Lim_{ch}$ 或 $NOAEL$ 等参数和利用不确定系数(安全系数)推测受试物的安全限值或实际安全剂量等,对化学毒物的亚慢性毒性作出评价。食品安全性评价中,安全限值有每日摄入量($ADI$)、可耐受摄入量($TI$)、参考剂量($RfD$)和最高容许浓度($MAC$)或最高残留限量($MRL$)等。

虽然慢性和亚慢性毒性试验的原则和方法基本一致,但在食品安全性毒理学评价中的地位并不是同等的。对决定一种物质是否可以食用,慢性毒性试验是最后决定性试验。我国《食品安全性毒理学评价程序》规定,如某物质的亚慢性毒性 $NOAEL/MNL$ 小于或等于人的可能摄入量($EDI$)的 100 倍,则表示毒性很强,应放弃该化学物质的使用;在 100~300 倍之间者,可进行慢性毒性试验;若大于或等于 300 倍者则不必进行慢性试验,可直接进行毒性评价。WHO 也曾提出,如果 $NOAEL$ 大于 1000 mg/kg,而人们实际接触量很低、接触时间又很短,产生慢性中毒的可能性很小,可考虑不做慢性毒性试验而直接进行评价。根据亚慢性毒性资料,参考 $NOAEL/MNL$,给予适当的安全系数可以提出该化学物质安全接触限量标准的建议值,为制定该化学物质的卫生标准提供毒理学依据。

慢性毒性试验所得的 $NOAEL$($NOEL$,$MNL$)(以 mg/kg 体重计)小于或等于人群的可能摄入量的 50 倍者,表示毒性较强,应予以放弃;在 50~100 倍之间者,需相关专家共同评议;大于或等于 100 倍者,则可考虑允许使用于食品,并制定卫生标准。慢性阈剂量和最大无作用剂量越小,卫生标准要求越严格。根据慢性毒性试验的 $Lim_{ch}$、$MNL$ 或基准剂量($BMD$),再结合该化学物的其他毒性试验资料和参数,以及特殊毒性的评价和人群的实际接触情况,给予适当的安全系数,可提出该化学物的卫生标准建议值。如在任何一个剂量组发现有致癌作用,且具有剂量—效应关系,在绝大多数情况下该物质将不被允许作为食品添加剂使用。如发现毒性试验的设计有误或在将来出现不可预料的发现,则需要进行深入研究。在观察和表达慢性毒性时还可以使用慢性毒作用带($Z_{ch}$)。$Z_{ch}$ 为急性阈剂量与慢性阈剂量的比值,即 $Lim_{ac}/Lim_{ch}$。某外源化学物的慢性毒作用带越宽,说明该化学物引起慢性中毒的危险性越大,也表明该化学物的蓄积作用大。实验动物多次接受较低剂量(浓度)即可产生慢性毒作用。

可能出现或存在于食品中的食品毒物,在各种毒性试验中,一般都可表现出一定的毒作用。在决定此种化学物质是否可应用于食品时,主要是根据其毒性在目前生产生活条件下,是否可以得到控制。凡是在目前生产生活条件下,无法控制其毒害的物质,不允许在食品中应用。

## 第四节　蓄积毒作用及其评价

### 一、蓄积毒性的基本概念和试验目的

#### (一)蓄积毒性基本概念

大多数外源化学物进入机体后,可经机体的代谢和转化排出体外,有些外源化学物亦

可直接排出体外。若一种外源化学物连续、反复地进入机体,且吸收速度(总量)超过转化和排出的速度(总量)时,则这一物质在体内的总量将不断增加,出现贮留,这种现象称为外源化学物的蓄积作用(accumulation)。物质容易蓄积的组织部位称为贮存库(depot)。机体常见的贮存库有血浆蛋白、脂肪组织、肝脏、肾脏及骨骼等。化学物质在贮存库中可以物质原形存在,也可与机体中某些物质相结合,还可以其代谢转化产物的形式存在。

外源化学物在体内的蓄积作用是机体发生慢性中毒的基础,因此蓄积毒性的评价是该物质是否能引起机体慢性中毒的重要指标,也是制定限量标准选择安全系数的重要参考因素之一。物质在体内的蓄积作用一般包括物质蓄积和功能蓄积两层含义。

1. 物质蓄积(material accumulation)

当机体多次、反复暴露于外源化学物一定时间后,若能用化学方法测得机体或某些组织脏器内存在该化学物的母体或其代谢产物即被称为物质蓄积。例如重金属铅、汞、锰等,有机氯农药(如 DDT)、多氯联苯(PCBs)等,以及脂溶性维生素(如 $V_A$)都有蓄积性。

2. 功能蓄积(functional accumulation)

功能蓄积也称效应蓄积(effect accumulation)或损害蓄积(damage accumulation),是指机体多次、反复暴露于某些外源化学物一定时间后,在机体内测不出该物质的原形或其代谢产物,但机体又会出现慢性中毒症候。简而言之,功能蓄积是指多次暴露于外源化学物所引起的机体损害的累积现象,是一种慢性中毒。

实际上,两种蓄积作用的划分是相对的,在实践中它们可能同时存在,难以严格区分。当化学物毒性较强、进入机体的数量极低时,而目前的化学分析方法尚不够灵敏不能检出时,则实际上是一种物质积累,或者物质积累与功能积累二者兼有。如有机磷化合物杀林在微量反复进入机体时,在血液和脏器中很难测出,但杀林与乙酰胆碱酯酶结合成磷酰化胆碱酯酶,使其老化失活,出现毒作用。

严格地讲,所有外源化学物都有一定的蓄积性。蓄积性的大小主要决定于外源化学物进入机体的速度与其从机体内消除速度的比较。外源化学物进入机体的速度主要决定于每次输入机体的间隔时间,而在体内的消除速度则主要决定于机体状态和该物质本身的性质。外源化学物在体内消除的速度通常以生物半减期(biological half-life)表示。

**(二)蓄积毒性试验的目的**

蓄积毒性试验(accumulation toxicity test)是检测食品毒物蓄积性大小的试验,通过蓄积试验可以了解一种化学物质在体内的蓄积情况和程度,并可为慢性毒性试验进行准备。食品毒物有无蓄积毒作用的试验评价是可能引起慢性中毒的依据之一,也是制定卫生限量标准时选择安全系数的主要依据。蓄积毒性试验是研究外源化学物基础毒性的重要内容之一,目的是通过试验求出蓄积系数 K,了解外源化学物蓄积毒性的强弱,并为慢性毒性试验及其他有关毒性试验的剂量选择提供参考。

### 二、蓄积毒性试验方法

蓄积作用的研究方法有多种,常用的方法有蓄积系数法、生物半减期法两种方法。

#### (一)蓄积系数法(accumulation coefficient,$K$)

蓄积系数法是以一种毒作用为指标(如 $LD_{50}$ 或 $ED_{50}$),用经验系数($K$)评价蓄积作用的方法。该方法简便,但缺点在于不能区分蓄积作用是物质蓄积还是功能蓄积。其原理是在一定期限内以低于致死或损害效应(小于 $LD_{50}$ 或 $ED_{50}$)的剂量,间隔分次给实验动物染毒,直至出现预计的毒作用或死亡为止。计算达到预计作用的总累积剂量,求出此累积剂量与一次接触该化学物质产生相同效应的剂量之比,即蓄积系数 $K$。

当观察指标为死亡时,蓄积系数 $K$ 按公式(7-6)计算;当观察指标为受试物对机体的某种特异性损害时,按公式(7-7)计算。

$$K = \frac{LD_{50(n)}}{LD_{50(1)}} \tag{7-6}$$

$$K = \frac{ED_{50(n)}}{ED_{50(1)}} \tag{7-7}$$

式中:$LD_{50(n)}$ 或 $ED_{50(n)}$ 分别为多次接触受试物时产生预期效应的蓄积剂量的总和;$LD_{50(1)}$ 或 $ED_{50(1)}$ 为 1 次接触(染毒)的 $LD_{50}$ 或 $ED_{50}$。

$K$ 值越大,表示蓄积毒性越弱;反之 $K$ 值越小,则蓄积毒性越强。理论上来讲,$K$ 不应<1,但在实际测定中偶尔会出现,这可能是在多次接触中,由于功能性蓄积或者是与未被发现的其他毒物存在的联合作用,也可能是实验动物对受试物发生过敏反应。如果受试物在体内全部蓄积或损害作用完全累积,则多次给予的总剂量与一次给予同等剂量的毒性相当($ED_{50(n)} = ED_{50(1)}$),即 $K=1$。若受试物在体内是部分蓄积,则分次给予总量的毒作用与一次给予相等剂量的毒作用将有一定程度的差别,且蓄积性越小,相差程度越大。可根据 $K$ 值评估蓄积性大小,具体见表7-20。

需要指出的是:蓄积系数法在评价蓄积毒作用中有一定的价值,但利用蓄积系数评价食品毒物潜在的亚慢性和慢性的毒性还应慎重。因为有些食品毒物的慢性毒作用与 $K$ 值不一致。如有机磷化合物 $K$ 值很大,但是对中枢神经系统与非胆碱能神经仍表现出慢性毒作用;又如丙烯腈在小鼠中的蓄积系数为 $K>12.8$,但仍然存在慢性毒作用。

表7-20　蓄积数评价标准

| 蓄 积 系 数 值 | 蓄 积 作 用 程 度 |
| --- | --- |
| $K < 1$ | 高度蓄积 |
| $1 \leqslant K < 3$ | 明显蓄积 |
| $3 \leqslant K < 5$ | 中等蓄积 |
| $K \geqslant 5$ | 轻度蓄积 |

蓄积系数法根据分次染毒剂量的不同又分为固定剂量法、定期递增剂量法和20 d法。

1. 固定剂量法

在试验中通常选用大、小鼠等小型啮齿类实验动物,每组10~20只,雌雄各半。设一组为对照组,可设1~3个不同剂量水平的试验组,每个试验组染毒剂量固定在 $1/20 \sim 1/5$ $LD_{50}$ 之间的某一剂量。试验组每日定时、定量以相同的设计途径给予受试物,并观察记录动物的死亡数,当试验组累积一半动物死亡时终止试验。同时需注意排除与受试物无关的意外死亡。计算使1/2试验动物死亡的累积染毒量 $LD_{50(n)}$,依据上述公式计算 $K$ 值,然后依表7-20所示进行评价。若受试物累积总接触剂量达到5个 $LD_{50}$ 值,而动物死亡数目仍未到半数,也可终止试验,此时该染毒水平的 $K$ 值以大于5计。固定剂量法试验期最长为100 d($1/20$ $LD_{50}$ 剂量),最短为25 d($1/5$ $LD_{50}$ 剂量)。由于 $LD_{50}$ 是按动物体重计算,因此试验中需根据动物的体重变化相应调整剂量。

2. 定期递增剂量法

该法试验方案与固定剂量法基本相同,不同点在于试验不同期染毒剂量是递增的。试验开始按 $LD_{50} \times 0.1$ 剂量给予受试物,以4 d为一期,以后每期给予的受试物剂量按等比级数(1.5倍)逐期递增,见表7-21。此法试验期最长只需28 d,但是在染毒21 d后也可以结束试验,因为此时累计剂量已达5.26 $LD_{50}$。在试验期中,只要试验动物死亡数累积达一半便可随时终止试验并计算其累积剂量,计算 $K$ 值,进行评价。

表7-21　递增剂量法受试物接触剂量表

| 染毒天数(d) | 1~4 | 5~8 | 9~12 | 13~16 | 17~20 | 21~24 | 25~28 |
|---|---|---|---|---|---|---|---|
| 每日染毒剂量($LD_{50}$) | 0.10 | 0.15 | 0.22 | 0.34 | 0.50 | 0.75 | 1.12 |
| 4日接触总剂量($LD_{50}$) | 0.40 | 0.60 | 0.90 | 1.36 | 2.00 | 3.00 | 4.48 |
| 累积接触总剂量($LD_{50}$) | 0.40 | 1.00 | 1.90 | 3.26 | 5.26 | 8.26 | 12.74 |

3. 20 d试验法

该法基于蓄积系数原理设计,采用体重200 g左右的成年大鼠,也可选用小鼠。设置阴性对照组和受试物剂量分别为 $LD_{50}$ 的1/20、1/10、1/5及1/2 4个剂量组。每个剂量组雌雄动物各10只,每天染毒1次,连续20 d,各组累计总剂量可达1、2、4和10×$LD_{50}$,观察每组死亡动物数量。结果评价遵循如下标准:各剂量组均无死亡,则蓄积性不明显;仅1/2×$LD_{50}$组动物有死亡,则为弱蓄积性;$1/20$ $LD_{50}$ 组动物有死亡,且有剂量—反应关系,则为强蓄积性,受试物应予以放弃使用。

蓄积系数法简便,具有一定的使用价值,但是蓄积毒性大小还受化学物质本身的特性、分次染毒的剂量、动物种属及所用观察指标等因素影响,使用同一化学物质用不同的方法测得的蓄积系数有较大的差异,在进行评价时应特别注意测定蓄积系数的实验方法是否相同。

#### (二)生物半减期法(biological half-life,$t_{1/2}$)

生物半减期法是用毒物动力学原理阐明食品毒物在机体内的蓄积作用特性。进入机体的外源化学物在体内消除一半所需的时间称为生物半减期(biological half-life,$t_{1/2}$),单位为 min 或 h。$t_{1/2}$ 反映了食品毒物在机体消除的速度,$t_{1/2}$ 越短,毒物从机体消除的时间越快。若毒物吸收速度低于消除速度,最后会从体内被彻底消除;若毒物吸收速度超过消除速度,则引起化学物在体内的蓄积。

如果一种外源化学物每次进入机体的间隙时间比 $t_{1/2}$ 长,则其在体内蓄积就可能减少;若每次进入的间隙时间较 $t_{1/2}$ 短,便容易蓄积;而二者相等也将在体内产生蓄积。在二者相等的情况下,每经过一个 $t_{1/2}$,化学物质在体内的蓄积量应为前一阶段蓄积总量的半数与在相当于代谢半减期时间内进入机体化学物质总量的半数之和。根据计算,一种化学物质无论其 $t_{1/2}$ 长短,在每个与 $t_{1/2}$ 等时间间隔接触化学物质条件下,其在体内经过 5~6 个 $t_{1/2}$ 的接触期限就可达到蓄积极限,此时理论蓄积量为极限值的 96.9%(5 个 $t_{1/2}$ 接触期)~98.4%(6 个 $t_{1/2}$ 接触期)。此时即使该化学物质继续进入机体,体内蓄积量也将保持一个动态平衡,基本上不会再增加,也就是每次蓄积量极少,趋近于零。即化学物质在一定剂量范围内在机体中的蓄积量不是直线地无限增加,而是有一定的极限。而剂量范围则取决于每个受试物的特性。化学物质的 $t_{1/2}$ 与该化学物质在体内蓄积过程的典型曲线关系如图7-2 所示。

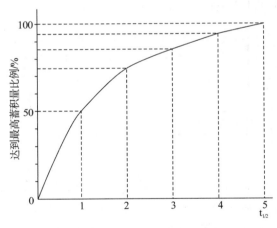

图7-2 外源化学物在体内蓄积曲线

除吸入染毒外,受试物在体内蓄积的极限值可按下列公式估算:

蓄积极限值 $L(\mathrm{mg}) = 1.44 \times$ 受试物日吸收量$(\mathrm{mg/d}) \times t_{1/2}(\mathrm{d})$

### 三、蓄积毒性的评价

食品毒物的蓄积程度和蓄积毒性可由前面介绍的几种试验获得的参数:蓄积系数(K)、生物半减期($t_{1/2}$)等做出一定评价。但仅以这些参数评价蓄积作用及由此产生的亚慢性和慢性毒性还不充分。也就是说目前这些参数的单独应用价值还是有限的。蓄积毒性还可以直接用亚慢性和慢性毒性试验、代谢试验和毒物动力学试验结果和参数评价。

在现有的蓄积毒性试验中，通常选择死亡为观察毒作用指标，很少采用其他效应指标。但死亡并不是慢性毒性的主要效应指标。某些化学物质急性毒性很低，很大剂量的染毒也不致引起死亡；但在亚慢性或慢性接触时可对某些靶器官产生严重的毒作用。因此，用急性毒性试验常用的死亡指标（$LD_{50}$）来判定这类化学物质的蓄积毒性可能得出弱蓄积性的错误结论。例如，以死亡为指标测定氯丁二烯的蓄积毒性为弱蓄积性，但实际上动物长期低剂量接触氯丁二烯能引起以肝损害为主的慢性中毒。这主要是由于氯丁二烯一次染毒会引起动物中枢麻痹而致死，但在蓄积毒性试验中氯丁二烯的靶器官为肝脏，其所引起的肝损害达不到致死的程度。但如果在蓄积毒性试验时选用肝损伤为观察指标，分别求取 $ED_{50(n)}$ 和 $ED_{50(l)}$，并计算蓄积系数，就会得出正确的结论。

也有人将 $LC_{50}$ 和慢性阈浓度（chronic threshold dose, $Lim_{ch}$）的比值称为蓄积作用带（accumulative effect zone），根据其比值大小评价化学物质的蓄积作用。评价标准为蓄积作用带在 $\leq 10$、$10\sim$、$100\sim$ 及 $1000\sim$ 时，蓄积作用依次分级为弱、中等、明显及强。本法的优点是利用急性和慢性毒性实验资料来分析化学物质的蓄积作用，不需另外进行实验，但在缺乏蓄积作用资料时，慢性毒理实验的设计会有一定困难。

总之，某种食品毒物蓄积毒性评价应多方面考虑，以免做出偏颇结论。还应考虑专门蓄积毒性试验参数的实际价值，即没有必要的情况下可以不进行专门的蓄积毒性试验，亚慢性、慢性毒作用的存在本身已经证明了蓄积作用的存在。因此可以利用亚慢性、慢性毒性试验、代谢试验和毒物动力学研究等结果评价蓄积毒性。

# 参考文献

[1]沈明浩,宫智勇,王雅玲.食品毒理学[M].郑州:郑州大学出版社,2012.

[2]李宁,马良.食品毒理学[M].北京:中国农业大学出版社,2016.

[3]沈惠丽,姜月明.食品毒理学[M].合肥:合肥工业大学出版社,2017.

[4]沈明浩.食品毒理学[M].北京:科学出版社,2014.

[5]单毓娟.食品毒理学[M].北京:科学出版社,2019.

[6]高金燕.食品毒理学[M].北京:科学出版社,2018.

[7]方士英,张宝勇.食品毒理学基础[M].北京:中国医药科技出版社,2019.

[8]张爱华,孙志伟.毒理学基础[M].北京:科学出版社,2008.

[9]王心如.毒理学基础[M].北京:人民卫生出版社,2003.

[10]张立实,李宁.食品毒理学[M].北京:科学出版社,2017.

[11]孙素群.食品毒理学[M].武汉:武汉理工大学出版社,2017.

[12]周宗灿.毒理学教程[M].北京:北京大学医学出版社,2006.

[13]王向东.食品毒理学[M].南京:东南大学出版社,2007.

[14]杜力军,赵玉男.实验动物与实验动物模型[M].北京:中国医药科技出版社,2012.

[15]何诚.实验动物学[M].北京:中国农业大学出版社,2013.

[16]中华人民共和国国家卫生和计划生育委员会.GB 15193.3—2014 经口急性毒性试验[S].北京:中国标准出版社,2014.

[17]中华人民共和国国家卫生和计划生育委员会.GB 15193.1—2014 食品安全毒理学评价程序[S].北京:中国标准出版社,2014.

# 第八章　外源化学物的生殖毒性

**内容提要**

主要内容包括生殖毒性相关概念、常见食品生殖毒性外源化学物、生殖毒性试验原则和方法。

**教学目标**

1. 掌握生殖毒性、发育毒性、母体毒性的概念及其毒性表现。

2. 熟悉常见食品生殖毒性外源化学物的类别、来源及其毒性。

3. 了解食品生殖毒性试验相关基本原理、方法、原则和国家标准。

**思考题**

1. 食品中存在哪些潜在的生殖毒性化学物？如何防控？

2. 食品安全国家标准生殖毒性试验的主要原则有哪些？

## 第一节　概述

生殖毒性是毒理学评价中的一个重要组成部分，我国生殖毒理学研究在 20 世纪 60 年代主要是以评价化学物致畸效应为主，在 70 年代后期出版的《工业毒理学实验方法》《卫生毒理学实验方法》详细描述了致畸和繁殖试验的方法。80 年代起我国制定的一系列法规，如《新药毒理学研究指导原则》《农药毒性试验方法暂行规定（试行）》《食品安全性毒理学评价程序（试行）》等详细规定了喂养繁殖试验、喂养致畸试验和传统致畸试验等生殖毒理试验方法，此外在致突变试验项目中列出睾丸生殖细胞染色体畸变分析和精子畸形试验。这些法规对促进我国生殖毒理学研究起了重要作用。90 年代是我国生殖毒理学蓬勃发展时期，其中《生殖医学》《环境与生殖》《雄（男）性生殖毒理学》《男性生殖毒理学》等书的出版标志了我国生殖毒理学研究进入了新的阶段。此期间的研究内容已由单纯致畸研究扩大至女（雌）性和男（雄）性生殖和发育毒理，在手段方面由整体动物实验扩大至全胚胎培养、组织培养、细胞培养，并开始引入分子生物学理论和技术应用于生殖毒理学研究。

### 一、基本概念

#### （一）生殖毒性

1. 生殖毒性定义

生殖毒性是指对雄性和雌性生殖功能或能力的损害对后代的有害影响。生殖毒性既可发生于妊娠期，也可发生于妊前期和哺乳期。表现为外源化学物对生殖过程的影响，例如生殖器官及内分泌系统的变化,对性周期和性行为的影响,以及对生育力和妊娠结局的影响等。

2. 生殖毒性的表现

(1)致生殖器官形态学改变　雄性生殖毒物可引起雄性动物的睾丸、附睾、精囊和前列腺等器官形态发生变化。在光学显微镜和电子显微镜下,可见生精小管萎缩,生精上皮层数减少,生精细胞稀疏。各级生精细胞内可见呈空泡样改变的线粒体,细胞核缩小,核质比例失调。

(2)对睾丸细胞的毒性　雄性生殖毒物主要影响生精细胞、支持细胞和间质细胞。睾丸组织主要由睾丸间质和生精小管构成。生精小管的管壁由生精上皮构成,生精上皮由生精细胞和支持细胞组成。生精细胞在雄激素的作用下,精原细胞开始发育,增殖形成精子细胞,再变形为精子。雄性生殖毒物对精原细胞的影响主要表现为导致细胞凋亡的增加,有丝分裂异常,精子数量减少、存活率下降、液化时间延长、形态异常和运动改变等。生精上皮中相邻的支持细胞底部间的紧密连接构成了血睾屏障,雄性生殖毒物对支持细胞产生损伤时可表现为支持细胞质的空泡化,血睾屏障功能受损。生精小管之间的疏松结缔组织为睾丸间质,间质细胞主要分泌睾酮,其主要功能是刺激雄性生殖器官的发育和成熟,维持生精作用,雄性生殖毒物对间质细胞的损伤主要表现为睾酮分泌减少。

(3)对生殖内分泌功能的影响　下丘脑—垂体—睾丸轴分泌的激素通过正负反馈调节睾丸的功能。雄性生殖毒物通过影响激素的分泌水平,导致生殖系统内分泌功能改变,引起生殖系统损伤。主要表现为血清间质细胞刺激素、卵泡刺激素、促黄体生成素、睾酮、雌二醇和催乳素等分泌紊乱。

(4)致雄性动物生殖行为改变　雄性生殖毒物可通过影响睾酮的分泌,从而引起雄性动物部分生殖行为改变,主要包括骑跨频率减少、抽插延时增加和射精次数减少等。

(5)致雄性动物生殖器官肿瘤　雄性生殖毒物可引起雄性动物的睾丸和附睾病理组织学改变,最终导致生殖器官肿瘤发生,常见的雄性生殖器官肿瘤有睾丸间质细胞瘤和睾丸癌。

(6)对遗传物质的影响　生殖毒物可引起生殖细胞基因突变、DNA 单链或双链断裂、DNA 片段缺失和染色体断裂等,导致错误遗传信息的表达。

**(二)发育毒性**

1. 发育毒性的定义

发育毒性是指个体在出生前暴露于受试物、发育成为成体之前(包括胚期、胎期以及出生后)出现的有害作用,表现为发育生物体的结构异常、生长改变、功能缺陷和死亡。

2. 发育毒性的表现

(1)生长迟缓　一般认为胎儿的生长发育指标比正常对照的均值低 2 个标准差时,即可定为生长迟缓。胎鼠胸骨及枕骨骨化迟缓及低出生体重等是生长迟缓的较敏感指标。生长迟缓造成的局部发育不全可视为畸形,如脑小畸形和眼小畸形等。

（2）功能不全或异常　胎仔生理、代谢、免疫、神经活动及行为的缺陷或异常，在出生后一定时间内被发现。因正常情况下，有些功能在出生后一定时间才发育完全，如听力或视力异常、行为发育迟缓等。

（3）致畸作用　胎儿出生时，某种器官表现形态结构异常。

（4）胚胎或胎仔致死作用　具体表现为流产、死产、死胎及其发生率增加等。

**（三）母体毒性**

1. 母体毒性的定义

母体毒性是指受试物引起亲代雌性妊娠动物直接或间接的健康损害效应，表现为增重减少、功能异常、中毒体征，甚至死亡。

2. 母体毒性的表现

（1）一般表现　母体毒性主要表现为母体体重下降，正常增长受抑制，受抑制程度不超过对照组的 10%，肝重可略有增加，但生殖机能正常。严重者可出现体重增长大幅度抑制、持久性呕吐、过度安静或兴奋、生育机能明显受损、呼吸窘迫甚至死亡。

（2）母体毒性与子代致畸作用　母体毒性和致畸作用的关系存在几种情况，一是具有致畸作用而无母体毒性出现。这一现象通常表明外来化合物具有特定的致畸作用机理，与母体毒性无关，但是此种致畸作用往往较强，应予以特别注意；二是出现致畸作用，同时出现母体毒性。此种情况可能是该物质对胚胎有特定的致畸作用机理，同时对母体亦有损害作用，通过破坏母体的正常生理稳态，导致对胚胎有非特异性的影响，并造成畸形；三是仅具有母体毒性，但不具有致畸作用；四是在一定剂量下，既不呈现母体毒性，也未见致畸作用。这时应最大限度增加剂量，使其远远高于人体实际可能接触的水平，如仍未出现致畸作用，才可作出结论。

早在 1950 年美国霍普金斯大学医院发现，怀孕期间孕妇服用黄体酮，先后有 600 多名女婴出现生殖器男性化畸形。1960 年，欧洲的医生们发现，本地区畸形婴儿的出生率明显上升。这些婴儿中包括了四肢畸形、腭裂、盲儿或聋儿、内脏畸形、"海豹胎"婴儿等。究其原因是因为孕妇服用了"反应停"。反应停（thalidomode，酞胺哌啶酮）是一种用于治疗早孕反应的药物。它由美国开发，于 1956 年开始进入市场，20 世纪 50 年代曾在西欧广泛使用。动物实验口服给药时测不到致死量，当人类服用过量时也不昏迷，被公认为"安全催眠药"，因此可以不经医生处方，直接在药店出售，曾被誉为是"西德的保胎药"。同时，它与镇痛、镇咳、退热药等配制成复方，以名目繁多的药品名出现在市场上。据当时西德卫生部门统计，反应停造成了 10000 名畸胎儿，其中有 5000 名存活，1600 人需要安装人工肢体。

此后陆续发现了 1 万到 1.2 万名因母亲服用"反应停"而导致出生缺陷的婴儿。"反应停事件"对世界震惊很大，于是世界卫生组织成立了药物不良反应监测合作计划中心，高度关注新的化学物对生殖内分泌系统或妊娠结局的不良影响，促进了与生殖内分泌系统安全相关法律的产生和研究方法指南的问世。

## 二、生殖与发育毒性的特点及靶器官

生殖与发育过程包括配子(精子与卵子)的发育与形成、交配、受精、合子形成与植入、胚胎形成与发育、分娩等阶段的每个阶段所涉及的细胞或器官都可能成为外源化学物毒作用的靶标。外源化学物对生殖与发育过程的损害主要有以下几个方面:

1. 亲性腺作用

亲性腺作用也称性腺毒性(gonad toxicity),是指某些化学物可作用于性腺,影响生殖器官的发育与性腺成熟,或造成性腺组织病理学改变。例如氯乙烯单体可使睾丸曲细精管萎缩,氯化镉可引起小鼠卵巢出血,排卵抑制。某些化学物可影响配子的发生、增殖和成熟,使生殖细胞数量减少,功能减退及突变。例如过量接触二硫化碳的男工多见性机能减退,表现为性欲下降、阳痿。铅作业工人,特别是铅中毒患者易发生生殖细胞受损,导致精子数目减少、精子活动力降低、精子畸变率增加。生殖细胞受损的结果是不育、流产、死胎、畸胎和其他先天缺陷。生殖细胞突变造成的畸胎与妊娠期内接触毒物的致畸作用不同,前者突变发生于父体或母体的性细胞中,突变诱发的畸形可传给后代。后者突变发生在胚胎的体细胞中,引起的畸形不具有遗传性。已知的亲性腺毒物有多种,包括固醇类药物、化疗药物、有机磷和有机氯农药、镉、铅、汞和二硫化碳等。

2. 亲胚体作用

亲胚体作用也称胚体毒性(embryotoxicity),是指某些化学物质可作用于妊娠早期(即从受孕到胚体形成阶段),对胚体发育产生损害作用。某些化学物质可以降低胚体对必需营养素的利用度,如 EDTA 降低胚体对微量元素的利用度,氨基蝶呤降低胚体对叶酸的利用度。当给予母体这些化学物时,可导致与缺乏这些必需营养素相似的胚体毒性。胚体毒性、胚胎毒性(embryo-fetal toxicity)、胎体毒性(fetotoxicity)等是指由出生前接触引起对孕体的任何有害影响,包括结构和功能异常,或这种影响在出生后的表现。这些与有害作用诱发的瞬间和时期有关,而不考虑检测的时间。

3. 亲胎盘作用

亲胎盘作用也称胎盘毒性(placental toxicity)。某些化学物可对胎盘造成损伤,改变胎盘血流量,降低胎盘对营养物质的转运,特异地干扰胎盘功能(如内分泌和代谢功能)。例如 5-羟色胺使小鼠动、静脉狭窄,胎盘血流量减少,胎盘转运功能障碍,引起死胎和先天畸形;甲基汞改变人胎盘滋养层微绒毛对不能代谢的氨基酸的摄取,而致功能性畸形,即先天水俣病。患儿严重神经迟钝,共济失调,步行困难,语言、咀嚼、下咽困难和大发作性癫痫。

化学物的生殖发育毒性有两个显著的特点:一是生殖过程较机体的其他系统或功能对某些化学物的毒作用更为敏感,在成体系统毒性未观察到有害作用的水平(no observed adverse effect level, NOAEL)胎儿即可受到影响。例如妊娠期接触过不足以引起肿瘤的低剂量二乙基亚硝胺(diethyllnitrosamine),仔鼠成年后再次接触,则肿瘤发生率增加。二是损害作用不仅表现在接触化学物质的机体本身,还可影响其后代。

### 三、生殖毒作用机制

生殖毒性是指对雄性和雌性生殖功能或能力的损害和对后代的有害影响,生殖毒作用机制主要包括干扰基因表达、干扰细胞—细胞交互作用、基因突变与染色体畸变、通过胎盘毒性引起发育毒理、损伤细胞和分子水平的翻译、干扰母体稳态、细胞凋亡、内分泌干扰作用等。

1. 雄性生殖毒性经典遗传机制

经典遗传学认为遗传的分子基础是核酸,其碱基序列储存着生命的全部遗传信息,并通过有丝分裂和减数分裂将遗传信息传递给下一代。目前导致雄性生殖系统遗传异常的机制主要有精子染色体组装异常、Y 染色体微缺失和基因突变等。

(1)精子染色体组装异常　在精子形成过程中,精子细胞的核蛋白发生"组蛋白—过渡蛋白—鱼精蛋白"的组型变化,组蛋白向鱼精蛋白转化过程异常将会导致精子染色体结构异常,从而导致雄性生殖毒性。生理情况下,鱼精蛋白与成熟的精子核内 DNA 紧密结合,高度浓缩而形成精子 DNA 超螺旋结构,从而维持精子的正常形态和精子 DNA 的完整性,同时保护精子基因组免受外界环境的刺激。这种高度浓缩、凝集的特殊染色质结构有利于增加核 DNA 对外界环境的适应性。当精子核蛋白组装过程被来自内外环境的各种有害因素干扰时,精子核蛋白易发生转化障碍、鱼精蛋白合成缺陷或功能异常,进而导致精子染色质不能正常组装和修复,浓缩过程异常而形成结构松散的染色质,破坏精子染色质的完整性,导致精子 DNA 损伤,进而破坏精子功能。

(2)Y 染色体微缺失　Y 染色体包含了与性别决定、性腺发育、睾丸下降和精子发生相关的基因,其在雄性生殖功能中起着重要作用。Y 染色体被来自内外环境的各种有害因素干扰时发生睾丸体积缩小和无精子症。

(3)基因突变　与精子发育相关基因的突变可引起雄性生殖毒性。近年来,有研究者采用分子生物学方法从分子水平研究雄性生殖毒性的发病机制。睾丸特异性乳酸脱氢酶 C4 ( Lactate dehydrogenase C4,LDH-C4) 只表达于成年男性的睾丸,是精子能量代谢的关键酶类,与精子的获能、运动以及精卵结合等密切相关,是精子成熟的标志分子之一。不育症患者的乳酸脱氢酶 C ( Lactate dehydrogenase C,LDHC) 基因第 5 外显子存在碱基改变,突变位点位于第 115 位,由正常的等位基因 T 变为 A。LDHC 基因突变可导致 LDH-C4 活力降低甚至缺失,从而严重影响精子的能量代谢,进而影响精子的获能和运动等功能,使之不能穿透卵子的透明带,最终导致男性不育。

2. 雄性生殖毒性表观遗传机制

表观遗传学是不涉及 DNA 序列变化的基因表达和调控的可遗传修饰,是细胞内的遗传物质和环境因素之间发生交互作用的结果,联系着基因型和表型。常见的表观遗传现象如 DNA 甲基化、组蛋白修饰和非编码 RNA 调控在雄性生殖系统发育中扮演着重要角色。研究显示,雄性生殖毒性的发生与其精子基因甲基化异常水平有关。甲基转移酶 DNMT1

基因缺失,可使整体的 DNA 甲基化缺失和印记基因错误表达,从而导致精原细胞凋亡。动物实验结果显示,甲基化转移酶 DNMT3L 基因缺失可导致雄性大鼠生精障碍,精子总数和活力下降。研究发现,精子发生过程中组蛋白甲基化异常将会导致精子异常,甚至不育。组蛋白第三亚基四号赖氨酸失去甲基化,使睾丸精原干细胞向精母细胞发育过程受阻,导致精母细胞数量减少,精子生成减少,进而使雄性生育力下降。基因序列研究表明,哺乳类动物的睾丸中富含 miRNA,其在睾丸不同发育阶段呈特异性表达,miRNA 对睾丸的发育和精子生成、成熟等雄性生殖活动具有重要的调节作用。在核染色质凝聚的早期阶段,miR-122a 能够与编码过渡蛋白 2 的靶基因 mRNA 直接结合,通过抑制过渡蛋白的翻译水平,使染色体组装和凝集障碍,从而导致雄性不育。此外,对雄性生殖系统具有调控作用的 miRNA 还有 miR-34a、miR-34b、miR-34c、miR-449、miR-18、miR-7 和 miR-141 等。其机制可能为 miRNA 与相应的靶蛋白结合而形成基因沉默复合体,该复合体通过抑制某些精子发育异常基因的表达来调控精子的发育。因此,在临床检测上,可通过对 miRNA 的检测来评估雄性生育能力。

3. 雌性生殖毒性机制

哺乳动物的卵巢是一个多相器官,包含大量处于不同发育阶段的卵泡。原始卵泡的数目在一出生就限定了,卵巢内卵泡数目的下降会导致生殖衰老,例如更年期。一些外源化学物作用于雌性生殖系统可能导致卵巢周期紊乱或不孕,致使自发性流产率增加、子代发育异常、生育力下降等。其作用机制可能是通过活性氧族的发生、雌性相关激素的生成、生殖系统遗传物质的损伤及发育相关基因的改变等几条途径。

(1)外源化学物对氧自由基清除的影响　生殖毒性发生机制可能与活性氧族的生成有关。当活性氧族攻击蛋白质时会引起靶蛋白各种结构上的变化,包括二硫键、甲硫氨酸亚砜、硝基酪氨酸和金属羰基的形成。

(2)外源化学物对激素合成和受体的影响　动物性成熟后,雌激素分泌的增加会使生殖器官质量增加,促进细胞增殖和分化,雌激素减少导致子宫和阴道萎缩。雌激素的分泌对于动物维持健康和生殖的内稳态是必要的。雌激素受体属于转录因子的核受体,并通过与细胞内的雌激素受体相结合发挥作用。

(3)外源化学物对染色体和微粒体的影响　卵巢表面的上皮细胞在持续性生理作用下能保持它完整的结构。环境毒素能引起上皮细胞病理退化,包括卵巢癌的发生。使用环境污染剂甲基异氰酸盐发现卵巢上皮细胞出现明显的 DNA 损伤伴随着 DNA 损伤诱生蛋白45、p21、抑癌蛋白 p16INK4A 和 pRb 蛋白的堆积;细胞大小增长测试和 $\beta$-gal 阳性染色实验显示出早衰现象,上皮细胞形态和结构的改变以及染色体结构的异常。免疫 FISH 分析揭示,早衰使染色体和微粒体结构具有不稳定性,端粒 DNA 结合蛋白质调聚异常。软琼脂筛选试验显示,塑化剂处理过的细胞出现恶变。这些研究结果均说明环境污染剂可以改变卵巢上皮细胞的增殖而导致卵巢功能失调和癌变。

(4)外源化学物对发育相关基因的影响　围产期暴露乙烯雌酚后会影响雌激素的分

泌,导致上皮细胞 DNA 甲基化异常。基因甲基化异常影响基因表达和某些基因失活。表观遗传基因调控产生遗传变化,这些变化不需要改变基因组 DNA 序列,而是来源于介导 DNA 甲基化、组蛋白和染色体结构的修饰。这些变化修饰染色体结构,改变 DNA 与转录因子结合能力,从而改变基因表达。

# 第二节　生殖毒性外源化学物分类及毒性

随着食品加工技术的多样化和新资源食品的多样性使得人类在获得更多优质食品的同时也面临着众多新的食品安全性问题,即使是传统的食品随着科学技术的发展其膳食安全性也会受到安全性的质疑,特别是人们普遍认为现代人的生育能力下降与现代饮食中接触大量外源化学物有关,众多的研究也表明,很多外源化学物具有生殖毒性,因此学习和研究外源化学的生殖毒性及生殖毒性的评价方法对确保膳食安全性具有重要作用。

## 一、生殖毒性化学物的分类

### (一)生殖毒性化学物的类别

按照 GB 30000.24—2013(化学品分类和标签规范 第 24 部分:生殖毒性)的生殖毒性化学物的分类,对于生殖毒性分类目的而言,化学物质被分为两个危险类别,对性功能和生育能力的影响和对发育的影响被分别评价。生殖毒性化学物质分为类别 1 和类别 2,而对哺乳期的影响被单独分为一个类别。

1. 类别 1

此类别包括已知对人类性功能和生育能力或发育产生有害影响的物质,或动物研究证明(可能有其他信息作补充)表明其干扰人类生殖的可能性很大的物质。可根据分类证据(主要来自人类数据或来自动物数据)对物质进一步分为类别 1A 和类别 1B。

(1)类别 1A　已知的人类生殖毒物,将物质划为本类别主要是根据人类证据。

(2)类别 1B　推测可能的人类生殖毒素,将物质划分本类别主要根据试验动物的数据。在一些实验动物生殖毒性研究中,仅观察到毒理学意义上较小或很小的效应,因而不一定可作为分类的依据。例如,精液指标或胎儿自发畸形的微小变化,骨化迟缓、胎儿体重或出生后发育的微小差异。动物研究数据应提供明确的证据表明在没有其他毒作用的情况下,对性功能和生育能力或对发育存在有害影响,或如果与其他毒作用一起发生,对生殖的有害影响被认为不是其他毒作用的非特异继发性结果。

2. 类别 2

类别 2 是指可疑的人类生殖毒物,此类别的物质是一些人类或动物试验研究证据(可能有其他信息作补充)表明在没有其他毒作用的情况下,对性功能和生育能力或发育有有害影响;或如果与其他毒作用同时发生,但能确定对生殖的有害影响不是其他毒作用的非特异继发性结果,而且没有充分证据支持分为类别 1 的将其分类于类别 2。

3. 附加类别

将影响哺乳或通过哺乳产生影响划分为单独的类别。虽然目前许多物质并没有信息显示它们有可能通过哺乳对子代产生有害影响，但是某些物质被妇女吸收后可出现干扰哺乳作用，或该物质（包括代谢物）可能出现在乳汁中，其含量足以影响母乳喂养婴儿的健康，应将这些物质划为此类别，以表明对母乳喂养婴儿造成的影响。这一分类可根据如下情况确定：一是对该物质的吸收、新陈代谢、分布和排泄的研究表明，其在母乳中的浓度可能达到产生潜在毒作用的水平；二是一代或两代动物研究的结果提供明确的证据表明，由于物质能进入母乳中，或对母乳质量存在有害影响，面对子代产生了有害作用；三是人类证据表明物质对哺乳期婴儿有危害。

**（二）生殖毒性混合物的分类**

1. 有混合物整体数据时的混合物分类

有混合物整体数据时混合物的分类是基于混合物各种组分的现有试验数据，使用混合物各组分的临界值/浓度极限值进行。

2. 无混合物整体数据时的混合物分类

当混合物本身并没有进行过确定其生殖毒性的试验，但对混合物的各组分和已做过试验的类似混合物都已掌握充分数据，足以确定该混合物的危险特性，则可根据如下架桥原则进行。

（1）稀释　如果做过试验的混合物用一种预期不会影响其他组分生殖毒性的稀释剂进行稀释，则经稀释的新混合物可划为原做过试验的混合物相同的类别。

（2）实质上类似的混合物 Ⅰ：A+B；Ⅱ：C+B，虽然没有对混合物 Ⅰ 和 Ⅱ 分别进行生殖毒性试验，假定 Ⅰ 和 Ⅱ 两种混合物下列情况的可以划为相同的危险列表。

a. 有生殖毒性的组分 B 的浓度在两种混合物相同；

b. 混合物 Ⅰ 中组分 A 的浓度等于在混合物 Ⅱ 中组分 C 的浓度；

c. 已有组分 A 和组分 C 的毒性数据，且这些数据实质上相同，即它们属于相同的危险列表，而且预期不会影响组分 B 的生殖毒性。

（3）拥有混合物所有组分数据或只有一些组分数据时的混合物分类。

当至少一种组分已被划为类别 1 或类别 2 生殖毒性，而且其含量大于或等于表 8-1 中类别 1 和类别 2 的相应临界值/浓度极限值时，则该混合物应被分类为生殖毒物。

**表 8-1　混合物划分为生殖毒物、影响哺乳或通过哺乳产生影响的组分临界值/浓度极限值**

| 组分分类 | 引起混合物分类的临界值/浓度极限值 | | | |
| --- | --- | --- | --- | --- |
| | 类别 1 生殖毒素 | | 类别 2 生殖毒素 | 影响哺乳或通过哺乳产生危害附加类别 |
| | 类别 1A | 类别 1B | | |
| 类别 1A 生殖毒素 | ≥0.1%<sup>a</sup> ≥0.3%<sup>b</sup> | — | — | — |

续表

| 组分分类 | 引起混合物分类的临界值/浓度极限值 | | | |
|---|---|---|---|---|
| | 类别 1 生殖毒素 | | 类别 2<br>生殖毒素 | 影响哺乳或通过哺乳产生<br>危害附加类别 |
| | 类别 1A | 类别 1B | | |
| 类别 1B 生殖毒素 | — | ≥0.1%[a]<br>≥0.3%[b] | — | — |
| 类别 2 生殖毒素 | — | — | ≥0.1%[c]<br>≥3.0%[d] | — |
| 影响哺乳或通过哺乳<br>产生危害附加类别 | — | — | — | ≥0.1%[a]<br>≥0.3%[b] |

a:如果在混合物中存在类别 1 生殖毒物、影响哺乳或通过哺乳产生影响的组分,且浓度在 0.1%~0.3% 之间,需要提供化学品安全技术说明书。

b:如果在混合物中存在类别 1 生殖毒物或影响哺乳或通过哺乳产生影响的组分,且浓度大于等于 0.3%,通常既需要有化学品安全技术说明书,也需要标签。

c:如果在混合物中存在类别 2 生殖毒物的组分,且浓度在 0.1%~3.0% 之间,需要提供化学品安全技术说明书。

d:如果在混合物中存在类别 2 生殖毒物的组分,且浓度大于等于 3.0%,通常既需要有化学品安全技术说明书,也需要标签。

## 二、常见食品相关生殖毒性化学物质

### (一)玉米赤霉烯酮

玉米赤霉烯酮(Zearalenone,简称为 ZEN)是由禾谷镰刀菌(*Fusarium graminearum*)、黄色镰刀菌(*Fusarium culmorum*),三线镰刀菌(*Fusarium tricinctum*)等镰刀菌属真菌产生的一种有毒次级代谢产物,ZEN 及其衍生物如图 8-1。ZEN 的化学名为 6-(10-羟基-6-氧基-十一-碳烯基)$\beta$-雷锁酸内酯,分子式为 $C_{18}H_{22}O_5$,分子量 318。ZEN 为白色晶体,不溶于水,溶于碱性水溶液、乙醚、苯、氯仿、二氯甲院、乙酸乙酯、醇等。

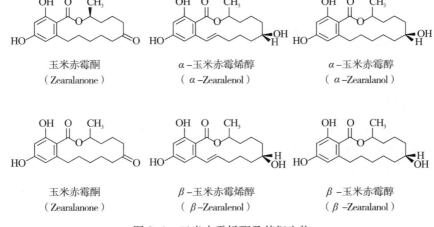

图 8-1　玉米赤霉烯酮及其衍生物

1. 污染食品途径

玉米赤霉烯酮(ZEN)是污染粮食最广泛的真菌毒素之一,在谷物以及农副产品中都可检测到玉米赤霉烯酮及其衍生物。谷物及其制品的霉变是造成 ZEN 及其衍生物残留食品的主要原因。通常食品原料及其加工品的霉变是自然发生的,目前还没有技术手段能够完全控制有害霉变的发生,因此,食品中 ZEN 残留污染控制只能是通过精细管理、强化检测手段、制定法定残留限量等措施加以控制。我国食品安全国家标准食品中真菌毒素限量(GB 2761—2017)中规定,谷物及其制品(不包括焙烤制品)中 ZEN 的限量指标是60 μg/kg,其中谷物包括稻谷、玉米、小麦、大麦、粟(谷子)、高粱、黑麦、燕麦、荞麦,谷物碾磨加工品包括糙米、大米、小麦粉、玉米面(渣、片)、麦片及其他去壳谷物(例如小米、高粱米、大麦米、黍米等),谷物制品包括大米制品(例如米粉、汤圆粉及其他制品等),小麦粉制品包括生湿面制品(例如面条、饺子皮、馄饨皮、烧麦皮等)、生干面制品、发酵面制品、面糊(例如用于鱼和禽肉的拖面糊)、裹粉、煎炸粉、面筋等,其他谷物制品包括带馅(料)面米制品和八宝粥罐头等。

2. 生殖发育毒性

研究表明,ZEN 具有明确的生殖发育毒性,可导致动物不孕、不育、胎儿畸形和生长发育不良等,与儿童早期乳房发育、性早熟等青春期发育异常有关,并且可能还影响男性生殖健康,导致睾丸癌、降低精液质量等症状。ZEN 具有很强的生殖毒性和致畸作用,在1~10 nmol/L 时即能刺激雌激素受体的转录,还能减低家畜的食欲,导致生长下降,免疫抑制,生殖障碍等;ZEN 及其代谢产物可引起动物生殖器官功能和形态的改变。在所有种类动物中,猪对 ZEN 的反应最为敏感。ZEN 及其代谢产物对成体动物的生殖系统和胚胎以及未成年动物的发育都产生很大的影响。

(1)生殖毒性 ZEN 能引起母猪生殖功能障碍,包括发情混乱、假妊娠、卵巢萎缩及子宫内膜发生改变等现象,其中它通过引起卵巢功能障碍从而导致母猪的不孕。母猪卵巢卵泡对孕酮分泌的增强及对雌二醇分泌的降低是卵泡闭锁的一个重要指标。在猪及马的相关研究表明,ZEN 及其代谢产物可诱发卵巢卵泡闭锁。高浓度 ZEN 也可抑制母猪颗粒细胞的增殖,诱导线粒体膜电位的丢失和活性氧水平升高,促进颗粒细胞凋亡和坏死且呈剂量依赖性。ZEN 及其衍生物对体外培养的卵母细胞的减数分裂也产生影响,可以使体外培养的卵母细胞分裂中期成熟率受抑制,细胞染色质异常增多,其中 ZEN 的还原产物 $\alpha$- Zearalanol 的作用尤为明显。

(2)发育毒性 ZEN 对胎儿发育的影响主要与母体摄入 ZEN 的时期及摄入的剂量有关,这类似其他外源性雌激素对妊娠期的影响,初产母猪对 ZEN 有很强的敏感性,0.1~0.15 mg/kg 的 ZEN 即引起生殖道炎症,甚至会引发流产、死胎或畸胎等毒作用。流行病学研究表明,ZEN 可能是女性青春期中枢性性早熟(central preco- cious puberty,CPP)发生的一个重要因素。女性乳房发育过早和性早熟与具有雌激素样的 ZEN 的暴露有关。

尽管 ZEN 及其衍生物的生殖发育毒性方面有了明确的试验研究证据,但是在食品安全国家标准食品中真菌毒素限量（GB 2761—2017）中只规定了 ZEN 的残留限量指标，对可能生殖毒性更为严重的 ZEN 衍生物的残留限量还没有限量指标，随着人们对食品安全问题的日益关注，需要不断完善 ZEN 及其衍生物的残留限量标准。

**（二）塑化剂**

1. 污染食品途径

因塑化剂事件受到关注的邻苯二甲酸酯（Phthalic Acid Esters，简称 PAEs，别名酞酸酯），常见的有邻苯二甲酸二甲酯（DMP）、邻苯二甲酸二乙酯（DEP）、邻苯二甲酸二丁酯（DBP）、邻苯二甲酸二正辛酯（DNOP）、邻苯二甲酸二（2-乙基己）酯（DEHP）、邻苯二甲酸二异壬酯（DINP）等（图 8-2）。

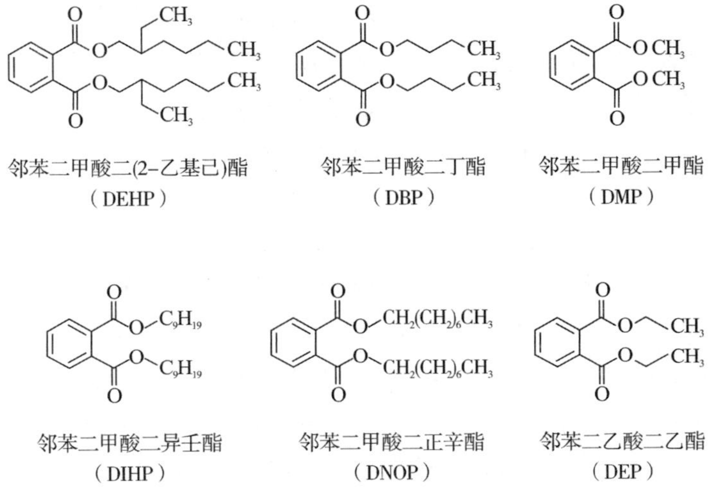

邻苯二甲酸二(2-乙基己)酯
（DEHP）

邻苯二甲酸二丁酯
（DBP）

邻苯二甲酸二甲酯
（DMP）

邻苯二甲酸二异壬酯
（DIHP）

邻苯二甲酸二正辛酯
（DNOP）

邻苯二乙酸二乙酯
（DEP）

图 8-2 邻苯二甲酸酯化合物结构式

PAEs 全球每年使用量多达几百万吨，其中 DEHP 的使用量最多，所涉及的应用领域最广，食品包装等产品中时常能见到它的身影，其中 DEHP 及其代谢产物单酯在 PAEs 中属于毒性相对较大的一种酯类化合物。

塑化剂均是石油化工产品，只能在工业上使用，禁止添加进任何食物、药品和保健品中。但是由于塑化剂的广泛使用，使得塑化剂有各种途径迁移到食品中，因此，我国制定了关于 PAEs 检测的《食品中邻苯二甲酸酯的测定》食品国家标准（GB 5009. 271—2016），但是没有法定残留限量的相关标准。

塑化剂进入食物的途径受非法人为添加、环境污染物迁移、食品加工环节污染、食品包装材料塑化剂迁移等多方面的影响。一些不法商家为了追求产品的感官性能，利用塑化剂的化学性质添加到饮料和酒类中，以增加饮料的黏稠度和酒类的挂壁效果。各类食品加工过程中不可避免会接触到一些由塑料、橡胶材料制成的设备或管道、容器，其中如果含有塑化剂，就可能迁移到产品中而污染食品。当塑料制品接触到食品中的油、酒精、脂肪时，其中的邻苯二甲酸酯便会溶入其中。食品包装、制作工艺中的很多用具，都有可能是塑料制品,像酿酒工艺里,有的管道、容器,就可能是塑料产品,其中很大一部分可能是含有塑化剂成分相对比较多的聚氯乙烯(PVC)。经检测,所有PVC制品都含有塑化剂,而PVC的保鲜膜、托盘、塑料瓶、垫片等在企业生产和家庭生活日用品中广泛使用。其次,橡胶垫片、聚偏二氯乙烯(PVDC)包装膜、回收塑料产品等包装材料可能会添加塑化剂。

### 2. 生殖发育毒性

PAEs急性毒性较低,大鼠$LD_{50}$分别为经口30~34 g/kg,腹腔注射15~30 g/kg,静脉注射1~2 g/kg,小鼠$LD_{50}$为33.32 g/kg,兔为33.9 g/kg,豚鼠为26.3 g/kg。PAEs分子结构与激素类似并可以模拟雌激素效应,被称为"环境内分泌干扰物"或"环境雌激素"。作为一种环境激素,普遍存在于人们日常生活的各方面,空气、土壤和水中都有塑化剂存在,其对人体健康的影响主要取决于其摄入量。以60 kg体重的成人来说,世界卫生组织、美国食品与药品监管局和欧盟卫生部门分别认为,终身每人每天摄入1.5 mg、2.4 mg和3 mg及以下的DEHP是安全的。每天摄入DBP 0.3 mg是安全的。偶然食用少量的受DEHP或DBP污染的食品不会对人体健康造成危害。目前没有证据表明塑化剂具有蓄积性。动物实验发现,绝大部分DEHP在24~48 h内会随尿液或粪便排出体外。48 h内停止摄入含有DEHP的产品,体内DEHP浓度便会快速下降。DBP在体内也会被迅速代谢,72 h内有85%的DBP经粪便排出,其余部分则由尿液排出。即便如此,长期大量食用塑化剂,仍然会给人体的生殖系统带来危害。

PAEs可作用于细胞的染色体,使染色体的数目或结构发生变化,从而使一些组织、细胞的生长失控,如发生在生殖细胞,则可造成流产、畸胎或遗传性疾病。有实验表明,DEHP可在无明显细胞毒性的剂量下,导致胚胎生长发育异常,因此,DEHP可被作为一种潜在的致畸剂。PAEs在体内、体外实验以及动物模型中均表现出明显的抗雄激素作用,对婴幼儿内分泌和生殖系统的发育产生影响。动物实验表明,围产期PAEs及其代谢产物暴露会导致雄性大鼠性细胞分化异常,表现出特殊毒性症状,如尿道下裂、隐睾症等,类似人类胎儿期性腺发育异常引起的睾丸发育不全综合征(testicular dysgenesissyndrome,TDS)。PAEs可以造成宫内暴露的雄性子代生殖器畸形,如前列腺畸形、尿道下裂、隐睾和肛门生殖器距离(anogenital distance,AGD)缩短等。PAEs的雌性生殖毒作用主要表现在自然排卵周期改变、动情周期延长和不排卵等生物体的生殖功能障碍。

塑化剂广泛存在于生活的各个角落。到目前为止,媒体已相继曝出多种物品中含有塑化剂,包括食品包装袋、保鲜膜、发胶、口红、指甲油、乳液等化妆品;一次性塑料水杯、塑料手套、雨衣、鞋类、皮革类仿制品、浴室窗帘等日用品;方便面、粉末清洁用品、医疗器具(注射针筒、血袋和医疗用塑胶软管等)、儿童玩具等。为降低塑化剂的吸收,日常生活中要改变一些生活习惯。在选用食品容器时,应当尽量避免使用塑料材质,改用高质量的不锈钢、玻璃和陶瓷容器;保存食品用的保鲜膜宜选择不添加塑化剂的PE材质,而且最好少用保鲜膜、塑料袋、耐油纸等包装或盛放食物;尽量避免用塑料容器放热水、热汤、茶、咖啡等,特别是热的和含油的食品;尽量少用塑料容器放食品在微波炉中加热。

### （三）双酚 A

双酚 A（Bisphenol A，BPA）是一种环境雌激素类物质，也是世界上生产量最高的化学物之一，被广泛应用于环氧树脂行业中，食品、饮料、罐头包装以及聚碳酸酯塑料中，微波食品存储容器、医疗器械、婴儿奶瓶和玩具等。其化学结构与雌二醇类似（图 8-3），具有弱雌激素活性和强抗雄激素活性。摄入、吸入和皮肤吸收是日常接触 BPA 的主要途径。BPA 能从相关产品中释放随着饮水饮食进入人体，对生殖、神经、免疫等多个系统产生损害。BPA 在成人体内主要由肝脏葡萄糖醛酸代谢途径排出，半衰期大约是 6 h，在 24 h 内几乎完全通过尿液排出。

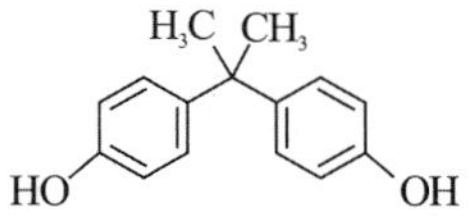

$$H_3C \quad CH_3$$

HO————————OH

双酚 A
（Bisphenol A）

图 8-3　双酚 A 化合物结构式

近年来对 BPA 的关注度正在不断提高，各学者也在监测居住环境及野生动物中是否存在及存在的量。长期观察工厂的河流水体发现有 BPA 存在，某些地区的地表水中也检测到 BPA；在发现存在雌雄同体现象的鲫鱼、罗非鱼等体内也检测到 BPA；青蛙和海胆中也发现少量 BPA，严重者会导致胚胎畸形或致死。2013 年美国 CDC 监测人类的血液或者尿液中双酚 A 的含量，发现 95% 采集到的样品中均检测到 BPA。

BPA 的 $EC_{50}$ 是 3.24～34.85 μg/mL，因此在健康人体中虽然可以检测到 BPA，但其没有达到对机体产生损伤的剂量。

大量动物试验证明，BPA 会对雄性的生殖系统产生毒作用，影响精子的质量，并且可以破坏睾丸支持细胞和间质细胞，使男性的生育质量下降。

将实验动物定为已经怀孕的雌鼠，在其受孕第 5 d 时开始灌胃染毒双酚 A 并一直持续到第 21 d，观察到 BPA 可引起雌性动物阴道开口时间提前、动情周期不规则、子宫湿重增加、子宫/体质量比显著增高、平滑肌厚度及宫腔上皮高度增加等。在关键的卵巢发育窗口期间子宫内暴露于低剂量的 BPA 会干扰早期卵巢发育，并随着年龄的增长而降低生育能力。

BPA 与雄激素受体（AR）有一定程度的亲和力，进入机体后干扰雄激素受体，导致雄激素不能与受体特异性结合，正常的雄激素功能就无法发挥。甚至通过不稳定的受体构象在蛋白酶作用下降解雄激素受体；或者二者结合后受体关联蛋白不能被释放，雄激素受体与 DNA 的结合受到影响；亦或干扰雄激素受体的二聚体化，抑制雄激素反应基因的转录激活，引起一系列的生殖发育结构紊乱。BPA 与雌二醇在结构上类似，因此进入机体后可以竞争性地结合在雌二醇激素受体（ER）上，抑制机体的负反馈调节，使正反馈持续刺激 LH 的分泌，刺激睾丸中雌二醇的产生，发挥雌激素样作用，干扰机体的调节作用。BPA 还可以促进催乳素、性激素结合蛋白的表达和分泌，降低抑制素和雄烯二酮的水平，扰乱激素的平衡。

综上所述，大剂量BPA对雄性、雌性鼠生殖系统有强的生殖毒性，影响睾丸、附睾、卵巢、子宫等生殖器官；影响精子、卵母细胞等质量，严重地导致生殖障碍，甚至无法生育。但大量研究发现，暴露于低剂量BPA，生殖毒性不明显，也正因为低剂量暴露生殖毒性不明显，BPA相关产品在世界范围内还在生产和应用中，为了有效防止BPA的危害，需要加强低剂量暴露危害的评估和发现低剂量BPA的早期暴露生殖毒作用标志物。

# 第三节　生殖毒性试验原则

研究外源化学物对整个生殖过程是否产生不良影响而进行的试验，主要包括一代和多代生殖毒性试验以及三段生殖毒性试验。化学物所致生殖毒性，可影响配子发生成损伤生殖细胞，其结果不仅可导致性分化异常、生殖道畸形、生精障碍、性功能异常、生育力下降或不孕不育，还可影响胚胎发生和胎儿发育，造成自然流产、胎儿发育迟缓、胎儿畸形或死胎、出生缺陷等，生殖毒性试验，为评价生殖毒物对亲代和子代生殖和发育的影响提供了有效的检测方法与手段。

## 一、生殖毒性试验目的和原理

生殖毒性试验的目的是揭示化学品/药品对哺乳动物生殖发育的任何有害影响，并将研究的结果与所有可以得到的其他药理学和毒理学资料联系起来，以推测对人可能造成的生殖危险。

凡受试物能引起生殖机能障碍，干扰配子的形成或使生殖细胞受损，其结果除可影响受精卵及其着床而导致不孕外，尚可影响胚胎的发生及发育，如胚胎死亡导致自然流产、胎仔发育迟缓以及胎仔畸形。如果对母体造成不良影响会出现妊娠、分娩和乳汁分泌的异常，也可出现胎仔出生后发育异常。

试验应包括成年动物从受孕到子代性成熟的各个发育阶段接触受试物。试验应连续通过一个完整的生命周期。

## 二、生殖毒性试验方法

按照生殖毒性实验目的和原理，凡是通过膳食摄入的食品中具有潜在的可引起生殖机能障碍和干扰配子的形成或使生殖细胞受损的物质都应该纳入到生殖毒性试验的范围。

现代食品中可能产生生殖毒性的化学物质主要有动植物中的天然有毒物质、农药残留、兽药残留、非食品添加物、真菌毒素、环境污染物残留以及食品加工过程中形成的有害物等。

**（一）一代生殖毒性试验**

**1. 目的与原理**

观察受试物对生殖全过程的影响,包括亲代雄性动物精子形成期、雌性动物卵泡发育期、交配期、妊娠期和授乳期暴露受试物的生殖毒性。雌鼠卵细胞发育过程 4~5 天。至少给药 3 个性周期才能使其作用于整个交配期所排出的卵子,因此,性成熟的亲代（F0）雌性动物交配前 2 周开始给予受试物至授乳期为止。一代生殖毒性试验如图 8-4。

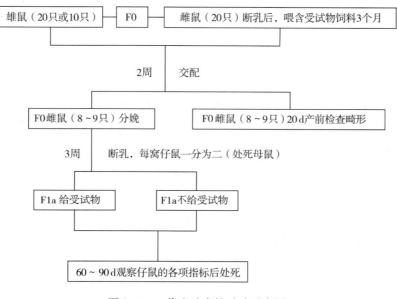

图 8-4 一代生殖毒性试验示意图

**2. 试验方法**

（1）受试物 受试物应使用原始样品,若不能使用原始样品,应按照受试物处理原则对受试物进行适当处理。

（2）实验动物 实验动物的选择应符合国家标准和有关规定。首选大鼠,选用 7~9 周龄,试验开始时动物体重的差异应不超过平均体重的 ±20%。试验前动物在实验动物房应至少进行 3~5 d 环境适应和检疫观察。每组应有足够的雌鼠和雄鼠配对,产生约 20 只受孕雌鼠。为此,一般在试验开始时两种性别每组各需要亲代（F0 代）大鼠 30 只;在继续的试验中用来交配的各代大鼠[子一代（F1 代）、子二代（F2 代）以及子三代（F3 代）]每种性别每组需要 25 只(至少每窝雌雄各取 1 只,最多每窝雌雄各取 2 只)。选用的 F0 代雌鼠应为非经产鼠、非孕鼠。

（3）剂量及分组 动物按体重随机分组,试验为至少设三个受试物组和一个对照组。应考虑受试物特性(如生物代谢和生物蓄积特性)的影响作用。如果受试物使用溶媒,对照组应给予溶媒的最大使用量。如果受试物引起动物食物摄入量和利用率的下降时,那么对照组动物需要与试验组动物配对喂饲。某些受试物的高剂量受试物组设计应考虑其对营养素平衡的影响,对于非营养成分受试物剂量不应超过饲料的5%。在受试物理化和生物特性允许的条件下,最高剂量应使F0代动物出现明显的毒性反应,但不引起动物死亡;中间剂量可引起轻微的毒性反应;低剂量应不引起亲代及其子代动物的任何毒性反应(可按最大未观察到有害作用剂量的1/30,或人体推荐摄入量的10倍)。

(4)受试物给予 试验期间所有动物应采用相同的方式给予受试物;每日在同一时间段给予受试物,每周7 d。受试物应在交配前连续给予两种性别的各代大鼠至少10周,并继续给予受试物至试验结束,其中子代的雌鼠和雄鼠在断乳后每日给予。各代大鼠给予的受试物剂量(按动物体重给予,mg/kg体重或g/kg体重)、饲料和饮水相同。

(5)受试物给予方式 首选掺入饲料,若受试物加入饲料或饮水中影响动物的适口性,则应选择灌胃给予受试物。受试物灌胃给予,要将受试物溶解或悬浮于合适的溶媒中,首选溶媒为水,不溶于水的受试物可使用植物油(如橄榄油、玉米油等),不溶于水或油的受试物可使用羧甲基纤维素、淀粉等配成混悬液或糊状物等。受试物应新鲜配制,有资料表明其溶液或混悬液储存稳定者除外,应每日在同一时间灌胃1次,每周称体重2次,根据体重调整灌胃体积。灌胃体积一般不超过10 mL/kg体重,如为水溶液时,最大灌胃体积可达20 mL/kg体重;如为油性液体,灌胃体积应不超过4 mL/kg体重;各组灌胃体积一致。受试物掺入饲料或饮水给予,要将受试物与饲料(或饮水)充分混匀并保证该受试物配制的稳定性和均一性,以不影响动物摄食、营养平衡和饮水量为原则,受试物掺入饲料比例一般小于质量分数的5%,若超过5%时(最大不应超过10%),可调整对照组饲料营养素水平(若受试物无热量或营养成分,且添加比例大于5%时,对照组饲料应填充甲基纤维素等,掺入量等同高剂量),使其与剂量组饲料营养素水平保持一致,同时增设未处理对照组;也可视受试物热量或营养成分的状况调整剂量组饲料营养素水平,使其与对照组饲料营养素水平保持一致。受试物剂量单位是每千克体重所摄入受试物的毫克(或克)数,即 mg/kg体重(或g/kg体重),当受试物掺入饲料,其剂量单位也可表示为 mg/kg(或 g/kg)饲料,掺入饮水则表示为 mg/mL水。受试物掺入饲料时,需将受试物剂量(mg/kg体重)按动物每100 g体重的摄食量折算为受试物饲料浓度(mg/kg饲料)。

(6)交配 每次交配时,每只雌鼠应与从同一受试物组随机选择的单个雄鼠同笼(1:1交配),直到检测到阴栓,或者经过3个发情期或2周。查到阴栓后应将雌、雄鼠分开,如果经过3个发情期或2周还未进行交配也应将雌雄鼠分开,不再继续同笼。配对同笼的雌雄鼠应作标记。所有雌鼠在交配期应每天检查精子或阴栓,直到证明已交配为止。查到阴栓的当天为受孕0 d。预计已受孕的雌鼠应分开放入繁殖笼中,孕鼠临产时应提供筑巢的垫料。

(7)每窝仔鼠数量的标准化 将每窝仔鼠于出生后第4天调整至相同数量(每窝8~10只),尽量做到每窝内雌、雄数量相等,也可以窝内雌、雄数量不等,但各窝之间两性别的鼠数应分别相同。原窝中多余的鼠应随机取出,而不应按体重选择。

3.观察项目和指标

(1)观察代数 观察代数随受检目的而异,可作一代、二代、三代或多代观察。如果在两代生殖试验中观察到受试物对子代有明显的生殖、形态或毒作用,则需要进行第三代生殖毒性试验,进一步观察受试物的生殖毒作用。

（2）观察指标。

a. 对实验动物做全面的临床检查,记录一般健康状况、受试物的所有的毒性和功效作用所产生的症状、相关的行为改变、分娩困难或延迟的迹象、所有的毒性体征及死亡率,通过每日检查（F0,F1 代雌鼠）阴道和子宫颈,以及雌鼠的发情周期有无异常。

b. F0、F1 代和 F2 代动物在给予受试物的第 1 天称重,以后每周称重 2 次,母鼠应在受孕的第 0 天、第 7 天、第 14 天和第 21 天称重,在哺乳期应同时称仔鼠的窝重。

c. 在交配前及受孕期,记录每周摄食量,如经饮水给予受试物,还应记录每周饮水量。

d. 试验结束时,根据试验设计,各代雄鼠均应对附睾的精子进行检查,对精子的形状、数量以及活动能力进行评价。精子的活动能力和精子形态,可只检查对照组和高剂量受试物组的各代雄鼠,每只动物至少检查 200 个精子。

e. 在分娩后（哺乳 0 d）应尽快检查记录每窝仔鼠的数量、性别、死产数、活产数及肉眼可见的异常,在出生当天死亡的,应尽可能检查其缺陷和死亡原因。记录活产数量、性别,并在出生当天对单个活产仔鼠称重,此后在哺乳期的第 4 天、第 7 天、第 14 天和第 21 天,以及阴道开放或龟头包皮分开和试验结束时对仔鼠进行称重。用来进行交配的 F1 代断乳鼠,观察并记录阴道开放或龟头包皮分开的日龄,观察性成熟情况。

f. 试验结束时所有 F0、F1 代动物脏器称重:子宫（包括输卵管和子宫颈）、卵巢;睾丸、附睾;脑、肝、肾、脾和已知的靶器官。

g. 试验结束时和试验期间死亡的所有 F0 代动物均应作大体解剖和组织病理学检查,观察各种形态结构异常及病理改变,特别注意生殖器官。如果每窝仔鼠的数量足够,F1 代、F2 代（和 F3 代）每窝每种性别至少取 3 只仔鼠进行同样检查。检查的器官及组织应包括子宫、卵巢、睾丸、附睾以及靶器官脏器。

4. 数据处理和结果评价

（1）繁殖指数　受孕率的计算见公式（8-1）:

$$受孕率 = \frac{怀孕动物数}{交配雌性动物数} \times 100\% \tag{8-1}$$

妊娠率的计算见公式（8-2）:

$$妊娠率 = \frac{分娩有活体幼仔的动物数}{怀孕动物数} \times 100\% \tag{8-2}$$

出生活仔率的计算见公式（8-3）:

$$出生活仔率 = \frac{出生时活的仔鼠数}{出生时仔鼠总数} \times 100\% \tag{8-3}$$

出生存活率的计算见公式（8-4）:

$$出生存活率 = \frac{产后 4 d 仔鼠存活数}{出生时活的仔鼠数} \times 100\% \tag{8-4}$$

哺乳存活率的计算见公式(8-5):

$$哺乳存活率 = \frac{21\ d\ 断乳时存活的仔鼠数}{出生\ 4\ d\ 后存活的仔鼠数} \times 100\% \tag{8-5}$$

性别比的计算见公式(8-6):

$$性别比 = \frac{仔鼠出生后雄鼠数}{仔鼠出生后雌鼠数} \times 100\% \tag{8-6}$$

(2)数据处理　应将所有的数据和结果以表格形式进行总结,数据可以用表格进行统计,表中应显示每组的实验动物数、交配的雄性动物数、受孕的雌性动物数、各种毒性反应及其出现动物百分数。数据应进行统计分析,可采用适当的统计方法进行处理。

5.结果评价

逐一比较受试物组动物与对照组动物繁殖指数是否有显著性差异,以评定受试物有无生殖毒性,并确定其生殖毒性的未观察到有害作用剂量(*NOAEL*)和最小观察到有害作用剂量(*LOAEL*)。同时还可根据出现统计学差异的指标(如体重、观察指标、大体解剖和病理组织学检查结果等),进一步估计生殖毒性的作用特点。

试验报告包括试验名称、试验单位名称和联系方式、报告编号、试验委托单位名称和联系方式、样品受理日期、试验开始和结束日期、试验项目负责人、试验单位技术负责人、签发日期、试验摘要;受试物的名称、批号、剂型、状态(包括感官、性状、包装完整性、标识)、数量、前处理方法、溶媒;实验动物的物种、品系、级别、数量、体重、性别、来源(供应商名称、实验动物生产许可证号)、动物检疫、适应情况、饲养环境(温度、相对湿度、实验动物设施使用许可证号)、饲料来源(供应商名称、实验动物饲料生产许可证号);试验方法包括试验分组、每组动物数、剂量选择依据、受试物给予途径及期限、观察指标、统计学方法等;试验结果应含有按性别和剂量组分别记录的毒性反应,包括繁殖、妊娠和发育能力的异常;试验期动物死亡的时间或试验动物是否生存到试验结束;每窝仔鼠的体重和仔鼠的平均体重,以及试验后期单只仔鼠的重量;任何有关繁殖,仔鼠及其生长发育的毒性和其他健康损害效应;观察到的各种异常症状的出现时间和持续过程;亲代(F0)和选作交配的子代动物的体重数据;病理大体解剖的发现;病理组织学检查结果的详细描述;结果的统计处理;试验结论包括受试物生殖毒作用的特点,剂量反应关系,并得出生殖毒性的 *NOAEL* 和(或)*LOAEL* 结论等;试验的解释包括生殖毒性试验检验动物经口重复暴露于受试物产生的对雄性和雌性生殖功能的损害及对后代的有害影响,并从剂量—效应和剂量—反应关系的资料,得出 *LOAEL* 和 *NOAEL*。试验结果应该结合亚慢性试验、致畸试验、毒物动力学及其他试验结果综合解释。由于动物和人存在物种差异,故试验结果外推到人存在一定的局限性,但也能为初步确定人群的允许接触水平提供有价值的信息。

**(二)多代生殖毒性试验**

多代生殖毒性试验包括二代生殖毒性试验、三代生殖毒性试验,其试验流程如图 8-5

和图 8-6 所示。

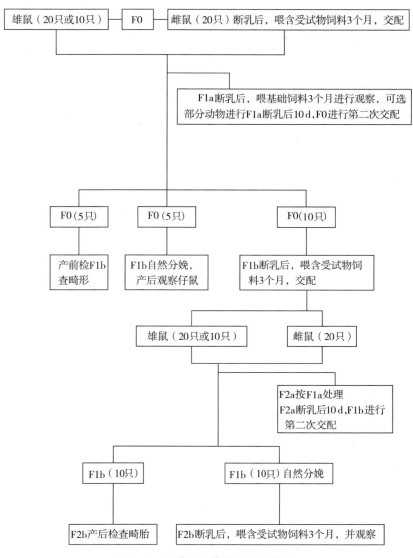

图 8-5　两代生殖毒性试验示意图

## 1. 目的与原理

观察受试物对亲代生殖全过程和子一代（F1）整个生长、发育及生殖过程的影响。F0 代断乳后，给予受试物 3 个月，雌雄即可交配，所产仔鼠为 F1a。F1a 断乳后不再给予受试物，观察 3 个月。F1a 断乳后 10 d 将 F0 再次交配，所产仔鼠为 F1b。将 20 只孕鼠（F0）中 5 只产前 2~3 d 剖腹检查胎鼠有无畸形；另 5 只自然分娩观察产后仔鼠情况；作 10 只孕鼠自然分娩，所产 F1b 继续繁殖。F1b 断乳后，给予含受试物饲料 3 个月，进行交配，所产 F2a 在断乳后喂不含受试物的饲料，观察 3 个月。F2a 断乳后 10 d 将 F1b 再次交配，产 F2b 前将 F1b 孕鼠分两群，每群 10 只。将 20 只孕鼠（F1b）中 5 只产前 2~3 d 剖腹检查胎鼠有无畸形;另 5 只自然分娩观察产后仔鼠情况;作 10 只孕鼠自然分娩,所产 F2b 继续繁殖,两代以上生殖毒性试验方法依此类推。三代生殖毒性试验示意图如图 8-6 所示。

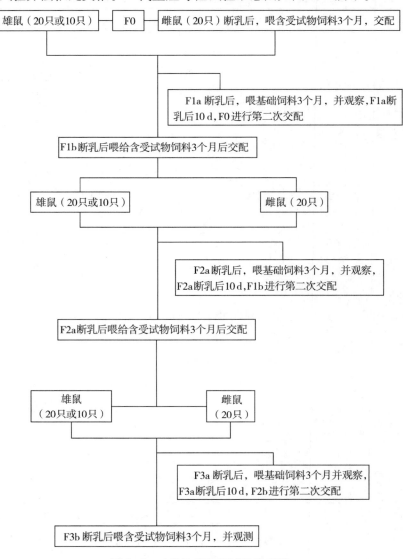

图 8-6  三代生殖毒性试验示意图

### 2. 试验方法

同一代生殖毒性实验。

### 3. 结果分析

两代生殖毒性试验子代(F1)从母体子宫直至出生后生长、发育和生殖期连续染毒,符合人类生活中长期低剂量接触有害物质的特点,弥补了一代生殖毒实验未能观察受试物对子代生殖与发育影响的不足,可用于检测对生殖系统具有间接或直接毒作用的物质。需要注意的是当动物染毒后出现不育时,应进行交叉交配,即未染毒雄鼠与染毒雌鼠交配,反之亦然,以明确不育动物性别,并进行相应的组织病理学检查、激素测定等,确立毒作用类型;影响子代发育的因素:仔鼠出生后其存活率以及生长、发育受母鼠饲养情况,宫内开始的效应、乳汁的分泌量及其是否含有毒物等多种因素的影响,如出现死亡,死鼠应进行组织病理学检查;出现体重降低时,应进行交叉抚养,即染毒母鼠所产的仔鼠由未染毒母鼠抚养,或反之,以查明影响发育的病因。

**（三）三段生殖毒性试验**

三段生殖毒性试验由生育力和早期胚胎发育毒性试验(一般生殖毒性试验)、胚体—胎体毒性试验(致畸试验)和出生前后发育毒性试验(围生期毒性试验)三个相对独立又紧密关联的试验组成,主要用于评价药物或化学物的生殖发育毒性。一、二或三代生殖毒性试验是按受试物暴露成年动物的代数划分的。一代生殖毒性试验是指亲代(F0)动物直接接触受试物,子一代(F1)在母体子宫内和哺乳期接触受试物,其交配仅在 F0 代间进行,主要评价受试物对生殖全过程的影响。两代(多代)生殖毒性试验是指 F0 代直接接触受试物,F1 代既有直接暴露,也有经母体的间接暴露,子二代(F2)在母体子宫内和哺乳期接触受试物(三代的研究可按此规定类推),其交配在 F0 代间和 F1 代间进行,主要评价受试物对 F0 代生殖全过程和 F1 代整个生长、发育及生殖过程的影响。

三段的划分主要是根据染毒的时间(有害作用诱发的时间)而不是观测的时间。实验设计的关键是各个生殖阶段之间不留空隙,即在三个紧密关联的阶段受试物的暴露时间至少有一天的重叠,并能直接或间接地评价生殖发育过程的所有阶段。

1. 生育力和早期胚胎发育毒性试验

(1)目的与原理　评价受试物对配子成熟、交配行为、生育力、胚胎着床前和着床的影响。对于雌性动物应检测对性欲、动情期、排卵、交配行为、输卵管运输、胚胎着床前发育和着床的影响;对于雄性动物,应检测对性欲、交配行为、精液质量等生殖功能的影响。

(2)操作步骤　动物首选大鼠,每性别、每组动物不少于 20 只。一般采取雄性大鼠交配前 4~10 周(ICH 推荐 4 周)开始重复染毒,染毒期应持续整个交配期直至处死;雌性大鼠交配前 2 周开始重复染毒,染期应持续到乳期止(PND21)。应对交配前染毒时间长短的选择进行说明并提供依据。

推荐雌、雄动物按 1:1 同笼交配,交配期 3 周。交配过程应保证能同时确认父、母代动物,以避免对错误结果的分析和解释。交配期间应每天进行阴道涂片检查,结果阳性提示受孕。检出日为孕 0 天(GD0),次日为孕 1 天(GD1)。以此计计算孕龄。Ⅰ-Ⅲ重段试验均应在 GLP 实验室进行。一般情况下,雄性动物在交配成功后处死,雌性动物在妊娠第 13 天或 21 天(GD13/GD21)处死。

(3)观察指标　试验(染毒)期间每天记录雌、雄亲代(F0)动物体征和死亡情况,每周至少 2 次称重并记录体重变化,每周至少 1 次记录摄食量,交配期间每天 1 次阴道涂片镜检,其他毒性试验中已证明有意义的指标。实验终末,对所有 F0 代动物作尸体解剖和肉眼观察,对睾丸、附睾或卵巢、子宫进行组织病理学检查,计数附睾或睾丸中的精子数并进行精子形态学和动力学测定,计数黄体数、着床数、吸收胎、死胎和活胎数。保存肉眼发现有异常改变的脏器以及足够的对照组相应脏器,以便进行必要的组织病理学检查和比较分析。对表面看来未孕的动物(如大鼠),可用硫化铵进行子宫染色以鉴别胚胎着床前死亡。

(4)结果分析与评价　采用适宜的统计学方法进行分析和评价。对 F0 代资料,以个体或交配对为单位;对子代(F1)资料,以窝为单位。综合评价受试物对 F0 代和 F1 代的毒性;确定受试物的 NOAEL 值,为危险度评定提供基础资料。

2. 胚体—胎体毒性试验

(1)目的与原理　评价母体自胚胎着床到硬腭闭合期间接触受试物对妊娠动物和胚体—胎体发育的影响,评价内容主要包括妊娠动物较非妊娠雌性动物增强的毒性、胚体胎体死亡、生长改变和结构异常。

(2)操作步骤　动物选择通常两种,一种为啮齿类,首选大鼠,另一种是非啮齿类,最好是家兔。每性别、每组动物数应满足数据分析的需要,通常每性别每组大鼠不少于 20 只,每组家兔不少于 12 只。剂量设计和分组一般设高、中、低三个剂量组,设计依据可参照亚急性毒性试验的最大附受量 $LD_{50}$ 和人体实际接触量。另设阴性、阳性两个对照组,其中阳性对照大鼠可选用阿司匹林、维生素 A、敌枯双等;阳性对照家兔可选用 6-氨基烟酰胺等。雌、雄动物按 1∶1 同笼交配,交配期应每日进行阴道涂片镜检,将孕鼠随机分配到各实验组和对照组。从胚胎着床到硬腭闭合染毒。在自然分娩前 1 天称重并处死雄性动物。

(3)观察指标　观察指标试验(染毒)期间,每日至少观测 1 次雌、雄 F0 代动物体征和死亡情况,每周至少 2 次称重并记录体重变化,每周至少 1 次记录摄食量,以及其他毒性试验中已证明有意义的指标。实验终末,对所有 F0 代动物作尸体解剖和肉眼观察。取出子宫,称量带有胎仔的子宫,以便计算妊娠雌性动物的净增重。计数黄体数、着床数、吸收胎死数和活胎数。胎盘称重并作肉眼观察,必要时可作组织病理学检查。称量每个胎仔体重,区分性别,测量胎仔顶—臀长度和尾长。观察重点是活胎仔有无外观畸形、骨骼畸形及内脏畸形。对于大鼠,将每窝 50% 活胎仔经茜素红染色后作骨骼检查,或经 Alician blue(阿利新兰)/茜紫红染色后作软骨和骨检查;另 50% 活胎仔经 Bouin′5 固定后作内脏检查。保存肉眼发现有异常改变的脏器以及足够的对照组相应的脏器,以便进行必要的组织病理学检查和比较分析。

(4)结果分析与评价　按受试物不同剂量水平分别评价母体的观察终点和胎体的观察终点(以窝为单位),确定受试物 NOAEL 值。

3. 出生前后发育毒性试验

(1)目的与原理　评价母体从胚胎着床到幼仔断乳期间接触受试物对妊娠、哺乳的雌性动物以及对胚胎和子代发育的影响。由于此阶段所造成的有害影响可能会延迟发生,故该试验应持续观察到子代性成熟阶段。评价内容主要包括妊娠动物较非妊娠雌性动物增强的毒性、出生前后子代死亡情况、生长与发育的改变以及子代的功能缺陷,包括 F1 代的行为、性成熟和生殖功能。

（2）操作步骤　动物选择至少一种，首选大鼠。每性别、每组动物数应满足数据分析的需要，建议每性别、每组动物不少于 20 只。染毒时间染毒期从胚胎着床至哺乳期终止。雌性动物分娩并抚养其子代至断乳，断乳后处死母体和部分仔鼠；断乳时每窝选 8 只仔鼠（尽可能雌、雄各半）抚养至性成熟，然后雌、雄（1∶1）同笼交配以评价 F1 代生殖能力。子二代（F2）出生后处死 F1 代。

（3）观察指标　试验（染毒）期间，每日至少观测 1 次 F0 代体征和死亡情况，分娩前每周至少 2 次称重并记录体重变化，分娩前每周至少 1 次记录摄食量，以及其他毒性试验中已证明有意义的指标。实验终末，对所有 F0 代和 F1 代动物作尸体解剖和肉眼观察，保存肉眼发现有异常改变的脏器（特别是生殖系统的脏器）以及足够的对照组相应脏器，以便进行必要的组织病理学检查和比较分析。对明显未孕的大鼠，可用硫化铵染色以证实胚胎着床前死亡情况。对子代，需检查每窝出生时的活仔数、死仔数、畸形数、体重、断乳前后的存活率、体重、身长、身体发育、性成熟程度和生育力（应说明是否剔除了窝仔动物）、感觉功能、反射和行为等。

（4）结果分析与评价　结合 F0 代和 F1 代各项指标观测结果，对围生期接触受试物的毒性及其程度作出全面评价，确定受试物 *NOAEL* 值。

# 参考文献

［1］中华人民共和国国家卫生和计划生育委员会. GB 15193. 15—2015 食品安全国家标准 生殖毒性试验［S］. 北京：中国标准出版社，2015.

［2］中华人民共和国国家质量监督检验检疫总局，中国国家标准化管理委员会. GB 30000. 24—2013 化学品分类和标签规范 第 24 部分：生殖毒性［S］. 北京：中国标准出版社，2013.

［3］中华人民共和国国家卫生和计划生育委员会，国家食品药品监督管理总局. GB 2761—2017 食品安全国家标准　食品中真菌毒素限量［S］. 北京：中国标准出版社，2017.

［4］中华人民共和国国家卫生和计划生育委员会，国家食品药品监督管理总局. GB 5009. 271—2016 食品安全国家标准　食品中领苯二甲酸酯的测定［S］. 北京：中国标准出版社，2016.

［5］中华人民共和国国家卫生和计划生育委员会. GB 31604—2017 食品安全国家标准 食品接触材料及制品 2,2-二（4-羟基苯基）丙烷（双酚 A）迁移量的测定［S］. 北京：中国标准出版社，2016.

［6］张立实，李宁. 食品毒理学［M］. 北京：科学出版社，2017.

［7］严卫星，丁晓雯. 食品毒理学［M］. 北京：中国农业大学出版社，2009.

［8］王心如. 毒理学实验方法与技术［M］. 北京：人民卫生出版社，2014.

［9］范奇元，顾祖维，丁训诚. 我国生殖毒理学研究进展［J］. 卫生毒理学杂志，1999. 13（4）：

247-251.

[10]张雅婷,吴洁姣,黄曼琪,等.雄性生殖毒性经典遗传和表观遗传机制研究进展[J].中国职业医学,2017,44(3):376-381.

[11]张婷,程熠,王勇,等.外源化学物的雌性生殖毒性研究进展[J].癌变·畸变·突变,2013,25(2):155-158.

# 第九章　外源化学物的致突变作用

**内容提要**

本章主要介绍突变相关的概念、突变检测试验的方法。

**教学目标**

1. 掌握致突变的基本概念及其意义。

2. 熟悉突变试验的设计和方法。

3. 了解突变机制及影响因素。

**思考题**

1. 致突变类型有哪些？

2. 常用的 $LD_{50}$ 计算方法有哪些，各有何优缺点？

3. 经口染毒有哪几种具体方法，各有何优缺点？

4. 何谓亚慢性毒作用？其试验目的是什么？如何进行相关试验设计？

5. 何谓慢性毒作用？其试验目的是什么？如何进行相关试验设计？

6. 何谓蓄积毒作用？蓄积毒性试验的目的是什么？常用的蓄积毒性试验方法有哪些？

食品按其原定用途正常食用时引起人类遗传基因突变的概率极低，但是从古到今随着饮食结构的不断变化，不同人群的遗传基因也在发生着极其缓慢的自发突变以适应新的饮食方式，特别是进入现代农业和现代工业化社会以来，加工食品和新资源食品蓬勃发展，人类更多地摄入过去未接触过的各种外源性化学物质，同时随着加工食品和各种新资源食品的不断开发，这些食品加工过程中形成的新成分和外源化学物质引起诱发突变的概率不断增加，现代食品的安全性开始引起各国政府和研究者的高度关注，截至目前已有大量研究资料表明，长期摄入含有外源性化学物质和食品加工形成的有害物质的饮食可导致人体肿瘤、心脑血管、糖尿病等各种疾病的发生，甚至导致死亡。

因此，深入了解食品中化学物质的直接致突变作用和经过生物体内代谢活化引起的各种间接致突变作用，对于确保现代加工食品的安全性和有效利用新资源食品具有重要意义。

## 第一节　概述

自然界各种生物通过遗传物质的高保真复制来维持物种本身的相对稳定性，当遗传物质受到损伤时生物体可以通过修复机制处理受损的遗传物质，但是这种精确复制和修复机制在保障物种遗传稳定性的同时，也容易使错误修复的信息被精确复制而发生遗传性状的永久性改变,这种改变一方面使物种的进化成为了可能,另一方面也增加了物种发生退化的概率,特别是遗传物质短时间内的骤然变化和持续性的改变,将会对物种产生灾难性的后果。

荷兰植物学家雨果·德弗里斯阐述了分离定律并重新发现了孟德尔的《植物杂交实验》,引起人们对遗传的广泛关注。雨果·德弗里斯在1901~1903年间出版的两卷本的《突变论》中,首次提出了突变的概念,德弗里斯指出,突变是骤然发生的质变,没有过渡形式,是不连续的;由突变产生的新类型是稳定的;突变可能有益也可能有害;同一突变能够重复发生;只有从大量个体中分析才可见突变。

摩根(Thomas Hunt Morgan)首次发现白眼果蝇突变现象,在此基础上提出了基因连锁和交换定律,这一定律与基因分离定律和基因自有组合定律构成了遗传学的三大基本定律。

摩根的学生 Muller(Hermann Joseph Muller,1890~1967),在《科学》杂志发表了题为"基因的人工蜕变"的论文,首次证实 X 射线在诱发突变中的作用,搞清了诱变剂剂量与突变率的关系,由他建立的 CIB 方法至今仍是检测突变的手段之一,因摩根和他的学生所做的杰出贡献,双双获得了诺贝尔奖。

本节主要介绍遗传学突变相关的概念、突变类型、突变的机制以及外源化学物造成突变的后果。

## 一、基本概念

### (一)突变

突变是指细胞中的遗传基因在结构上碱基对组成或排列顺序发生稳定的可遗传的改变。原因可以是细胞分裂时遗传基因的复制发生错误,或受化学物质、辐射或病毒等的影响。突变依其发生的方式可分为自发突变(spontaneous mutation)和诱发突变(induced mutation),自发突变是指在自然条件下发生的突变,其发生率极低,与物种的进化有密切关系。诱发突变是指人为造成或受某种化学、物理、生物等因素诱发产生的突变,其发生率高,可以导致物种性状的改变。现代遗传学的研究表明,可遗传的变异来源于基因突变、基因重组和染色体变异。

突变可以导致人类遗传性疾病和癌症的发生,特别是基因突变在肿瘤的发生和发展过程中扮演着重要的角色。

### (二)致突变作用

致突变作用(mutagenesis)是指环境因素引起生物体遗传物质发生急剧的遗传学变化,导致可遗传的表型发生变异,这种变化的遗传信息或遗传物质在细胞分裂繁殖过程中能够传递给子代细胞,使其具有新的遗传特性。致突变作用的广义概念是指,外来因素特别是外源化学物引起细胞核中的遗传物质发生改变的能力,可以用突变率来衡量。致突变作用可视为 DNA 结构在任意水平上受到破坏,造成体细胞或生殖细胞中的遗传信息发生改变,并且这种改变随着细胞分裂过程而传递。已有大量研究资料表明,化学物的致突变与致癌、致畸是紧密相关的,人体肿瘤的发生、自发流产、先天性出生缺陷、糖尿病等都可能与遗传物质改变和染色体畸变有关系。

**(三)致突变物**

凡能引起生物体遗传物质发生改变的化学物质或环境因子称为致突变物(mutagen),又称诱变剂,也称为遗传毒物。可分为直接致突变物(direct-acting mutagen)和间接致突变物(indirect-acting mutagen)。直接突变物具有很高的化学活性,其原形就可引起生物体突变,间接突变物本身不能引起突变,必须在体内经过代谢活化,才具有致突变性的物质。致突变物主要有化学物质、物理因素和生物因素,其中化学物质包括天然产物和各种人工合成的致突变物,如天然毒素、药物、烷化剂、有毒金属、农药、食品添加剂、多氯联苯等。物理因素主要包括各种辐射、温度剧烈变化等,如原苏联在乌克兰境内修建的切尔诺贝利核电站事故等。生物因素包括病毒、基因工程等。

## 二、致突变类型和机制

从遗传学角度或突变角度可以分为基因突变、染色体结构改变和染色体数目改变(图9-1)。基因突变和染色体畸变的本质是相同的,其区别在于受损程度。通常以光学显微镜在分辨率为 $0.2~\mu m$ 下进行区分。染色体损伤小于 $0.2~\mu m$ 时,用光学显微镜观察不到,需要依靠对其生长发育、生化、形态等表型变化来判断突变的称为基因突变;大于或等于 $0.2~\mu m$ 时,可在光学显微镜下观察到的称为染色体畸变。

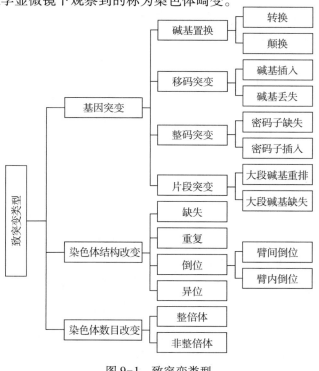

图 9-1　致突变类型

### (一) 基因突变

基因突变(genetic mutation)是指组成染色体的一个或几个基因在结构上发生了碱基对组成和排列序列改变现象。基因突变发生在 DNA 特定的部位,因此也称为点突变。基因突变可分为单点突变(single-point mutation or point mutation)和多点突变(multiple point mutation or multiple mutation)。单点突变是指只有一个碱基对发生改变;多点突变指两个或两个以上的碱基对发生改变。

基因突变的类型可分为碱基置换、移码突变、整码突变和片段突变。

### 1. 碱基置换

碱基置换是某一碱基配对性能改变或脱落而引起的突变,碱基置换(substitution)包括转换和颠换两种类型:转换(transition)是由嘌呤置换嘌呤或嘧啶置换嘧啶;颠换(transversion)是指嘌呤置换嘧啶或嘧啶置换嘌呤。如碱基置换发生于编码多肽的区,则因可影响密码子而使转录、翻译遗传信息发生变化,因此可以出现一种氨基酸取代原有的某一种氨基酸。也可能出现了终止密码而使多肽链合成中断,不能形成原有的蛋白质而完全失去某种生物学活性。碱基置换的效应包括同义突变、错义突变和无义突变。

(1)同义突变(samessense mutation)　指碱基置换后,一个密码子变成另一个密码子,但是所编码的仍是同一种氨基酸,虽然序列发生改变而氨基酸序列未发生改变,因此不影响蛋白质的功能,又称为沉默突变(silent mutation)。例如,密码子 CGU、CGC、CGA 和 CGG 均编码精氨酸(图 9-2),它们的第三碱基发生突变并不改变所编码的精氨酸。同义突变的发生是由于遗传密码的简并性,同义突变不会导致密码特性的改变,但是往往会引起限制酶切割位点的变化,造成 DNA 限制片段长度的多态性。

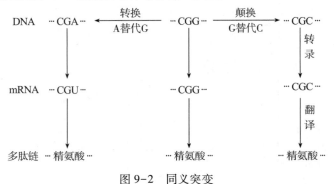

图 9-2　同义突变

(2)错义突变(missense mutation)　指碱基替换后使 mRNA 的密码子变成编码另一个氨基酸的密码子,改变了氨基酸序列,影响蛋白质的功能。指碱基序列的改变产生了错义密码子引起基因产物氨基酸序列的改变。突变常发生在密码子的第一或第二碱基,改变了编码的氨基酸。

有些错义突变严重影响到蛋白质的活性甚至使其完全失活,从而影响了表型。例如,人类正常血红蛋白 β 链的第六位是谷氨酸,其密码子为 GAA 或 GAG,如果第二个碱基 A

被 U 替代,就变成 GUA 或 GUG,谷氨酸则被缬氨酸所替代,形成异常血红蛋白 HbS,导致个体产生镰刀型细胞贫血病(图 9-3)。

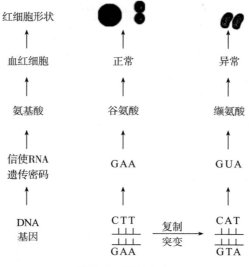

图 9-3　错义突变

(3)无义突变(nonsense mutation)　指碱基替换后,使一个编码氨基酸的密码子变为不编码任何氨基酸的终止密码子(UAG,UAA,UGA),使多肽链的合成提前终止,肽链长度缩短,而成为无活性的多肽片段。例如,正常血红蛋白 β 珠蛋白基因的第 145 密码 TAT 变为 TAA,mRNA 上 UAA 为终止密码子,导致翻译提前终止,产生缩短的 β 珠蛋白链而形成异常血红蛋白 HbMckees-Rock(图 9-4)。

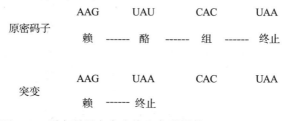

图 9-4　原密码子突变为终止密码形成 HbMckees-Rock

相反,基因内的终止密码子转换成一个氨基酸特定的密码子,使多肽链的合成不能在原定位点结束,而是继续延伸至下一个终止密码子为止,这种突变称为终止密码突变(或延长突变)(图 9-5)。

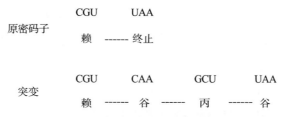

图 9-5　终止密码突变为编码氨基酸形成 Hb Constant Spring

## 2. 移码突变

指在 DNA 编码序列中插入或丢失一个或几个碱基(图 9-6),造成插入点或缺失点下游的 DNA 编码框架全部改变,其结果是突变点以后的氨基酸序列都发生改变。

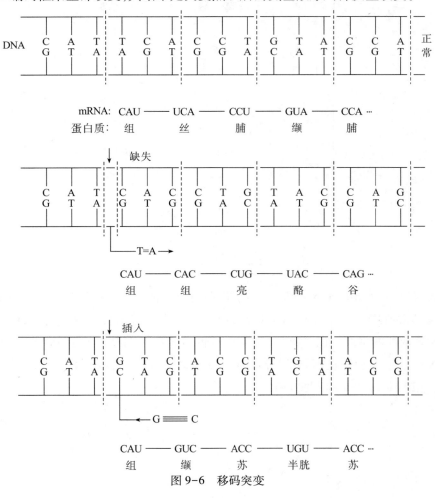

图 9-6 移码突变

移码突变必将引起蛋白质性质的改变从而引起性状的变异,严重时会造成个体死亡。例如,正常血红蛋白 α 珠蛋白基因的第 138 密码子 TCC 中的 C 缺失,造成该突变点以后的编码全部改变,最终的 α 链从第 138 氨基酸以后的序列不同于正常,而且没有终止于第 141 密码子,而是延长至第 147 密码子。产生异常血红蛋白 HbW。

## 3. 整码突变

整码突变(codon mutation)又称密码子的插入或缺失,指在 DNA 链中增加或减少的碱基对为一个或几个密码子,此时基因产物多肽链中会增加或减少一个或几个氨基酸,而此部位之后的氨基酸序列无改变。

## 4. 片段突变

片段突变也称 DNA 重排,是指 DNA 序列上有较长的一段序列的重排分布,包括大段

（一个甚至数千个碱基）的插入和缺失所致的突变。目前发现引起遗传后的 DNA 重排，以缺失最为常见。

由于光学显微镜的分辨能力极限为 $0.2~\mu m$，染色体在这一长度以内的改变不能在光学显微镜下看到。缺失片段远远小于光学显微镜所见的染色体缺失，故又称为小缺失（small deletion）。它往往是 DNA 链断裂后重接的结果。

（二）染色体畸变

染色体畸变（structural chromosome aberration）是指由于染色体或染色单体断裂，造成染色体或染色单体缺失或引起各种重排，从而出现染色体结构异常。染色体畸变又可分为染色体型畸变（chromosome-type aberration）和染色单体型畸变（chromatid-type aberration）。染色体型畸变是指染色体中两条染色单体同一位点受损后所产生的结构异常，染色单体畸变是指畸变涉及复制染色体中两条染色单体中的一条。染色体型畸变类型包括缺失、重复、倒位、易位。

1. 缺失

缺失（deletion）是染色体上丢失了一个片段。一个染色体发生一次或多次断裂而不重接，就会出现一个或多个无着丝粒片段和一个缺失了部分染色质并带有着丝粒的异常染色体。

2. 重复

重复（duplication）是在一套染色体里，一个染色体片段出现不止一次。

3. 倒位

倒位（inversion）是一个染色体片段被颠倒，倒转 180° 后再重接。如果颠倒的片段包括着丝点，称为臂间倒位；如不包括着丝点，称为臂内倒位。

4. 易位

易位（translocation）是从某个染色体断下的节段接到另一染色体上称为易位。

染色单体型畸变的类型与染色体畸变基本相似，但仅涉及一条染色单体。外环境因素作用常引起染色单体裂隙和断裂。某种化学物质引起染色体型畸变还是染色单体型畸变，主要取决于该化学物质的性质和接触该化学物质时靶细胞所处的细胞周期，一般染色单体型畸变将在下一代细胞分裂时衍生为染色体型畸变。

染色体畸变有稳定性畸变和非稳定性畸变。稳定性畸变染色体能进行有丝分裂，可通过细胞分裂传给下一代。非稳定性染色体畸变是不稳定的，不稳定的畸变丧失了重要的遗传物质或有丝分裂的机械障碍，常导致细胞死亡。

（三）染色体数目异常

在细胞分裂过程中，如果染色体出现复制异常或分离障碍就会导致细胞染色体数目的改变，染色体数目的改变也称基因组突变（genomic mutation），染色体数目的改变可分为整倍体改变和非整倍体改变。整倍体（euploid）指染色体数目的异常是以染色体组（n）为单位的增减，如形成三倍体（triploid）、四倍体（tetraploid）等。超过二倍体的整倍体定义为多倍体(polyploidy)。

非整倍性畸变系指增加或减少一条或几条染色体,染色体的增加和减少不是染色体组的整倍数。例如,人类体细胞正常为二倍体(2n),单倍体有 23 条染色体,如果细胞有 46 条染色体,为二倍体,69 条染色体为三倍体,三倍体以上定义为多倍体。如果细胞有 45 或 47 条染色体,则不是单倍体的整数倍,定义为非整倍体。

**(四)致突变机制**

外源化学物的致突变机制从机理角度可分为对 DNA 为靶的损伤(包括基因突变和染色体畸变)和不以 DNA 为靶的损伤(染色体数目异常)两种。目前认为,化学诱变剂的致突变机制是 DNA 损伤—修复—突变模式,即任何 DNA 损伤,只要修复无误,突变就不会发生,如果修复错误或未经修复,损伤就固定下来,就会发生突变。虽然,诱变物可诱发基因突变、染色体畸变、基因组突变,但大多数诱变物存在不同程度的特异性。这是由于诱变物作用于细胞靶部位的不同和靶细胞处于不同的细胞周期。基因突变和染色体畸变的靶分子主要为 DNA,非整倍体和多倍体的靶部位常为有丝分裂和减数分裂的成分,如纺锤丝。此外,对 DNA 合成和修复有关的酶系统作用也可导致突变。

1. 以 DNA 为靶的直接突变

(1)碱基烷化   烷化剂提供烷基与 DNA 共价化合,常见烷化剂有硫酸二甲酯、甲基磺酸乙酯、乙基磺酸乙酯等。它们含有活泼的烷化基团,可提供甲基或乙基等烷基,能与细胞中 DNA 共价结合,从而使 DNA 链断裂,在下一次复制时又可使碱基错配,造成 DNA 的甲基化或乙基化而诱发突变。烷化剂所致碱基损伤可表现为错配。一般情况下,发生频率:甲基化>乙基化>高碳烷基化,烷化的碱基可表现出像正常碱基一样的配对特性,也可产生不同的配对特性,这主要取决于烷化的位置。烷化剂不但可引起碱基错配,还可引起 DNA 二级结构改变。某些烷基(如鸟嘌呤 N7 位上的烷基),它是由许多烷化剂形成的主要加合物,造成碱基与脱氧核糖之间的连接键不稳定,使碱基丢失。丢失碱基的 DNA 留下了一个无嘌呤或无嘧啶的位点,通常称 AP 位点(apurinic or apyrimidinic site)。如果不正确的碱基插入 AP 位点,可引起突变,且大部分是颠换。

(2)碱基类似物取代   碱基类似物是结构与碱基非常相似的物质。在细胞周期的 DNA 合成期,此类化合物能与正常的碱基竞争,取代其位置。取代后碱基类似物常造成错误配对,即发生碱基置换。常见的例子有 5-溴脱氧尿嘧啶核苷酸取代胸腺嘧啶,2-氨基嘌呤取代鸟嘌呤。

(3)碱基结构破坏   有些化学物可对碱基产生氧化作用,改变或破坏碱基的结构,有时还可引起链断裂。它们主要改变核苷酸的化学组成。亚硝酸盐能使腺嘌呤和胞嘧啶发生氧化性脱氨,相应生成次黄嘌呤和尿嘧啶。含有 $NH_2$ 的碱基(A、G、C)都可以被亚硝酸损伤发生氧化脱氨反应,使氨基变为酮基,造成碱基转换突变。甲醛可在体内形成有机过氧化物或自由基,间接使嘌呤的化学结构破坏,最终导致 DNA 链的断裂。

(4)平面分子嵌入 DNA 链   嵌入剂以静电吸附形式嵌入 DNA 单链的碱基之间或 DNA

双螺旋结构的相邻核苷酸链之间。吖啶分子多数是多环的平面结构,特别是三环结构,其长度是 680 nm,恰好是 DNA 单链相邻碱基距离的两倍。它能够结合到 DNA 分子上,插入相邻的碱基对,使它们分开,产生两个重组子,一个碱基对增多,一个碱基对减少,即造成碱基对的缺失或者额外碱基对的插入。通常引起移码突变。

以 9-氨基吖啶(9-aminoacridine,9-AA)致突变为例,是化学物插入 DNA 的碱基对中所致,属于非共价结合。具体来说,是指在 DNA 复制时,吖啶分子结合到 DNA 分子上,插入邻近的碱基对,使 DNA 链出现歪斜,造成排列参差,以不等交换取代了原本同源部分对齐的交换。使得一个碱基对增多,一个碱基减少。9-氨基吖啶是一种典型的移码突变物。

若扁平分子插在 DNA 模板的两个相邻碱基中,合成新合成链必须有一个碱基插在该插入剂相应的位置上,以填补空缺,而这个碱基不存在配对的问题,是随机选择的。新合成链上一旦插入一个碱基,那么下一轮复制必然会增加一个碱基。如果在合成新链时插入一个分子,取代相应的碱基,而在下一轮合成前此插入剂又丢失,那么下一轮复制将减少一个碱基,这样会使新合成链增加或减少一个碱基,引起移码突变。另有些化合物既可插入 DNA 链又可与 DNA 发生共价结合,如吖啶芥 IcR-191。这样的化学物要比单一插入剂更具有潜在的致突变性。

(5)二聚体形成　一些化学物和紫外线作用于机体或细胞后,DNA 同一条链上的两个相邻的嘧啶核苷酸或发生共价连接,形成嘧啶二聚体。主要的二聚体类型是 TT,此外还有胞嘧啶二聚体以及胞嘧啶—胸腺嘧啶二聚体。二聚体能使 DNA 两条螺旋链之间的氢键减弱,使得 DNA 结构局部变性,阻止 DNA 的复制,引起细胞死亡。紫外线的致突变作用具有可逆性,表明突变作用不仅涉及碱基配对特异性的改变,而且还涉及与复制和修复有关的细胞机制相互作用。

(6)DNA 加合物形成　许多化学物或其活性化学物质是亲电子剂,易与细胞大分子之间通过共价键形成稳定复合物。DNA 加合物形成可活化癌基因,影响调节基因和抑癌基因的表达。生物毒素、多环芳烃和芳香氨类致癌物可使 DNA 形成大的加合物,DNA 的立体构象发生明显变化,阻断受损部位的半保留复制和转录,引发突变。

(7)DNA-蛋白质交联分子形成(DNA-protein crosslinks,DPC)　许多化学突变物如烷化剂、苯并芘、亚硝酸、丝裂霉素 C、芥子气以及铬镍等能够引起 DNA 和蛋白质形成稳定的 DNA-蛋白质交联物而对 DNA 的构象和功能产生严重影响。与 DNA 交联的核蛋白作为维持 DNA 构象的重要成分,并参与 DNA 复制与转录的调控,因此 DPC 出现将诱发基因突变。

2. 不以 DNA 为靶的间接突变

(1)干扰细胞分裂过程　纺锤体是细胞分裂时的重要结构,它帮助细胞划分遗传信息。纺锤体实际上是由大量的微管组成,微管的状态对细胞分裂的结果发挥着重要的作用。非整倍体和多倍体的产生正是与纺锤体、微管蛋白的合成与聚合、微管蛋白的合成与功能发挥、细胞分裂纺锤纤维的功能发挥、与着丝粒有关的蛋白质作用、极体复制与分离、减数分裂时同源染色体联合配对和重组等有重要关联。非整倍体和多倍体的产生不同于其他致突变作用,因为它们涉及不同的细胞靶分子,即便产生的机制相似,也会有程度上不同。例如,对纺锤体形成的干扰,如完全阻止,即形成多倍体;如部分阻止,则形成非整倍体。秋水仙碱是典型的引起细胞分裂完全抑制的物质,它能阻断微管蛋白的聚合,抑制细胞分裂时纺锤体形成,使分裂间期和前期的细胞停滞在中期相,称为秋水仙碱效应。

（2）DNA 合成和修复有关的酶系统作用　DNA 复制需多种酶类的参与,并且在基因调控下进行,这个过程中的任何一个环节损伤,将影响 DNA 复制的高保真性,有可能引起突变。DNA 修复过程是清除受损伤的 DNA 片段,并合成新的片段来替换的过程。DNA 是生命物质中唯一具有自身修复能力的分子,其修复过程是依赖各种各样的酶来进行。

### 三、致突变作用的危害

突变的后果取决于化学毒物所作用的靶细胞(图 9-7),体细胞仅能在直接接触该物质的个体身体上表现出来,不可能遗传到下一代(肿瘤)。生殖细胞有可能遗传到下一代(遗传性疾病)。

#### （一）体细胞突变的后果

基因突变主要发生在原癌基因和抑癌基因,原癌基因经点突变或染色体畸变可转变成活化的癌基因。大多数人体细胞致癌物在致突变试验中成阳性结果,如黄曲霉毒素 B1。体细胞突变会引起肿瘤、致畸、老化、动脉粥样硬化等。

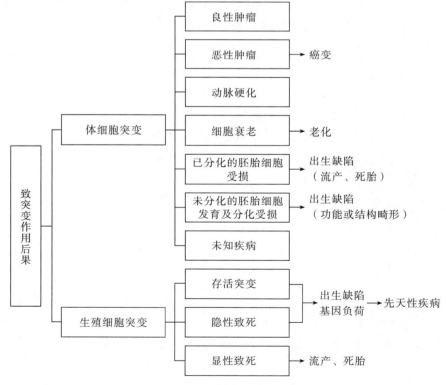

图 9-7　有害因素致突变作用后果

1. 癌变

体细胞突变是细胞癌变的重要基础,在许多肿瘤中,都可观察到癌基因的活化和抑癌基因的失活,并存在缺失、易位、倒位等染色体畸变。

2. 致畸胎

致突变物可透过胎盘作用于胚胎体细胞引起畸胎,所以致畸作用不完全是亲代生殖细胞突变的后果。

3. 其他不良后果

体细胞突变与动脉粥样硬化有关。研究发现氯乙烯和多环芳烃等致突变物具有指动脉硬化效应。体细胞突变也是衰老的一个原因。突变的积累导致细胞死亡、细胞转化和细胞衰老,从而构成生物体的衰老。

**(二)生殖细胞突变的后果**

1. 致死性突变

精子不能受精,或突变配子与正常配子结合后,在着床前或着床后的早期胚胎死亡,为显性致死。需要纯合子或半合子才能出现死亡效应,杂合子则不出现死亡,为隐形致死。

2. 非致死性突变(可遗传的改变)

先天畸形等遗传性疾病、遗传易感性改变。

致死性突变将导致死胎,它影响后代的数量而非质量,非致死性突变主要影响后代的质量。生物个体生殖细胞发生突变或染色体畸变后,有些可能会在世代传递、选择过程中在人群中固定下来,增加人类的遗传负荷。

# 第二节　常见致突变食品化学物及毒性

常见的致突变食品化学物包括物理性致突变物(如紫外线、电离辐射等)、化学性及生物性致突变物(如某些病毒)。其中化学性致突变物(chemical mutagen)在食品中的残留最为常见(表9-1)。比如,残留农药、真菌毒素、非法添加剂、环境污染物以及食品加工过程中形成或迁移的丙烯酰胺、多环芳烃、硝基化合物、塑化剂和重金属等。

按致突变的机制,可以将致突变物分为改变碱基结构的非烷化剂(如亚硝酸、次亚硫酸、甲醛、羟胺、肼等)、烷化剂(如甲磺酸甲酯(MMS)、二甲基亚硝胺(DMN)、$N$-甲基-$N'$-硝基-$N$-亚硝基胍(MNNG)、氮芥等)、需代谢活化的芳香族化合物(如苯并〔$\alpha$〕芘(B〔$\alpha$〕P)、2-乙酰氨基芴(2-AAF)、黄曲霉毒素B1(AFB1)等)、碱基类似物(如5-溴-2-脱氧尿苷(BrdU)等)、嵌入剂(如前黄素、溴乙啶等)和有丝分裂毒(如秋水仙碱、巯基丙酮酸酯)等。

表9-1　已知的致突变物、致畸物和致癌物中英文名称对照、CAS及英文缩写

| 中文名称 | 英文名称 | CAS | 缩写 |
|---|---|---|---|
| 2-乙酰氨基芴 | 2-acetamidofluorene | 53-96-3 | 2-AAF |

续表

| 中文名称 | 英文名称 | CAS | 缩写 |
|---|---|---|---|
| 黄曲霉毒素 B1 | aflatoxin B1 | 1162-65-8 | AFB1 |
| 苯并[a]蒽 | benz[a]anthracene | 56-55-3 | BA |
| 联苯胺 | benzidine | 92-87-5 | BZ |
| 苯并[a]芘 | benzo[a]pyrene | 50-32-8 | BP |
| 环磷酰胺 | cyclophosphamide | 50-18-0 | CP |
| 2,7-二氨基芴 | 2,7-diaminofluorene | 525-64-4 | 2,7-AF |
| 7,12-二甲基苯并[a]蒽 | 7,12-dimethylbenz[a]anthracene | 57-97-6 | DMBA |
| 甲磺酸乙酯 | ethyl methanesulphonate | 62-50-0 | EMS |
| 3-甲基胆蒽 | 3-methylcholanthrene | 56-49-5 | 3-MC |
| 甲磺酸甲酯 | methyl methanesulfonate | 66-27-3 | MMS |
| 丝裂霉素 C | mitomycin C | 50-07-7 | MMC |
| β-萘胺 | 2-naphthylamine | 91-59-8 | 2-NAP |
| 乙基亚硝基脲 | N-nitroso-N-ethylurea | 759-73-9 | ENU |
| N-甲基-N-硝基-N-亚硝基胍 | N-methyl-N-nitro-N-nitrosoguanidine | 70-25-7 | MNNG |
| N-亚硝基 N 甲基脲 | N-nitroso-N-methylurea | 684-93-5 | MNU |
| 2-氨基芴 | 2-aminofluorene | 153-78-6 | — |
| 4-硝基喹啉-N-氧化物 | 4-nitroquinoline-N-oxide | 56-57-5 | — |
| N-亚硝基二甲胺 | N-nitrosodimethylamine | 62-75-9 | NDMA |
| 赭曲霉素 A | ochratoxin A | 303-47-9 | OA |
| 叠氮化钠 | sodium azide | 26628-22-8 | — |
| 6-氯-9-[3-N-(2 氯乙基)乙基氨基]丙基氨基-2-甲氧基吖啶双盐酸盐 | ICR-170 | 146-59-8 | — |
| 6-氯-9-(3-N-(2 氯乙基氨)丙氨基-2-甲氧基吖啶二盐酸盐 | ICR-191 | 17070-45-0 | — |
| 三亚乙基蜜胺 | triethylenemelamine | 51-18-3 | — |
| 呋喃糖酰胺 | furylfuramide | 3688-53-7 | AF-2 |
| 9-氨基吖啶 | 9-aminoacridine | 90-45-9 | — |
| 2-硝基芴 | 2-nitrofluorene | 607-57-8 | — |
| 9,10-二甲基蒽 | 9,10-dimethylanthracene | 781-43-1 | — |
| 2,4,7-三硝基芴酮 | 2,4,7-trinitro-9H-fluoren-9-one | 129-79-3 | — |
| 刚果红 | congo red | 573-58-0 | — |
| 对二甲基氨基苯重氮磺酸钠 | para-dimethylaminobenzenediazo sodium sulfonate | 140-56-7 | — |

续表

| 中文名称 | 英文名称 | CAS | 缩写 |
|---|---|---|---|
| 五氯酚钠 | sodium pentachlorophenolate | 131-52-2 | — |
| 过氧化氢异丙苯 | cumene hydroperoxide | 80-15-9 | — |
| 柔毛霉素 | daunorubicin | 20830-81-3 | — |
| 多氯联苯 | polychorinated biphenyls | 1336-36-3 | — |

## 一、苯并[α]芘

苯并[a]芘[Benzo[α]pyrene,简称 B[α]P]是一种由 5 个苯环构成的多环芳烃,具有致突变性,其分子式为 $C_{20}H_{12}$,分子量为 252.30,性质稳定,不溶于水,微溶于乙醇、甲醇,溶于苯、甲苯、二甲苯、氯仿、乙醚、丙酮等有机溶剂中。

苯并[a]芘在 Ames 实验及其他细菌突变、细菌 DNA 修复、姐妹染色单体交换、染色体畸变、哺乳类细胞培养及哺乳类动物精子畸变等实验中均呈阳性反应。

### (一)烟熏食品的污染

熏烤、烧烤、烘烤制成的食品,如熏肉制品、月饼、烤肉串等焙烤食品,多使用煤、木炭、焦炭、煤气和电热等作为燃料产物,由于燃烧产物与食品直接或间接接触,有可能导致烟尘中的苯并[α]芘直接污染食品。不仅燃烧产物会产生苯并[a]芘,食品中的脂肪、胆固醇等成分在高温加工过程中也会形成苯并[a]芘。据研究报道,在烤制过程中动物食品所滴下的油滴中苯并[a]芘含量是动物食品本身的几十倍。

### (二)饲料的污染

动物饲料如果被苯并[a]芘污染,动物体内的苯并[a]芘会在体内蓄积,人类通过食物链摄入用这类动物制成的肉品、乳制品及禽蛋类食品时会有苯并[a]芘膳食暴露风险。

### (三)加工环节的污染

有些食品加工设备材料和包装材料中含有苯并[a]芘,当液体食品如酱油、醋、酒、饮料等经过这些管道输送时,特别是出现设备密封性故障时,食品加工机械用的润滑油、绝热剂等中的苯并[a]芘会迁移到食品中,使食品受到污染。

### (四)大气环境与工业废水废气

工矿企业生产的碳黑、炼油、炼焦、合成橡胶、烧沥等行业的废水及废气中往往含有大量苯并[a]芘,这些有害物会通过食物链将苯并[a]芘传递给人类。

## 二、甲醛

甲醛是一种无色、有刺激性气味的气体小分子饱和醛类。目前世界卫生组织(WHO)下属的国际癌症研究机构(IARC)将甲醛列为 1 类致癌物。甲醛的暴露途径有两方面:一是外源性暴露,如通过污染的空气吸入或食物摄入(表 9-2);二是内源性暴露,主要是体内正常成分的代谢过程中产生的甲醛。

表9-2 环境和食物中的甲醛含量

| 来源 | 浓度 |
| --- | --- |
| 汽车尾气 | $49.13 \sim 8980 \ \mu g/m^3$ |
| 卷烟烟气 | $87 \sim 243 \ \mu g/$支 |
| 水果 | $3.7 \sim 60 \ mg/kg$ |
| 蔬菜 | $3.3 \sim 60 \ mg/kg$ |
| 肉类 | $5.7 \sim 20 \ mg/kg$ |

国内外对甲醛毒性进行的研究表明,甲醛具有眼、鼻、喉的刺激作用,能引起呼吸道疾病、急性炎症和过敏等急性毒性,同时甲醛还具有生殖毒性、遗传毒性和致癌性。甲醛所带羰基功能团活泼,不仅可以直接与遗传物质 DNA 形成加合物,还能导致哺乳类动物细胞中的 DNA 断裂,造成染色体畸变等。如大鼠暴露于 $\geqslant 12.28 \ mg/m^3$ 的气态甲醛可以诱发约 50% 抑癌基因 p53 点突变。流行病学调查发现,从事与甲醛相关职业的人罹患鼻腔鼻窦癌和鼻咽癌的风险更高,且在医院病理科长期与福尔马林接触的工人的外周血细胞中,p53 突变型蛋白明显高于对照组。甲醛在不同暴露条件和物种中产生的突变类型均有不同,但是其易于在 GC 位点发生突变的特点却较普遍和明显。

甲醛遗传毒性机制主要是 DNA 或染色体损伤。根据 DNA 损伤类型的不同又可分为间接损伤(氧化应激损伤)和直接损伤两种形式(图9-8)。

氧化应激是细胞内的氧化还原稳态失衡,从而导致细胞的氧化损伤。研究表明,甲醛可以引起细胞内的氧化应激,从而造成 DNA 碱基的氧化性损伤,$2.46 \ mg/m^3$ 甲醛长期暴露可以引起雄性大鼠体内发生氧化应激。

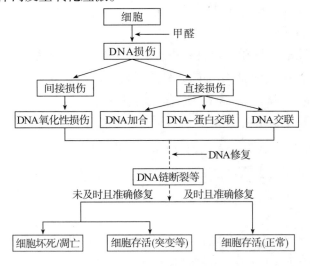

图9-8 甲醛引起的遗传毒性

## 第三节　食品安全致突变试验原则

致突变实验的目的:一是检测外源性化学物的致突变性,预测其对动物和人类的致癌性;二是检测外源性化学物对动物生殖细胞的遗传毒性,预测其对人类的遗传危险性。致突变作用的研究可以追溯到 20 世纪 20 年代,著名的遗传学家 Muller(H. J. Muller)发现 X 射线能引起果蝇表型改变。前苏联科学家 I. A. Rapoport 独立发现甲醛能引起果蝇突变。从而开辟了化学诱变研究领域。此后,一系列重要的突变检测方法,如细菌回复突变和哺乳动物红细胞微核实验相继被发现。基因突变和染色体畸变的检测可直接反映化学物的致突变性,但是还有许多试验所观察到的现象仅反映致突变过程中发生的其他事件。将基因突变、染色体畸变、染色体组畸变及 DNA 原始损伤等各类遗传学试验观察到的现象所反映的各种事件统称为遗传学终点(genetic mdpoint)。

### 一、致突变试验的分类

我国食品安全国家标准中关于毒理学检验方法与规程标准共有 26 项,其中涉及最多的是致突变试验,包括细菌回复突变试验(GB 15193.4—2014)、哺乳动物红细胞微核试验(GB 15193.5—2014)、哺乳动物骨髓细胞染色体畸变试验(GB 15193.6—2014)、小鼠精原细胞或精母细胞染色体畸变试验(GB 15193.8—2014)、啮齿类动物显性致死试验(GB 15193.9—2014)、体外哺乳类细胞 DNA 损伤修复(非程序性 DNA 合成)试验(GB 15193.10—2014)、果蝇伴性隐性致死试验(GB 15193.11—2015)、体外哺乳类细胞 HGPRT 基因突变试验(GB 15193.12—2014)、致畸试验(GB 15193.14—2015)、体外哺乳类细胞 TK 基因突变试验(GB 15193.20—2014)等。致突变试验可以简单分为原核生物试验和真核生物试验两种,原核生物试验如细菌回复突变,真核生物试验如哺乳动物红细胞微核试验。其中真核生物试验又可以进一步分为体外试验和体内试验两种。细菌试验属于体外实验,而啮齿类动物微核试验则属于体内试验。

### 二、化学物致突变检测需遵循的基本原则

当一种特定的化学物需要进行致突变检测时,首先需要分析它的化学结构,因为结构往往决定了该物质的性质和功能,亦即所谓的构效关系研究。由于可能与 DNA 分子上面的亲核位点发生反应,含有亲电位点的分子成为值得注意的潜在诱变剂。当然,目前用于化学诱变剂预测的软件和算法还处于开发阶段。并不能准确指出某种化学物是否为诱变剂,需要采用经典的生物学致突变实验进行进一步分析。

在分析特定化学物的化学结构基础上,致突变检测需要遵循以下三个方面的原则:

一是组合试验,一组可靠的试验系统应包括每一类型的遗传学终点,如细菌回复突变试验、微核试验、染色体畸变分析和姐妹染色单体交换试验等,试验应包括主要类型的遗传

学终点；

二是体内试验与体外试验配合，一般体内试验和体外试验各有其优缺点，应取长补短，综合考虑。采用哺乳动物的体内试验由于受试物在试验对象体内经过了一系列接近于人体过程的吸收代谢，在证据的可信度方面要高于体外试验；

三是配套实验应包括多种进化程度不同的物种，如原核细胞、低等和高等真核细胞，这样更加具有说服力。由于真核生物，特别是哺乳动物在进化上与人类的接近程度要显著高于原核生物，采用真核生物进行的测试在证据的可信性和重要性方面要高于原核生物。

## 三、常用的遗传毒理学实验

### （一）细菌回复突变试验

细菌回复突变试验（Ames 试验）是利用突变体的测试菌株，观察受试物能否纠正或补偿突变体所携带的突变改变，从而判断其致突变，其遗传学终点是基因突变。

常用的菌株有大肠杆菌（*E. Coli*）和鼠伤寒沙门菌（*Salmonella typhimurium*）。以细菌为指示生物的检测是基因突变检测中最为常用的方法。细菌具有遗传背景清楚、生长快速等特点从而成为基因突变检测的优良指示生物。

常用的 Ames 试验的方法有平板掺入法，点试法及预培养法等。

1. 细菌回复突变试验的原理

鼠伤寒沙门菌的野生型菌株能自行合成组氨酸（his+），而人工诱变的突变株在组氨酸操纵子中有一个突变，这种组氨酸缺陷型突变菌株必需依赖外源性组氨酸才能生长，而在无组氨酸的选择性培养基上不能存活（his−）。致突变物可使其基因发生回复突变为野生型，使它在缺乏组氨酸的培养基上也能生长（图 9-9）。

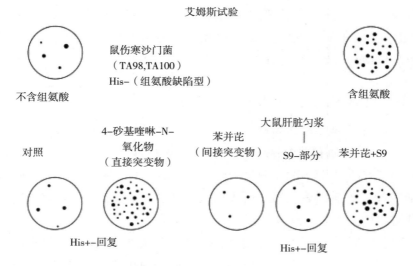

图 9-9　细菌回复突变试验原理

在细菌代谢,特别是氨基酸代谢的研究中制备了些特定基因突变的大肠杆菌和鼠伤寒沙门菌菌株。这些菌株仅在特定营养元素存在时才能存活,所以称为营养缺陷型菌株(auxotroph)。

Ames 试验标准试验菌株有四种:TA97 和 TA98 检测移码突变,TA100 检测碱基置换突变,TA102 对醛、过氧化物和 DNA 交联剂较敏感。这四个试验菌株除了含有 his-突变,还有一些附加突变,检测时提高试验敏感性。

我国"食品安全国家标准 细菌回复突变试验"中推荐采用下列的菌株组合:

a. 鼠伤寒沙门菌 TA1535;

b. 鼠伤寒沙门菌 TA97a 或 TA97 或 TA1537;

c. 鼠伤寒沙门菌 TA98;

d. 鼠伤寒沙门菌 TA100;

e. 鼠伤寒沙门菌 TA102 或大肠杆菌 WP2uvrA 或大肠杆菌 WP2uvrA(pKM101)。

2. 菌株的鉴定

菌株特性应与回复突变试验标准相符。菌株的鉴定包括:组氨酸缺陷性(his)的鉴定、脂多糖屏障缺陷(rfa)的鉴定、R 因子(抗氨苄青霉素)的鉴定、基因型鉴定、四环素抗性鉴定、生物素缺陷型(bio)的鉴定、自发回变数鉴定和阳性致突变物敏感性的鉴定等(表 9-3~表 9-5)。每 3 个月进行一次菌株鉴定,遇到下列情况也应进行菌株鉴定:

a. 在收到培养菌株后;

b. 当制备一套新的冷冻保存或冰冻干燥菌株时;

c. 重新挑选菌株时;

d. 使用主平板传代时。

表 9-3 试验菌株的突变基因和检测类型

| 菌株 | 突变部位 | 突变类型 | 检测类型 |
|---|---|---|---|
| TA97 | hisD6610 | CCC 区域+4 | 移码突变 |
| TA98 | hisD3052 | CG 区域-1 | 移码突变 |
| TA1535 | hisG46 | AT-GC | 碱基置换,部分移码突变 |
| TA1537 | hisC3076 | C…C 区域+1 | 移码突变 |
| TA100 | hisG46 | AT-GC | 碱基置换,部分移码突变 |
| TA102(pAQ1) | hisG428 | GC-AT | 碱基置换,部分移码突变 |
| WP2uvrA | try | — | 碱基置换 |
| WP2uveA(pKM101) | try | — | 碱基置换 |

表 9-4 试验菌株生物学特性鉴定标准

| 菌株 | 色氨酸缺陷 | 组氨酸缺陷(his) | 脂多糖屏障缺陷(rfa) | R 因子(抗氨苄青霉素) | 抗四环素 | uvrB 修复缺陷 |
|---|---|---|---|---|---|---|
| TA97 | | + | + | + | − | + |

续表

| 菌株 | 色氨酸缺陷 | 组氨酸缺陷(his) | 脂多糖屏障缺陷(rfa) | R因子(抗氨苄青霉素) | 抗四环素 | uvrB修复缺陷 |
|---|---|---|---|---|---|---|
| TA97a | | + | + | + | − | + |
| TA98 | | + | + | + | | + |
| TA100 | | + | + | + | − | + |
| TA102 | | + | + | + | + | − |
| TA1535 | | + | + | − | − | + |
| TA1537 | | + | + | − | − | + |
| WP2uvrA | + | | | − | | + |
| WP2uvrA(pKM101) | + | | | + | − | + |

注:+表示阳性;−表示阴性;空格表示不需要进行此项鉴定。

需要注意的是,由于细菌缺乏哺乳动物细胞的代谢酶,为了区分直接和间接致突变剂,在进行回复突变实验时,应分别进行不加和加代谢活化系统(如S9混合物)的检测。

表9-5 试验菌株自发回变菌落数

| 菌株 | Ames实验室 | Bridges实验室 | Errol&Zeiger实验室 | |
|---|---|---|---|---|
| | 不加S9 | 不加S9 | 不加S9 | 加S9 |
| TA97 | 90~180 | — | 100~200 | 75~200 |
| TA97a | 90~180 | — | 100~200 | 75~200 |
| TA98 | 30~50 | — | 20~50 | 20~50 |
| TA100 | 120~200 | — | 75~200 | 75~200 |
| TA102 | 240~320 | — | 200~400 | 100~300 |
| TA1535 | 10~35 | — | 5~20 | 5~20 |
| TA1537 | 3~15 | — | 5~20 | 5~20 |
| WP2uvrA | — | 7~23 | — | — |
| WP2uvrA(pKM101) | — | 27~69 | — | — |

不使用代谢活化系统时所用的阳性诱变剂如表9-6所示。

表9-6 不使用代谢活化系统时所用阳性诱变剂

| 阳性诱变剂 | 菌株 |
|---|---|
| 叠氮化钠(sodium azide[CAS 26628-22-8]) | TA1535和TA100 |
| 2-硝基芴(2-nitrofluorene[CAS 607-57-8]) | TA98 |
| 9-氨基吖啶(9-aminoacridine[CAS 90-45-9])或ICR191[CAS 17070-45-0] | TA1537、TA97和TA97a |
| 过氧化氢异丙苯(cumene hydroperoxide[CAS 80-15-9]) | TA102 |
| 丝裂霉素C(mitomycin C[CAS 50-07-7]) | WP2 uvrA和TA102 |

续表

| 阳性诱变剂 | 菌株 |
|---|---|
| $N$−乙基−$N$−硝基−$N$−亚硝基胍($N$−ethyl−$N$−nitro−$N$−nitrosoguanidine〔CAS 63885−23−4〕)或 4−硝基喹啉−$N$−氧化物(4−nitroquinoline $N$−oxide〔CAS 56−57−5〕) | WP2,WP2 uvrA 和 WP2 uvrA(pKM101) |
| 呋喃糖酰胺(furylfuramide(AF−2)〔CAS 3688−53−7〕) | 含有质粒的菌株 |

使用代谢活化系统时所用阳性诱变剂包括:

a. 9,10−二甲基蒽(9,10−dimethylanthracene 〔CAS 781−43−1〕);

b. 7,12−二甲基苯并[$\alpha$]蒽(7,12−dimethylbenz[$\alpha$]anthracene〔CAS 57−97−6〕);

c. 刚果红(congo red〔CAS 573−58−0〕,用于还原性代谢活化法);

d. 苯并[$\alpha$]芘(benzo[$\alpha$]pyrene〔CAS 50−32−8〕;

e. 环磷酰胺(及其水合物)|cyclophosphamide(monohydrate)〔CAS 50−18−0(CAS 6055−19−2)〕|};

f. 2−氨基蒽(2−AA,2−Aminoanthracene〔CAS 613−13−8〕);

g. 2−氨基蒽不能单独用作 S9 混合物有效的指示剂。如果使用 2−氨基蒽,每批 S9 还要用其他需要微粒体酶代谢活化的诱变剂(如苯并[$a$]芘、7,12−二甲基苯蒽)来对其特性进行测试。

3. S9 活化剂的制备

通常使用的 S9 制备方法是选体重在 150~200 g,周龄 5~6 周的健康雄性成年 SD 或 Wistar 大鼠。将多氯联苯溶于玉米油中,浓度为 200 g/L,按 500 mg/kg 体重无菌操作一次腹腔注射,5 d 后处死动物,处死前禁食 12 h。也可采用苯巴比妥钠和 $\beta$−萘黄酮联合诱导的方法进行制备,经口灌胃给药大鼠苯巴比妥钠和 $\beta$−萘黄酮,剂量均为 80 mg/kg,连续 3 d,禁食 16 h 后断头处死动物。其他操作同多氯联苯诱导。

处死动物后取出肝脏,称重后用新鲜冰冷的氯化钾溶液(0.15 mol/L)连续冲洗肝脏数次,以便除去能抑制微粒体酶活性的血红蛋白。每克肝(湿重)加氯化钾溶液(0.1 mol/L)3 mL,连同烧杯移入冰浴中,用无菌剪刀剪碎肝脏,在玻璃匀浆器(低于 4000 r/min,1~2 min)或组织匀浆器(低于 20000 r/min,1 min)中制成肝匀浆。以上操作需注意无菌和局部冷环境。

将制成的肝匀浆在低温(0~4 ℃)高速离心机上以 9000 g 离心 10 min,吸出上清液为 S9 组分,分装于无菌冷冻管或安瓿中,每安瓿 2 mL 左右,用液氮或干冰速冻后置−80℃ 低温保存。

S9 组分制成后,经无菌检查,测定蛋白含量(Lowry 法),每毫升蛋白含量不超过 40 mg 为宜,并经间接致癌物(诱变剂)鉴定其生物活性合格后贮存于深低温或冰冻干燥,保存期不超过 1 年。S9 的使用浓度为 1%~10%(终浓度)。S9 活化剂制备示意图如图 9−10 所示。

Ames诱变试验

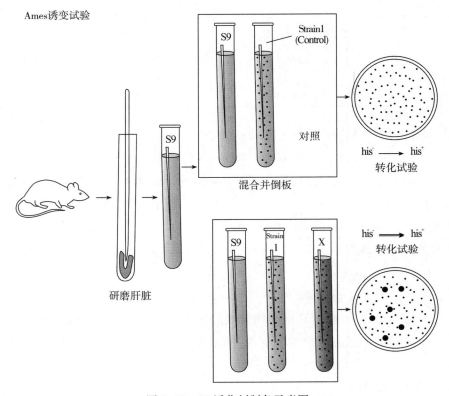

图 9-10　S9 活化剂制备示意图

对于间接致突变物,可经代谢活化系统处理成为直接致突变物。

4. Ames 试验的解释

Ames 试验结果中,如果只要一种试验菌株得到阳性结果,即认为受试物是致突变物;只有四种菌株均得到阴性结果,才认为受试物是非致突变物;不加 S9 混合液得到的阳性结果,说明受试物是直接致突变物;加 S9 混合液才得到阳性结果,说明受试物是间接致突变物。

但体外代谢活化系统不能完全模拟哺乳动物体内代谢条件,因此,Ames 试验结果不能直接外推到哺乳动物。

Ames 试验通常用于遗传毒性的初步筛选,并特别适用于诱发点突变的筛选。已有的数据库证明在本试验为阳性结果的很多化学物在其他试验也显示致突变活性。也有一些致突变物在本试验不能检测,这可能是由于检测终点的特殊性质、代谢活化的差别,或生物利用度的差别。

Ames 试验不适用于某些类别的化学物,如强杀菌剂和特异性干扰哺乳动物细胞复制系统的化学品。对这些受试样品可使用哺乳动物细胞基因突变试验。

对于各菌株的自发回变范围,各实验室在参考其他实验室数据的基础上应建立自己的历史对照数据库,形成适合本实验室条件的使用范围。

### （二）染色体畸变试验

染色体畸变试验（ chromosome aberration test ）是利用显微技术直接观察细胞中期染色体损伤的方法。根据食品安全国家标准可分为体外哺乳类细胞染色体畸变试验、哺乳动物骨髓细胞染色体畸变试验和小鼠精原细胞或精母细胞染色体畸变试验。

**1. 体外哺乳类细胞染色体畸变试验**

通过检测受试物是否诱发体外培养的哺乳类细胞染色体畸变，评价受试物致突变的可能性。在加入或不加入代谢活化系统的条件下，使培养的哺乳类细胞暴露于受试物中。用中期分裂相阻断剂（如秋水仙素或秋水仙胺）处理，使细胞停止在中期分裂相，随后收获细胞、制片、染色、分析染色体畸变。

**2. 哺乳动物骨髓细胞染色体畸变试验**

在试验动物给予受试物后，用中期分裂相阻断剂（如秋水仙素或秋水仙胺）处理，抑制细胞分裂时纺锤体的形成，以便增加中期分裂相细胞的比例，随后取材、制片、染色、分析染色体畸变。哺乳动物骨髓细胞染色体畸变试验可检测受试物能否引起整体动物骨髓细胞染色体畸变，以评价受试物致突变的可能性。若有证据表明受试物或其代谢产物不能到达骨髓，则不适用于本方法。

**3. 小鼠精原细胞或精母细胞染色体畸变试验**

经口给予实验动物受试样品，一定时间后处死动物。观察睾丸精原细胞或精母细胞染色体畸变情况，以评价受试样品对雄性生殖细胞的致突变性。

根据观察细胞来源的不同，染色体畸变试验也可分为体外和体内两种。其中体外实验的观察对象主要是经受试物处理过的离体培养细胞，而体内实验观察的是从受试物处理过的实验动物体内分离出来的细胞。用于体外实验的细胞要求传代时间短，有相对稳定的核型，染色体数目较少但是染色体本身较大。染色体结构的异常主要包括缺失重复断裂，易位倒位和等臂染色体等。染色体数目的异常则包括非整倍体和多倍体等。由于体外培养细胞容易受到实验操作的影响，进行染色体畸变检测时需要严格控制实验条件，如受试物的最高剂量需要控制在一定范围内，以及设置适当的阴性和阳性对照等。体内染色体畸变试验是用受试物处理实验动物，然后制备细胞进行细胞遗传学分析的方法。体内实验的优点主要是存在细胞代谢，DNA 损伤修复和药效动力学。所观察的组织需要存在大量处于分裂期的细胞。根据这一要求，骨髓来源的细胞是常用的检测对象。成功的体内染色体畸变实验需要：

a. 选择合适的受试物剂量范围和给药途径，从而保证计划观察的细胞能够充分暴露于受试物；

b. 从用化学物处理动物到收集细胞进行分析需要适当的时间间隔；

c. 观察足够数量的动物和细胞。

### （三）微核试验

微核（micronucleus）是细胞有丝分裂后期染色体有规律地进入子细胞形成细胞核时，

仍留在细胞质中的整条染色单体或染色体的无着丝断片或环。在末期单独形成一个或几个规则的次核,被包含在细胞的细胞质内而形成。在细胞质中微核来源有:一是染色体断片或无着丝粒染色体,在细胞分裂后期不能定向移动,而遗留在细胞质中;二是有丝分裂物的作用使个别染色体或带着丝粒的染色体环和断片在细胞分裂后期被留在细胞质中。由于微核的出现通常表明存在无着丝粒染色体片段或完整染色体,因此它主要用于检测染色体损伤,以及染色体非整倍性(aneuploidy)等遗传学终点。微核试验可分为体外和体内两种。体外微核试验主要观察体外培养的细胞系,体内微核试验多以经受试物处理过的啮齿类动物未终末分化的红细胞作为观察的对象,也有少量研究采用外周血细胞。

食品安全全国家标准,哺乳动物红细胞微核试验(GB 15193.5—2014)规定了哺乳动物红细胞微核试验的基本试验方法和技术要求。哺乳动物红细胞微核试验通过分析动物骨髓和(或)外周血红细胞,用于检测受试物引起的成熟红细胞染色体损伤或有丝分裂装置损伤,导致形成含有迟滞的染色体断片或整条染色体的微核。这种情况的出现通常是受到染色体断裂剂作用的结果。此外也可能在受到纺锤体毒物的作用时主核未形成,代之以一组小核,此时小核比一般典型的微核稍大。

哺乳动物红细胞微核试验结果评定是将试验组与对照组相比,试验结果含微核细胞率有明显的剂量—反应关系并有统计学意义时,即可确认为有阳性结果。若统计学上差异有显著性,但无剂量—反应关系时,则应进行重复试验,结果能重复可确定为阳性。哺乳动物红细胞微核试验方法不适用于有证据表明受试物或其代谢产物不能到达靶组织的情况。

### (四)姐妹染色体交换试验

姐妹染色单体(sister chromatid)是指由一个着丝点连着的并行的两条染色单体,是在细胞分裂的间期由同一条染色体经复制后形成的。二条姐妹染色单体之间的物质交换就称为姐妹染色单体交换,即染色体同源座位上DNA复制产物的相互交换。如单体内DNA链受损,则可能通过这种交换方式进行重组修复。在正常的细胞分裂过程中,姐妹染色单体交换(sister chromatid exchange,SCE)出现的频率较低。在有化学诱变剂致突变因素存在时,姐妹染色单体交换出现的频率明显增加。因此姐妹染色单体交换频率的增加可以作为检测染色体损伤的一个通用指标。姐妹染色单体交换试验是利用5-BrdU(5-bromo-2′-deoxyuridine)加入合成DNA的原料中,经过两个分裂周期后,两条染色单体的其中一条双股DNA链内胸腺嘧啶核苷均被BrdU取代,另一条只有一股被取代。染色和光处理后,两条染色单体的着色深浅不同。如果两条染色单体间发生等位交换,可根据每条染色单体内出现深浅不同的染色片段,在光镜下进行识别,清晰分辨出交换的染色单体,计数SCE数,判断受试物对DNA是否有损伤作用。

### (五)显性致死试验

显性致死突变是发生于生殖细胞的一种染色体畸变,这种遗传上的结构或数目改变并不引起生殖细胞(精子或卵子)的机能障碍,而是直接造成受精卵或发育期胚胎的死亡。

显性致死试验是检测受试物诱发哺乳动物生殖细胞遗传毒性的试验方法,其观察终点为显性致死突变。致突变物可引起哺乳动物生殖细胞染色体畸变,以致不能与异性生殖细胞结合或导致受精卵在着床前死亡,或导致胚胎早期死亡。一般以受试物处理雄性啮齿类动物,然后与雌性动物交配,按照顺次的周期对不同发育阶段的生殖细胞进行检测,经过适当时间后,处死雌性动物检查子宫内容物,确定着床数、活胚胎数和死亡胚胎数。计算出受孕率、总着床数、早期和晚期胚胎死亡率并予以评价。如果处理组死亡胚胎数增加或活胚胎数减少,与对照组比较有统计学意义,并呈剂量—反应关系或试验结果能够重复者,则可认为该受试物为哺乳动物生殖细胞的致突变物。

### (六)正向基因突变试验

经典的 Ames 实验是利用回复突变使异常的基因恢复正常功能来检测受试物的致突变作用。反过来,正向突变(forward mulation)的原理也可以应用于遗传毒理学的检测。用于正向突变检测的对象包括细菌、体外培养细胞和从实验动物分离出来的细胞等。常见的有体外哺乳类细胞 HGPRT 基因突变试验和体外哺乳类细胞 TK 基因突变试验。

现对体外哺乳类细胞 HGPRT 基因突变试验进行讲解。

(1)基本原理 HGPRT 是哺乳类动物的次黄嘌呤—鸟嘌呤磷酸核糖转移酶基因。在人类,HGPRT 基因定位于 X 染色体的长臂,坐标为 Xq26.1。在小鼠也定位于 X 染色体。细胞在正常培养条件下,能够产生 HGPRT。在含有 6-硫代鸟嘌呤(6-thioguanine,6-TG)的选择性培养液中,HGPRT 催化产生核苷-5′-单磷酸(NMP),NMP 掺入 DNA 中致细胞死亡。在致癌和(或)致突变物作用下,某些细胞 X 染色体上控制 HGPRT 的结构基因发生突变,不能再产生 HGPRT,从而使突变细胞对 6-TG 具有抗性作用,能够在含有 6-TG 的选择性培养液中存活生长。在加入和不加入代谢活化系统的条件下,使细胞暴露于受试物一定时间,然后将细胞再传代培养,在含有 6-TG 的选择性培养液中,突变细胞可以继续分裂并形成集落。基于突变集落数,计算突变频率以评价受试物的致突变性,其中突变频率是指在某种细胞系中,某一特定基因突变型的细胞(集落)占细胞(集落)总数的百分率。

(2)常用细胞 常用中国仓鼠肺细胞株(V79)和中国仓鼠卵巢细胞株(CHO),其他如小鼠淋巴瘤细胞株(L5178Y)和人类淋巴母细胞株(TK6)亦可。细胞在使用前应进行有无支原体污染的检查。

(3)培养液 根据试验所用系统和细胞类型来选择适宜的培养基。对于 V79 和 CHO 细胞,常用最低必需培养基(MEM,Eagle)、改良 Eagle 培养基(DMEM),加入 10%胎牛血清和适量抗菌素。对 TK6 和 L5178Y 细胞,常用 RPMI 1640 培养液,加入 10%马血清(培养瓶培养)或 20%马血清(96 孔板培养)和适量抗菌素(青霉素、链霉素)。

(4)活化系统 通常使用 S9 混合物。

(5)阳性对照物 当使用代谢活化系统时,阳性对照物必须是要求代谢活化、并能引起突变的物质,可以使用 3-甲基胆蒽(3-me thylcholanthrene)、N-亚硝基二甲胺(N-nitroso-dimethylamine)、7,12-二甲基苯并[α]蒽(7,12-dimethylbenz[α]anthracene)等。在没有代谢活化系统时,阳性对照物可使用甲磺酸乙酯(ethyl methanesulphonate)、乙基亚硝基脲

（ethyl nitrosourea）等。也可使用其他适宜的阳性对照物。

（6）集落形成率和突变频率。

集落形成率的计算见公式（9-1）：

$$D = E/F \times 100\% \tag{9-1}$$

式中：$D$ 为集落形成率，%；$E$ 为实际存活的细胞集落数；$F$ 为接种细胞数。

贴壁生长细胞突变频率的计算见公式（9-2）：

$$G = \frac{H}{I} \times \frac{1}{D} \tag{9-2}$$

式中：$G$ 为突变频率；$H$ 为突变集落数；$I$ 为接种细胞数；$D$ 为集落形成数。

悬浮生长细胞突变频率的计算见公式（9-3）：

$$MF(\times 10^{-6}) = \frac{-\ln(EW/TW)N}{PE_6} \tag{9-3}$$

式中：$EW$ 为无集落生长的孔数；$TW$ 为总孔数；$N$ 为每孔接种细胞数即 $2 \times 10^4$；$PE_6$ 为第六天的平板接种效率。

（7）阳性结果的判定。

a. 受试物组在任何一个剂量条件下的突变频率为阴性（溶媒）对照组的 3 倍或 3 倍以上，可判定为阳性。

b. 受试物组的突变频率增加，与阴性（溶媒）对照组比较具有统计学意义，并有剂量—反应趋势，则可判定为阳性。

c. 受试物组在任何一个剂量条件下引起具有统计学意义的增加并有可重复性，则可判定为阳性。

# 参考文献

[1]中国人民共和国国家卫生和计划生育委员会. GB 15193. 4—2014 食品安全国家标准 细菌回复突变试验[S].北京:中国标准出版社,2015.

[2]中国人民共和国国家卫生和计划生育委员会. GB 15193. 5—2014 食品安全国家标准 哺乳动物红细胞微核试验[S].北京:中国标准出版社,2015.

[3]中国人民共和国国家卫生和计划生育委员会. GB 15193. 6—2014 食品安全国家标准 哺乳动物骨髓细胞染色体致畸变试验[S].北京:中国标准出版社,2015.

[4]中国人民共和国国家卫生和计划生育委员会. GB 15193. 8—2014 食品安全国家标准 小鼠精原细胞或精母细胞染色体致畸变试验[S].北京:中国标准出版社,2015.

[5]中国人民共和国国家卫生和计划生育委员会. GB 15193. 9—2014 食品安全国家标准 啮齿类动物显性致死试验[S].北京:中国标准出版社,2015.

[6]中国人民共和国国家卫生和计划生育委员会. GB 15193. 10—2014 食品安全国家标准

体外哺乳类细胞 DNA 损伤修复（非程序性 DNA 合成）试验[S].北京：中国标准出版社,2015.

[7]中国人民共和国国家卫生和计划生育委员会.GB 15193.11—2015 食品安全国家标准 果蝇伴性隐性致死试验[S].北京：中国标准出版社,2015.

[8]中国人民共和国国家卫生和计划生育委员会.GB 15193.12—2014 食品安全国家标准 体外哺乳类细胞 HGPRT 基因突变试验[S].北京：中国标准出版社,2015.

[9]中国人民共和国国家卫生和计划生育委员会.GB 15193.14—2015 食品安全国家标准 致畸试验[S].北京：中国标准出版社,2015.

[10]中国人民共和国国家卫生和计划生育委员会.GB 15193.19—2015 食品安全国家标准 致突变物、致畸物和致癌物的处理办法[S].北京：中国标准出版社,2015.

[11]中国人民共和国国家卫生和计划生育委员会.GB 15193.20—2014 食品安全国家标准 体外哺乳类 TK 基因突变试验[S].北京：中国标准出版社,2015.

[12]中国人民共和国国家卫生和计划生育委员会.GB 15193.21—2014 食品安全国家标准 受试物前处理办法[S].北京：中国标准出版社,2015.

[13]中国人民共和国国家卫生和计划生育委员会.GB 15193.23—2014 食品安全国家标准 体外哺乳类染色体致畸试验[S].北京：中国标准出版社,2015.

[14]中国人民共和国国家卫生和计划生育委员会.GB 15193.25—2014 食品安全国家标准 生物发育毒性试验[S].北京：中国标准出版社,2015.

[15]中国人民共和国国家卫生和计划生育委员会.GB 15193.1—2014 食品安全国家标准 食品安全性毒理学评价程序[S].北京：中国标准出版社,2015.

[16]中国人民共和国国家卫生和计划生育委员会.GB 15193.2—2014 食品安全国家标准 食品毒理学实验室操作规范[S].北京：中国标准出版社,2015.

[17]孙志伟.毒理学基础(第 7 版)[M].北京：人民卫生出版社,2019.

[18]严卫星,丁晓雯.食品毒理学[M].北京：中国农业大学出版社,2019.

[19]王心如.毒理学实验方法与技术[M].北京：人民卫生出版社,2014.

[20]陈君石.国外食品毒理学进展[J].卫生研究,1995,24(特辑):2-5.

[21]张森,陈欢,王安,等.甲醛的遗传毒性及作用机制研究进展[J].环境与健康杂志,2017, 34 (11)：1022-1027.

[22]张佳乐,吴建美,曲琳.双酚 A 在生殖毒性领域的研究进展[J].包头医学院学报,2019,35 (7)：131-133.

[23]韦日明,黄俊杰,罗峙均,等.烧烤牛肉食品对果蝇突变型的影响[J].环境与职业医学, 2009, 16 (6)：575-577.

[24]袁振华.食品中致突变物及抗突变研究进展.浙江预防医学[J],2003, 15 (8)：52-56.

# 第十章　外源化学物致癌作用

## 内容提要
致癌作用相关概念、常见食品致癌作用外源化学物分类、致癌作用试验原则和方法。

## 教学目标
1. 了解致癌过程、致癌机制及致癌物的筛查方法。
2. 掌握常见食品致癌性外源化学物的分类。
3. 掌握致癌试验相关基本原理、方法、原则和国家标准。

## 思考题
1. 举例说明肿瘤发生是多阶段多基因参与的过程。
2. 体细胞突变和表观遗传变异如何参与致癌过程？
3. 国际癌症研究机构 IARC 对致癌物的分类方法主要基于哪些研究证据？
4. 要判断一化学物质是否具有致癌性，如何设计评价试验？

## 第一节　概述

致癌作用（carcinogenesis）是指化学致癌物引发动物和人类恶性肿瘤，增加肿瘤发病率和死亡率的过程。其机理较复杂，尚未彻底阐明。一般认为致癌物使正常体细胞遗传物质DNA 的结构和功能发生改变，引起基因突变；或不改变 DNA 结构，但使基因调控失常，体细胞失去分化能力所致。根据作用方式，致癌物分为直接致癌物（终致癌物）、前致癌物、协同致癌物和促癌物等。人类肿瘤的发生 90% 与环境因素有关，环境因素包括物理因素、生物因素和化学因素等。其中物理性致癌物有 X 射线、放射性核素、氡及日光中的紫外线等；生物性致癌物有病毒等微生物；化学致癌物有各类化学物质以及生物合成产物如真菌毒素、生物碱、苷、动物激素等。

化学致癌作用（chemical carcinogenesis）是指化学物质引起或诱导正常细胞发生恶性转化并发展成为肿瘤的过程，具有这类作用的化学物质称为化学致癌物（chemical carcinogen）。

食品生产、加工、保藏、运输和销售过程中会遇到很多可能诱发癌症的化学因素，如熏制、烧烤、油炸过程中产生的杂环胺、多环芳烃、丙烯酰胺，粮食霉变产生的真菌毒素，食品包装材料中的塑化剂，咀嚼槟榔、蔬菜腌制过程中产生的亚硝酸盐（亚硝胺类）等都具有致癌作用。因此，研究化学致癌物及化学致癌机理，并对其开展科学的致癌性评价，将有助于减少或控制膳食摄入致癌物，对防癌、治癌和降低癌症发病率具有重要作用。

### 一、化学物致癌过程

化学物致癌作用的过程相当复杂,化学物质的致癌作用一般可分为引发(initiation)、促长(promotion)、进展(progression)三个阶段(图10-1)。致癌作用的结果是人体组织细胞的病理改变,形成肿瘤,可以观察到从增生、异型变、良性肿瘤、原位癌发展到浸润癌和转移癌等改变。肿瘤细胞的十种特征:自给自足生长信号(self-sufficiency in growth signals);对抗增殖信号不敏感(insensitivity to anti-growth signals);抵抗细胞死亡(resisting cell death);无限的复制能力(limitless replicative potential);持续的血管生成(sustained angiogenesis);组织浸润和转移(tissue invasion and metastasis);免疫逃逸(avoiding immune destruction);促进肿瘤的炎症(tumor promotion inflammation);细胞能量失调(deregulating cellular energetics);基因组不稳定和突变(genome instability and mutation)。

#### (一)引发

细胞在各种致癌因素作用下,发生基因突变或表观遗传变异,导致异常增生的单个克隆癌细胞的生成,从而引发致癌过程。引发阶段作为一个突变事件,是指化学物或其他活性代谢物与DNA作用,导致遗传密码的改变,引发阶段历时很短,对DNA的损伤是细微的,很可能仅仅是转换、颠换、缺失等基因突变,但使原癌基因活化或抑癌基因失活。大部分环境致癌物都是间接致癌物,需要经过机体的代谢活化将前致癌物转化为近致癌物,近致癌物进一步转化为终致癌物,终致癌物包括了直接致癌物和经代谢活化所形成的具有致癌作用的代谢物。终致癌物化学性质活泼,寿命极短,带有亲电子基团,极易与DNA结合导致遗传密码的改变。如果细胞中原有修复机制对DNA损伤不能修复或修而不复,正常细胞通过分裂固定突变,转化为突变细胞。在肿瘤形成的引发阶段,细胞会出现一些形态学及生物学方面特征性的变化。

a.引发所确定的基因型或表型是不可逆的;

b.引发细胞与正常细胞相比没有显著的形态学方面的改变;

c.对于异源的生物活性物质及化学因子具有很强的敏感性;

d.引发细胞可自发性形成;

e.引发细胞不具有生长自主性,而是具有较正常的分裂增殖能力;

f.引发剂一般没有可检测的阈剂量,没有剂量—反应关系,无明显的阈值;

g.肿瘤启动剂(initiator)相对强度的确定,依赖于随后促癌阶段局部损伤程度的大小。

#### (二)促长

促长阶段是单克隆的癌细胞在一种或多种促癌物质的不断作用下,表型发生了改变,恶性肿瘤细胞的各种性状得以表达,引发细胞增殖成为癌前病变或良性肿瘤的过程。这个过程涉及选择性地促使启动细胞增殖的某些遗传或非遗传的改变。具有促癌作用的促长剂是通过刺激细胞增生使启动的细胞发展进入促长阶段,促长剂没有引发物的作用不会引起肿瘤,单独使用一般不具有致癌性,但反复使用能刺激细胞分裂,形成肿瘤。它们的作用相对短暂,促长在早期阶段的改变是可逆的。肿瘤促长剂包括许多人工合成的或天然的化学物质,如多肽、固醇类激素及生长因子等,通过受体结合介导它们的作用,或改变基因表达的特性、刺激细胞的增生,或抑制细胞的凋亡而起肿瘤促进剂的作用,促长剂存在阈剂量和最大效应,具有剂量—反应效应。

其中最经典的促癌剂是佛波酯( 12-O-tetradecanoyl-phorbal-13-acetate ,TPA),它通过激活蛋白激酶 C 刺激细胞增生而起促癌作用。小鼠多阶段皮肤诱癌试验研究显示,一些致癌剂虽能致突变,但不能诱导肿瘤发生,直到用佛波酯等处理突变的细胞,才能诱导细胞增生并形成肿瘤。

### (三)进展

进展阶段是指由良性肿瘤转变为恶性肿瘤的过程,主要的表现是细胞自主性和异质性增加、生长加速、侵袭性加强、出现浸润和转移的恶性生物学特征。当细胞开始失去维持核型稳定的能力并出现染色体畸变时,它们即进入进展期。核型不稳定性进一步促进肿瘤细胞的生长和恶性表型的发展,同时引起细胞代谢调节功能的改变,并赋予肿瘤细胞逃避机体的免疫监视等功能。进展期是一个动态的过程,其与促长期的主要区别是出现核型不稳定性及由它演变而来的染色体异常,进展阶段是不可逆的。

总之,化学致癌过程是一个漫长而复杂的过程(图 10-1),受体内、外的多种因素的影响,正常细胞经过遗传学改变的积累才能转变为癌细胞。在引发阶段主要是细胞原癌基因和肿瘤抑制基因的突变,在促长阶段虽不涉及细胞基因组的结构改变,但依赖于基因的表达改变,在进展阶段主要是核型不稳定性。

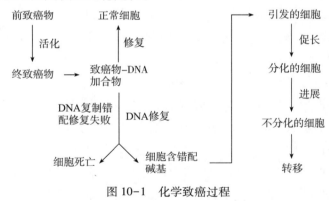

图 10-1　化学致癌过程

## 二、化学物致癌机制

关于化学物致癌作用的机制目前比较公认的是由多因素、多基因参与的多阶段过程,是各种化学因素和遗传致癌因素相互协同作用,使癌基因激活和抑癌基因失活,导致细胞恶性转化的过程。在化学致癌机制研究中形成了多种学说,如体细胞突变学说、癌基因学说、癌变多阶段学说、表观遗传机制学说等。其中最经典的是体细胞突变学说和非突变致癌学说。目前普遍认为外源化学致癌物诱导的肿瘤发生可能是上述两种主要机制共同作用的结果，两者协同作用，共同控制细胞癌变的过程。

**（一）体细胞突变学说**

体细胞突变学说认为环境的致癌因素作用于机体细胞，引起细胞原有的遗传信息发生了改变，从而导致癌变，该学说的主要特点是基于遗传基因 DNA 的改变解析致癌过程。

1. DNA 加合物诱导基因突变

大多数化学致癌物进入体内经代谢活化形成带电荷的亲核或亲电子物质，与生物大分子如 DNA、RNA、蛋白质等共价或非共价结合，其中与 DNA 碱基共价结合所形成的 DNA 加合物（DNA adduct）是 DNA 损伤（基因突变、缺失、插入、交联、DNA 链断裂等）的重要形式。造成的 DNA 损伤引起部分细胞恶性转化，最终发生肿瘤。DNA 加合物在化学致癌过程中起到关键作用，是体细胞突变机制的分子基础，由于 DNA 加合物的形成及持久性反映了生物体暴露于化学物的浓度及时间、生物体对化学物的吸收、代谢以及对 DNA 损伤的修复能力。因此它既可以作为接触生物标志，又可以作为效应生物标志，在肿瘤防治、人群生物监测、环境化学物暴露风险评价中有着广泛的应用价值。

2. 原癌基因（proto-oncogene）激活或抑癌基因（tumor suppressor gene）失活

原癌基因是机体内正常细胞所具有的能致癌的遗传信息，正常情况下呈静止状态，当发生突变、缺失、病毒整合、染色体易位时，原癌基因失去正常的调控细胞生长和分化功能，使细胞发生恶性转化，发生恶性转化的原癌基因即是癌基因。癌基因（oncogene）是一类在自然或实验条件下具有诱发恶性转化的潜在基因，原癌基因普遍存在于正常细胞基因组中，癌基因是化学致癌物作用的主要靶分子，癌基因引起机体癌变。抑癌基因是细胞内一类能对抗肿瘤作用的基因，在控制细胞生长、增殖等过程起负调控作用，是正常细胞分裂生长的负性调节因子，其编码的蛋白质能够降低或抑制细胞分裂活性，正常时可抑制肿瘤细胞的肿瘤性状表达。但是在细胞癌变或恶变过程中发生失活，使其自身不能表达或抑癌基因表达产物失活化，允许肿瘤性状的表达。一个重要的抑癌基因是野生型 p53，现已明确野生型 p53 参与细胞周期调控、DNA 修复、细胞分化、细胞凋亡等过程，在细胞内的核心作用是介导 DNA 损伤后的应激反应，使细胞阻滞于 $G_1$ 期以利于损伤修复和维持基因组的稳定性。突变了的突变型 p53 失去上述正常功能，细胞失去正常的监控进而发生恶性变。

3. DNA 损伤修复

DNA 修复可分为"无差错"修复及"易错"修复两大类，前者指能有效地去除损伤并恢复到原来状态的修复途径，而后者指能耐受 DNA 损伤的存在并绕过损伤部位继续复制，因此在 DNA 修复的同时伴有较高的突变频率。外源化学物导致的 DNA 损伤修复途径都有许多基因参与，组成复杂的功能体系。如果 DNA 损伤在复制前未能正确修复，经历一个或多个细胞周期后，DNA 损伤即有可能固定为突变，如果突变累及的是一些重要基因（如癌基因和抑癌基因），就可能启动细胞恶变程序。总之，DNA 结构的完整性和低突变率依赖于细胞内存在的强大的修复系统，此系统在一定范围内使体细胞的突变以很低的频率在组织细胞内累积,保证了基因组处于相对稳定的状态。但是没有绝对可靠的损伤修复系统,一些突变能够逃避修复系统的监察而幸存下来,并且固定在细胞基因组中,通过细胞增殖分裂传递给子代细胞。

### (二)表观遗传变异学说

表观遗传变异学说是指基于非基因序列改变所致的基因表达水平变化所导致的癌变,与体细胞突变学说不同的是 DNA 序列不发生改变,如 DNA 甲基化(DNA methylation)、染色质重塑(chromatin remodeling)、组蛋白修饰(histone modification)、非编码 RNA(non coding RNA, ncRNA)等模式控制细胞特异性基因表达。在环境应答状态下,上述几种调控模式相互作用,形成特定的表观遗传调控网络。表观遗传调控最重要的特点是可逆性,且在配子发生和早期胚胎发育中经历重编程过程。表观遗传的跨代传递现象证明了环境因素对亲代的作用可以通过子代的生殖细胞传递,这种获得性遗传特性会影响子代罹患疾病的风险。目前普遍认为遗传突变与表观遗传变异协同作用,决定肿瘤的发生发展。

研究表明许多化学致癌物可以导致表观遗传模式改变,如砷、镍、苯、苯并[a]芘、二噁英、烟草提取物、大气颗粒物、焦炉逸散物等,可引起细胞全基因组的低甲基化和特定基因的高或低甲基化。低甲基化促进原癌基因活化,高甲基化导致抑癌基因失活。总之,表观遗传修饰改变通过调控重要通路的关键基因表达影响 DNA 损伤修复、氧化应激、细胞周期调控或凋亡等过程,参与化学致癌过程。整合 DNA、核小体和染色质水平上的表观遗传信息,阐释在环境化学致癌物作用下,复杂的基因表达调控网络的变化特点和规律是化学致癌机制研究的重要方向。

### (三)非突变致癌机制

体细胞突变和表观遗传突变不是致癌的唯一机制,在正常的体细胞转变为癌细胞的过程中,有时基因的结构即 DNA 的序列或修饰并没有发生改变,而是发生了基因外的一些变化,这些变化影响了基因转录调控,出现不正常的关闭和开放。如果这些异常表达的基因对细胞的增殖调控非常关键,就有可能诱发肿瘤。因此有学者提出了非突变致癌机制,主要包括细胞异常增生、免疫抑制、内分泌激素失衡、过氧化物酶增殖剂激活受体等。

#### 1. 细胞异常增生

细胞异常增生可分为良性增生与异常增生或称恶性增生,前者常有明显的刺激因素,且增生限于一定程度和一定时间,一旦刺激因素消除,增生则停止,但如超越一定限度,发生质变,也可演变为恶性增生。恶性增生的特点是细胞不受任何约束和控制,呈无规律的迅速生长,以致破坏正常组织器官的结构并导致功能紊乱。

#### 2. 免疫抑制

肿瘤的发生与机体的免疫状态密切相关。例如胸腺摘除动物和胸腺先天发育不良患者,由于细胞免疫缺陷,恶性肿瘤发病率升高;原发性和继发性免疫缺陷患者,淋巴造血系统恶性肿瘤发病率上升;大剂量化疗、放疗、免疫抑制剂的使用,降低了机体的免疫监视功能,也易引起肿瘤发生;艾滋病患者由于免疫缺陷,伴发 Kaposi 肉瘤和淋巴瘤很常见。当机体免疫功能增强时,肿瘤可自行消退,如神经母细胞瘤、恶性黑色素瘤、绒毛膜上皮癌等均有少数自行消退的报告。肿瘤细胞可破坏宿主的免疫功能,以保护肿瘤细胞免受宿主细胞的攻击,使肿瘤细胞能继续生长、扩散,并发生转移,产生免疫逃避。原因可能与以下多种因素有关,包括肿瘤抗原的缺陷和抗原调变,MHC抗原的表达异常,肿瘤细胞抗原的"封闭"或"覆盖",肿瘤抗原的加工、处理和提呈障碍,肿瘤细胞协同刺激分子表达异常,肿瘤细胞分泌免疫抑制性因子等。环孢素是近年器官移植中广泛使用的免疫抑制剂,现已查明,使用过该药的患者的淋巴瘤发生率增高。一些化学致癌物如多氯联苯、二噁英(TCDD)、7,12-二甲基苯并[α]蒽、3-甲基胆蒽、苯并[α]芘、镉、砷等具有免疫抑制作用。因此外源化学物可能通过抑制免疫功能促进肿瘤的发生。

### 3. 内分泌激素失衡

研究发现长期使用激素可导致肿瘤发生。在动物实验中观察到雌激素或孕酮可诱导大鼠和小鼠发生垂体和乳腺肿瘤;许多人群流行病学资料表明长期使用激素类药物会增加肿瘤发生的危险。一些药物如己烯雌酚、抗甲状腺类药物、抗肾上腺类药物等在治疗过程中也会导致内分泌系统的失衡继而诱发肿瘤。例如孕妇接触己烯雌酚可导致后代睾丸癌发生率上升。一些外源化学物可通过影响体内激素的产生、合成、释放、转运、代谢或清除,与相应的受体结合,干扰血液中激素正常水平的维持,模拟或干扰天然激素的生理、生化作用。这类物质统称环境内分泌干扰物。研究表明接触环境内分泌干扰物不仅与生殖障碍、出生缺陷、发育异常、代谢紊乱等相关,还与人类肿瘤的发生密切相联。许多环境内分泌干扰物如多氯联苯、农药DDT、TCDD等是明确的致癌物,也是典型的环境雌激素,被证明具有诱发人类某些肿瘤如乳腺癌、睾丸癌、前列腺癌、卵巢癌等的作用。有关内分泌干扰物的致癌机制目前尚未明确,可能与干扰激素的正常代谢,与激素受体结合而发挥拟激素作用,与大分子物质形成加合物,影响神经、免疫等系统功能相关。

### 4. 过氧化酶体增殖剂激活受体

过氧化酶体是一种单层膜的亚细胞器,在细胞代谢中发挥重要作用,其功能除了清除分子氧和降解过氧化氢外,还参与甘油酯的合成、胆固醇生物合成和降解、脂肪酸氧化等过程。一些化学物有刺激肝脏过氧化物酶体增生的作用,这类物质统称为过氧化酶体增殖剂(peroxisome proliferators),包括除草剂、增塑剂等;过氧化酶体增殖剂通过受体介导的模式刺激过氧化酶体的增殖,在细胞内通过与一种雌激素样核受体——过氧化酶体增殖物激活受体γ(peroxisome proliferator-activated receptor-γ,PPAR-γ)结合并激活该受体。PPAR-γ是一类由配体激活的核转录因子,为核激素受体超家族中的成员,通过与特异的DNA反应元件作用控制基因表达,在调节脂质代谢、糖代谢等方面起重要的作用。目前认为过氧化体增殖剂诱发肿瘤的原因可能与诱导氧化应激状态,导致过氧化氢的产生和降解失衡,损伤细胞内膜或DNA,继而诱导DNA复制、干扰细胞周期调控,影响分化和增生。

## 第二节　化学致癌物的分类

化学致癌物种类繁多,分类方法有很多种,下面结合国内外相关资料介绍几种。

### 一、世界卫生组织国际癌症研究机构的致癌物分类

中国食品药品检定研究院安全评价研究所根据世界卫生组织国际癌症研究机构(IARC)2017 年 10 月 27 日公布的致癌物清单进行了初步整理,根据其整理的致癌物清单(http://samr.cfda.gov.cn/WS01/CL1991/215896.html),将物质共分为 4 类:1 类致癌物、2 类致癌物(分为 2A 和 2B 两类)、3 类致癌物、4 类致癌物。需要说明的是该清单里使用"X 类致癌物"等命名方式,容易将 1 到 4 类物质均理解为致癌物,实际上这里致癌物划分的 4 类命名是根据物质对人体造成癌症风险的可能性的分类,强调的是物质致癌的风险等级,即除了第 1 类为明确的致癌物以外,其余三类分别为可能、无法判定和明确不致癌的物质。因此,有学者建议将 IARC 的分类中文翻译命名为致癌物、可能致癌物、可疑致癌物、非致癌物等方式。但是由于国家目前还没有完全制定新的命名方式,因此本书还是沿用已有的命名方式。

IARC 根据对人类和实验动物致癌性资料,以及在实验系统和人类研究相关的资料(包括癌前病变、肿瘤病理学、遗传毒性、构效关系分析、代谢动力学、理化参数及与同类的生物因子比较)进行综合评价。数据库呈动态调整状态,除了增加新的环境因子外,新增的数据所提供证据可改变致癌物的分类。

根据环境因子和类别、混合物及暴露环境与人类的致癌风险,把各种致癌因素分为以下 4 类:

(1)1 类致癌物　确定为人类致癌物(carcinogenic to humans),对人类致癌性证据充分。

(2)2 类致癌物　分为两组,即 2A 和 2B。2A 类,人类可能致癌物(probably carcinogenic to humans),指人类致癌性证据有限,而实验动物致癌性证据充分。2B 类,人类可疑致癌物(possibly carcinogenic to humans),指人类致癌性证据有限,以及实验动物致癌性证据不充分;或人类致癌物证据不足,但实验动物致癌证据充分。

(3)3 类致癌物　对人类致癌性可疑,尚无充分的人体或动物数据。

(4)4 类致癌物　人类非致癌物(evidence of non-carcinogenicity for humans),对人类很可能不致癌。

截至 2017 年 10 月,1 类有 120 种;2 类有 380 种,其中 2A 有 81 种,2B 有 299 种;3 类有 502 种;4 类仅有 1 种(己内酰胺)。部分人类确切致癌物如表 10-1 所示。

表 10-1　部分人类确切致癌物

| 英文名称 | 中文名称 | 确定时间（年） |
| --- | --- | --- |
| Aflatoxins | 黄曲霉毒素 | 2012 |
| Alcoholic beverages | 含酒精饮料 | 2012 |
| 4-Aminobiphenyl | 4-氨基联苯 | 2012 |
| Areca nut | 槟榔果 | 2012 |
| Aristolochic acid | 马兜铃酸 | 2012 |
| Arsenic and inorganic arsenic compounds | 砷和无机砷化合物 | 2012 |
| Benzidine | 联苯胺 | 2012 |
| Benzo[$\alpha$]pyrene | 苯并[$\alpha$]芘 | 2012 |
| Cadmium and cadmium compounds | 镉及镉化合物 | 2012 |
| Coal-tar pitch | 煤焦油沥青 | 2012 |
| Cyclophosphamide | 环磷酰胺 | 2012 |
| Cyclosporine | 环孢菌素 | 2012 |
| 1,2-Dichloropropane | 1,2-二氯丙烷 | 2017 |
| Diethylstilbestrol | 己烯雌酚 | 2012 |
| Ethylene oxide | 环氧乙烷 | 2012 |
| Formaldehyde | 甲醛 | 2012 |
| Isopropyl alcohol manufacture using strong acids | 使用强酸生产异丙醇 | 2012 |
| Lindane(see also Hexachlorocyclohexanes) | 林丹 | In prep. |
| 2-Naphthylamine | 2-萘胺 | 2012 |
| Nickel compounds | 镍化合物 | 2012 |
| Outdoor air pollution, particulate matter in | 含颗粒物的室外空气污染 | 2016 |
| Plutonium | 钚 | 2012 |
| Polychlorinated biphenyls | 多氯联苯 | 2016 |
| Salted fish, Chinese-style | 中式咸鱼 | 2012 |
| Solar radiation | 太阳辐射 | 2012 |
| Tobacco smoking | 吸烟 | 2012 |
| Vinyl chloride | 氯乙烯 | 2012 |

## 二、按化学致癌作用模式的致癌物分类

致癌物在活化代谢前称为前致癌物（procarcinogen），在活化过程中接近终致癌物的中间产物称为近致癌物（proximate carcinogen），近致癌物进一步代谢产生的活化产物称终致癌物（ultimate carcinogen）。终致癌物通常是带正电荷的亲电子物质，化学性质非常活跃，但寿命极短，容易和 DNA、RNA 以及蛋白质等生物大分子物质共价结合并导致遗传损伤，进而诱发肿瘤。

1. 直接致癌物（direct acting carcinogen）

有些致癌物由于其化学结构的固有特性，因而不需要代谢活化就具有亲电子活性，能

与大分子物质共价结合形成加合物（adduct）。这类物质包括内酯类、烯化环氧化物、硫酸类酯、氮芥、活性卤代烃类、铂的配位络合物、镍、铬、钛、镉、砷或它们的盐类化合物等。

2. 间接致癌物（indirect acting carcinogen）

这类致癌物需要在体内代谢活化后才具有致癌作用。代表性的化学物包括苯并[a]芘、亚硝胺类、甲醛、乙醛、黄曲霉毒素 B1、环孢素 A、槟榔及酒精性饮料等。其中黄曲霉毒素 B1 是最强的致癌物之一，对人和大鼠等都能诱发肝癌。烟草的烟气中含有多种致癌物，如多环芳烃、杂环化合物、酚类衍生物等致癌物，与肺癌的发生密切关联；嚼食烟叶和使用鼻烟有机会摄入亚硝胺等致癌物，这些致癌物能诱发口腔癌和上呼吸道癌。

3. 促癌剂（tumor promoting agent）

虽然促癌剂单独作用时不致癌，却可使启动的突变细胞克隆扩增，促进肿瘤的发展。常见的促癌物有佛波酯（TPA）、巴豆油（croton oil）、煤焦油中的酚类、卤代烃等。TPA 是两阶段小鼠皮肤癌诱发试验中的经典促癌剂，在体外多种细胞中有促癌作用。此外有研究证明有机氯农药 DDT、多氯联苯、氯丹、二噁英是肝癌促进剂。

根据是否直接作用于遗传物质把致癌物分成遗传毒性致癌物和非遗传毒性致癌物。

遗传毒性致癌物（genotoxic carcinogens）指进入细胞后与 DNA 共价结合，引起机体遗传物质改变，导致癌变的化学物质。这类致癌物占化学致癌物的大多数，因其作用机制是损伤遗传物质，故可利用遗传毒理学试验来检测这类致癌物。

非遗传毒性致癌物（non-genotoxic carcinogens）泛指不直接作用于机体遗传物质的致癌物。这里需要指出的是由于许多毒物的致癌机制并不是单一的，一些环境化学物，既有诱导突变的作用，也有非遗传毒性机制参与。

此外表观遗传模式如基因甲基化修饰和非编码 RNA，实际上直接作用在 DNA 或 RNA 上，且研究证明表观遗传变异也会通过亲代传递到子代，因此应该把诱导表观遗传突变的化学物归入遗传毒性致癌物。

## 第三节　化学致癌物筛查方法

化学致癌物的判定是一项艰巨、耗时、复杂的工作。化学致癌物的筛查方法包括人群肿瘤流行病学调查、体外试验和体内试验等。由于人类所接触的外源化学物至少数十万种，因此必须建立一套快速、高效、准确的外源化学物质检测系统来预测外源化学物的致癌作用。

### 一、人群肿瘤流行病学调查

人群肿瘤流行病学调查是指采用相应的方法调查研究恶性肿瘤在人群中发生、发展和分布流行规律，并对这些人群的生活习俗、饮食习惯以及这些地域的自然环境有害物进行分析，进而发现致癌物的一种方法。肿瘤流行病学研究方法包括描述性研究、分析性研究和生存分析。已知的许多环境致癌物都是通过人群流行病学调查发现的,如通过对原发性肝癌的流行病学研究,发现我国肝癌死亡率高的地区主要为广西扶绥、隆安,福建厦门、同安,江苏启东、海门,以这三处为中心以同心圆的递减规律向周围扩散。这三个地区的共同特点是温暖、潮湿、多雨,易致食物霉变而产生黄曲霉毒素。从肝癌病人的职业分布看,粮站职工肝癌的死亡率最高,这说明肝癌与接触黄曲霉素有关。从移民流行病学调查中发现,肝癌高发区居民移至非高发区后,第二代肝癌的发病率开始降低,这进一步说明肝癌的发病主要与环境因素有关。对肝癌流行因素的调查发现,肝癌主要与饮水污染、黄曲霉毒素、肝炎、农药、亚硝胺等有关。其他包括煤焦油、木焦油酚、芳香胺、矿物油、苯、石棉、砷、铬、镉、镍、电离辐射、紫外线、酒精饮料、烟草、槟榔等也是通过流行病学调查最终发现为致癌物。

由于化学致癌的潜伏期很长,在人类短至几年,长达20~30年,采用人群流行病学调查方法来确定一种新化学物是否为致癌物,往往需要追踪观察的时间很长。而且肿瘤发生的病因复杂,人群的环境接触以多因素、长期、低剂量的暴露为特征,因此对于绝大多数的外源化学物,相关的流行病学研究资料是有限的,研究结果有时也不一致,可能的原因是缺乏以往暴露的评估数据;无法估计多种化学物的联合效应;或者没有充分考虑到个体易感性因素等。

肿瘤流行病调查的结果判断应遵循的原则:

a. 证明接触者的发癌率高于对照组,或肿瘤病例中接触者的比例显著超过非肿瘤病例的配对对照;

b. 肿瘤接触者死亡年龄明显比非接触者提前;

c. 存在剂量—反应关系;

d. 能排除共存的其他因素作用的可能性;

e. 有动物致癌或细胞恶性转化试验支持;

f. 所得的结论能够重复。

要从肿瘤流行病学调查中得到正确的结论,关键在于严谨的研究设计和研究条件的具备,包括有足够量的接触人群、一定的接触史(15~20年)、能推算出接触剂量、对照组选择合理(干扰因素的控制)等,同时发现的致癌物的致癌性还需要在体外、体内试验中得到证实。

## 二、致癌性试验方法

### (一)致癌试验

我国2015年制定发布了致癌试验的相关标准,食品安全国家标准 致癌试验(GB 15193.27—2015),该标准规定了致癌试验的基本试验方法和技术要求,适用于评价受试物的致癌性作用。

1. 试验目的和原理

确定在实验动物的大部分生命期间,经口重复给予受试物引起的致癌效应,了解肿瘤发生率、靶器官、肿瘤性质、肿瘤发生时间和每只动物肿瘤发生数,为预测人群接触该受试物的致癌作用以及最终评定该受试物能否应用于食品提供依据。

2. 试验方法

(1)受试物 受试物应使用原始样品,若不能使用原始样品,应按照受试物处理原则对受试物进行适当处理。将受试物掺入饲料、饮用水或灌胃给予。

(2)实验动物 实验动物的选择应符合国家标准和有关规定(GB 14922、GB 14922.1、GB 14922.2)。应选择肿瘤自发率低的动物种属和品系,可选用大鼠、小鼠,一般6~8周龄。试验开始时每个性别动物体重差异不应超过平均体重的±20%。每组动物数至少100只,雌雄各半,雌鼠应为非经产鼠、非孕鼠。若计划试验中期剖检(卫星组),应增加动物数(每组至少20只,雌雄各半)。对照组动物性别和数量应与受试物组相同。

(3)剂量及分组 试验至少设3个受试物组,1个阴性(溶媒)对照组,对照组除不给予受试物外,其余处理均同受试物组。必要时增设未处理对照组。高剂量应选择最大耐受剂量,原则上应使动物出现比较明显的毒性反应,但不引起过高死亡率;低剂量不引起任何毒性反应;中剂量应介于高剂量与低剂量之间,可引起轻度的毒性反应。一般剂量的组间距以2~4倍为宜,不超过10倍。

(4)试验期限 试验期限小鼠为18个月,大鼠为24个月,个别生命期较长和自发性肿瘤率较低的动物可适当延长。试验期间,当最低剂量组或对照组存活的动物数仅为开始时的25%时(雌、雄性动物分别计算),可及时终止试验。高剂量组动物因明显的受试物毒作用出现早期死亡,不应终止试验。

(5)试验步骤和观察指标 根据受试物的特性和试验目的,选择受试物掺入饲料、饮水或灌胃方式。若受试物影响动物适口性,应灌胃给予。受试物灌胃给予,要将受试物溶解或悬浮于合适的溶媒中,首选溶媒为水。不溶于水的受试物可使用植物油(如橄榄油、玉米油等),不溶于水或油的受试物可使用羧甲基纤维素、淀粉等配成混悬液或糊状物等。受试物应现用现配,有资料表明其溶液或混悬液贮存稳定者除外。同时应考虑使用的溶媒可能对受试物被机体吸收、分布、代谢和蓄积的影响;对受试物理化性质的影响及由此而引起的毒性影响;对动物摄食量或饮水量或营养状况的影响。为保证受试物在动物体内浓度的稳定性,每日同一时段灌胃1次(每周灌胃6 d),试验期间,前4周每周称体重2次,第5~13周每周称体重1次,之后每4周称体重1次,按体重调整灌胃体积。灌胃体积一般不超过10 mL/kg体重;如为油性液体,灌胃体积应不超过4 mL/kg体重。各组灌胃体积一致。受试物掺入饲料或饮水给予,要将受试物与饲料(或饮水)充分混匀并保证该受试物配置的稳定性和均一性,以不影响动物摄食、营养平衡和饮水量为原则。饲料中加入受试物的量很少时,宜先将受试物加入少量饲料中充分混匀后,再加入一定量饲料后再混匀,如此反复3~4次。受试物掺入饲料比例一般小于质量分数5%,若超过5%时(最大不应超过10%),可调整对照组饲料营养素水平(若受试物无热量或营养成分,且添加比例大于5%时,对照组饲料应填充甲基纤维素等,掺入量等同高剂量),使其与受试物各剂量组饲料营养素水平保持一致,同时增设未处理对照组;亦可视受试物热量或营养成分的状况调整剂量组饲料营养水平,使其与对照组饲料营养素水平保持一致。受试物剂量单位是每千克体重所摄入受试物的毫克(或克)数,即 mg/kg 体重(或 g/kg 体重),当受试物掺入饲料,其剂量单位亦可表示为 mg/kg(或 g/kg)饲料,掺入饮水则表示为 mg/mL 水。受试物掺入饲料时,需将受试物剂量(mg/kg 体重)按动物数每 100 g 体重的摄食量折算为受试物饲料浓度(mg/kg 饲料)。

3. 观察指标

(1)一般观察　试验期间至少每天观察 1 次动物的一般临床表现,并记录动物出现中毒的体征、程度和持续时间及死亡情况。应特别注意肿瘤的发生,记录肿瘤发生时间、发生部位、大小、形状和发展等情况。对濒死和死亡动物应及时解剖并尽量准确记录死亡时间。

(2)体重、摄食量及饮水量　试验期间前 13 周每周记录动物体重、摄食量或饮水量(当受试物经饮水给予时),之后每 4 周 1 次。试验结束时,计算动物体重增长量、总摄食量、食物利用率(前 3 个月)、受试物总摄入量。

(3)眼部检查　试验前,对动物进行眼部检查(角膜、球结膜、虹膜)。试验结束时,对高剂量组和对照组动物进行眼部检查,若发现高剂量组动物有眼部变化,则应对其他动物进行检查。

(4)血液学检查　试验第 3 个月、第 6 个月和第 12 个月进行血液学检查,必要时,试验第 18 个月和试验结束时也可进行,每组至少检查雌雄各 10 只动物,每次检查应尽可能使用同一动物。如果 90 天经口毒性试验的剂量水平相当且未见任何血液学指标改变,则试验第 3 个月可不检查。检查指标为白细胞计数及分类(至少三分类)、红细胞计数、血小板计数、血红蛋白浓度、红细胞压积、红细胞平均容积(MCV)、红细胞平均血红蛋白量(MCH)、红细胞平均血红蛋白浓度(MCHC)、凝血酶原时间(PT)、活化部分凝血活酶时间(APTT)等。如果对造血系统有影响,应加测网织红细胞计数和骨髓涂片细胞学检查。

(5)血生化检查　检查指标包括电解质平衡,糖、脂和蛋白质代谢,肝(细胞、胆管)肾功能等方面。至少包含谷氨酸氨基转移酶(ALT)、门冬氨酸氨基转移酶(AST)、碱性磷酸酶(ALP)、谷氨酰转肽酶(GGT)、尿素(Urea)、肌酐(Cr)、血糖(Glu)、总蛋白(TP)、白蛋白(Alb)、总胆固醇(TC)、甘油三酯(TG)、钙、氯、钾、钠、总胆红素等,必要时可检测磷、尿酸(UA)、总胆汁酸(TBA)、球蛋白、胆碱酯酶、山梨醇脱氢酶、高铁血红蛋白、特定激素等指标。

(6)尿液检查　试验第 3 个月、第 6 个月和第 12 个月进行尿液检查,必要时,试验第 18 个月及试验结束时也可进行,每组至少检查雌雄各 10 只动物。如果 90 天经口毒性试验的剂量水平相当且未见任何尿液检查结果异常,则试验第 3 个月可不检查。检查项目包括外观、尿蛋白、相对密度、pH、葡萄糖和潜血等,若预期有毒反应指征,应增加尿液检查的有关项目如尿沉渣镜检、细胞分析等。

(7)病理检查　包括大体解剖、组织病理学检查和固定保存以供组织病理学检查的器官和组织。

4. 数据处理和结果评价

（1）数据处理　应将所有的数据和结果以表格形式进行总结，列出各组试验开始前的动物数、试验期间动物数死亡数及死亡时间、出现肿瘤及其他毒性反应的动物数，重点描述肿瘤发生部位、数量、性质、癌前病变及肿瘤潜伏期。肿瘤发生率是整个试验结束时患肿瘤动物数在有效动物总数中所占的百分率。有效动物总数指最早发现肿瘤时存活动物总数。

肿瘤发生率的计算见公式（10-1）：

$$肿瘤发生率=\frac{试验结束时患肿瘤动物数}{有效动物总数}\times100\% \qquad (10-1)$$

肿瘤潜伏期即从摄入受试物起到发现肿瘤的时间。因为内脏肿瘤不易觉察，通常将肿瘤引起该动物死亡的时间定为发生肿瘤的时间。对动物体重、摄食量、饮水量（受试物经饮水给予）、食物利用率、血液学指标、血生化指标、尿液检查指标、脏器重量、脏/体比值和（或）脏/脑比值、大体和组织病理学检查、患肿瘤的动物数、每只动物肿瘤发生数、各种肿瘤（良性和恶性）的数量、肿瘤发生率及肿瘤潜伏期等结果进行统计学分析。一般情况，计量资料采用方差分析，进行受试物各剂量组与对照组之间均数比较，分类资料采用 Fisher 精确分布检验、卡方检验、秩和检验，等级资料采用 Ridit 分析、秩和检验等。

（2）结果评价　致癌试验阴性结果确立的前提是小鼠在试验期间为 15 个月或大鼠为 18 个月时，各组动物数存活率不小于 50%；小鼠在试验期为 18 个月或大鼠为 24 个月时，各组动物数存活率不小于 25%。致癌试验阳性结果的判断采用世界卫生组织（WHO）提出的标准 [ WHO（1969），Principles for the testing and evaluation of drug for carcinogenicity. WHO Techical Report Series Genf 1969, No. 426. 26 Seiten. Preis：Schw. Fr. 2. -]，符合以下任何一条，可判定受试物为大鼠的致癌物：肿瘤只发生在试验组动物，对照组中无肿瘤发生；试验组与对照组动物数均发生肿瘤，但试验组发生率高；试验组与对照组动物数肿瘤发生率虽无明显差异，但试验组中发生时间较早；试验组动物数中多发性肿瘤明显，对照组中无多发性肿瘤，或只是少数动物有多发性肿瘤。

（二）遗传毒性试验

遗传毒性试验是指用于检测通过不同机制直接或间接诱导遗传学损伤的环境化合物的体外、体内试验，这些试验主要检测 DNA 损伤效应，效应终点包括基因突变、染色体畸变等，试验结果呈阳性的化合物为潜在致癌剂和（或）致突变剂。许多化学致癌物具有诱导突变的作用，目前致突变试验是毒理学安全性评价中应用最常见的检测项目。由于每个试验只能反映 1~2 个遗传终点，通常采用组合试验，以灵敏度和特异性两个指标来衡量试验的可靠性。灵敏度亦称阳性符合率，即在试验中已知致癌物呈现阳性结果的比例。特异性亦称阴性符合率，是在试验中已知非致癌物呈现阴性结果的比例。致突变试验具有方法简单、快速、费用低、无须特殊检测仪器等优点，但是缺点是无法检出非遗传毒性致癌物。致突变试验阳性结果提示受试物可能是遗传毒性致癌物，也可能是具有致突变性的非致癌物;而阴性结果提示受试物为非致突变性的非致癌物,也可能为非致突变性的致癌物。致突变试验常用的有细菌回复突变试验(Ames 试验)、微核试验、彗星试验、染色体畸变试验、程序外 DNA 合成试验、姐妹染色单体交换试验等。上述试验中,Ames 试验对致癌物的预测率最高,与动物诱癌试验结果比较,敏感性约为 54%(已知致癌物在 Ames 试验中呈阳性),特异性为 70%(非致癌物在 Ames 试验中呈阴性)。

### (三)细胞恶性转化试验

细胞转化(cell transformation)是指外源因素对体外培养的细胞所诱发的恶性表型改变,包括细胞形态、细胞增殖速度、生长特性(锚着独立性生长或接触抑制消失等)、染色体畸变等变化,当细胞接种在裸鼠皮下可形成肉眼可见的肿瘤。进行恶性转化试验的目的在于揭示体外培养细胞接触受试物后,细胞的生物学特性的改变,包括细胞生长自控能力的丧失,接触抑制消失,细胞排列紊乱或呈灶状生长。本试验的观察终点是细胞恶性变,因此既可以筛查遗传毒性化学物,也可以检测非遗传毒性化学物,这是致突变组合实验所不具备的。细胞选择的主要原则为:①体外容易培养和传代,阴性细胞克隆背景较低;②细胞自发突变率低或自发转化能力很弱,动物裸鼠试验呈阴性;③已获无限生长能力,但仍保持接触抑制而无致瘤性的细胞系。细胞转化试验阳性说明受试物具有诱导细胞恶性变表型、生长特性发生改变的能力,提示受试物具有致癌的潜能。但是体外细胞转化试验有一定局限性,因为测试细胞中代谢酶活性相对低下,降低了系统对间接致癌物的检测敏感性。

### (四)动物短期致癌试验

国内外目前应用较多的短期致癌试验有四种:①小鼠肺肿瘤诱发试验;②雌性 SD 大鼠乳腺癌诱发试验;③大鼠肝转变灶试验;④小鼠皮肤肿瘤诱发试验。国际上把上述试验称为中期致癌试验(medium-term test)。一般情况下,短期致癌试验适用于按照构效关系能预测靶器官的受试物。由于观察的终点不是病理确认的恶性肿瘤,而是以癌前病变如腺瘤、瘤性增生结节为主,因此大大地缩短了实验间期。肺和肝是最常发生肿瘤的器官,也是众多致癌物的靶器官,所以多数试验选用小鼠肺肿瘤诱发试验和(或)大鼠肝转变灶试验。进行短期致癌试验时,除特定要求外,应遵从长期动物致癌试验的一般要求。任一试验的阳性结果,其意义与长期动物致癌试验相当。由于实验期短,又未检查其他器官和系统,特别是皮肤肿瘤和乳腺癌的诱发试验仅适用于较小范围的化学物质类型,所以哺乳动物短期致癌试验阳性结果意义较大,而阴性结果的意义较弱。

### (五)促癌剂的检测

上述哺乳动物短期致癌试验的 4 种方法中,大鼠乳腺癌诱发试验外,其余 3 种都适用于促癌剂的检测。具体方法是选用适当的启动剂,启动后的 1~2 周开始用受试物染毒。对于启动剂,在小鼠皮肤肿瘤诱发试验中可用多环芳烃类,在小鼠肺肿瘤诱发试验中可用氨基甲酸乙酯;在大鼠肝转变灶诱发试验中可用二甲基苯并蒽,启动剂的剂量应较低,单独使用时不应引起或仅引起很少肿瘤形成。对于一些作用靶器官未知的受试物,可以应用体外试验进行检测。常用的有细胞恶性转化试验、划痕试验等。

### 三、定量构效关系分析

定量构效关系(quantitative structure-activity relationship,QSAR)是利用理论计算和统计分析工具来研究化合物结构与其生物学效应之间的定量关系。是集生物、化学和统计学为一体的综合技术,它的理论基础是影响化学反应速率的程度将体现为不同的活性或可量化的响应指数。相似的元素构成和空间结构以及相似的生物活性构效关系分析多从一种同系物着手,找出该系物质化学结构中与致癌性关系最密切的结构成分,以及其他结构成分改变时所产生的影响。因此在预测外源化学物产生的健康危害作用时,可以首先从有害物质的化学结构特点来预评估化合物潜在的致癌风险。对数百种多环芳烃类化合物的小鼠皮肤癌诱发试验结果与构效关系的分析表明,致癌性的强弱不仅与化学结构的微小变化相关,而且受其立体结构变化的影响。

对于具有诱导遗传毒性的环境致癌物,通常是一些亲电试剂,包括碳正离子、正氮离子、环氧化物、氧离子、醛、极性 α 或 β 不饱和物、过氧化物、自由基和酰化中间体等。一些因素也决定着化学物的致癌特性,如分子量、物理性状、亲水性、化学活性等;与 DNA 分子易发生反应的化合物通常是空间构型趋于平面的,带有亲电基团的;另外了解代谢途径有利于构效关系模型的建立。尽可能地掌握化合物毒性效应的机制,有助于选择合理的表征参数,使多元特征的数据在低维空间中较直观地表现出来。上述特性的引入在目前开发的一些预测软件如 Derek 和 Oncologic 中得到了体现。随着 QSAR 理论及统计方法的迅速发展,反映更加丰富信息的 3D-QSAR 法得到了广泛应用。目前 QSAR 在药物研发领域是一个非常活跃的方向,相信随着生物科学、计算机科学的进步,应用 QSAR 预测化合物毒性的技术也将得到进一步的发展和完善。

# 参考文献

[1]中华人民共和国国家质量监督检验检疫总局,中国国家标准化管理委员会. GB/T 201608—2008 化学品皮肤致敏试验方法[S].北京:中国标准出版社,2008.

[2]中华人民共和国国家质量监督检验检疫总局,中国国家标准化管理委员会. GB/T 23779—2009 预包装食品中的过敏原成分[S].北京:中国标准出版社,2009.

[3]孙志伟. 食品毒理学[M].7 版.北京:人民卫生出版社,2019.

[4]严卫星,丁晓雯. 食品毒理学[M].北京:中国农业大学出版社,2009.

[5]王心如. 毒理学实验方法与技术[M].北京:人民卫生出版社,2014.

[6]陈成漳. 免疫毒理学[M].郑州:郑州大学出版社,2008.

[7]曹雪涛. 医学免疫学[M].6 版.北京:人民卫生出版社,2013.

[8]http//www.med66.com/html/2008/12/chengm19372037211921800215060.html.

# 第十一章　外源化学物的免疫毒性

**内容提要**

本章主要介绍了免疫系统的组成、免疫毒性发生的机制和免疫毒性评价的方法。

**教学目标**

1. 掌握免疫毒性的分类、发生的机制和我国国家标准免疫毒性评价方法。

2. 了解引起免疫毒性的常见外源化学物的种类及其免疫毒性。

**思考题**

1. 我国国家标准规定的化学品免疫毒性评价内容有哪些?

2. 外源因素免疫毒作用有哪些? 可能的机制有哪些?

3. 外源因素免疫毒作用有哪些特点?

免疫毒理学(immunotoxicology)是研究外源性化学、物理、生物因素等对机体免疫系统的损害作用与机制、安全性评价、危险度评定与管理的一门毒理学分支学科。免疫毒理学着力于研究外源化学物对机体免疫系统及其功能的毒性损害作用,揭示这种损害作用在机体其他系统疾病发生发展中的意义,并试图通过毒作用生物学机制的阐明,为毒物危害的预防与控制提供科学依据。免疫毒理学是在免疫学和毒理学基础上发展起来的学科,免疫学的研究与发展是研究和把握外源化学物免疫毒作用及其机制的重要基础。

免疫系统是保护机体免于损伤的重要防御屏障,按免疫学的原理,免疫系统是机体通过区别"自己"和"非己",对非己物质进行识别、应答和予以清除的生物学效应的总和。引起免疫应答的非己物质就是抗原,抗原(antigen, Ag)是指所有能激活和诱导免疫应答的物质,理论上抗原可为自然界所有的外源和自身物质,但机体免疫细胞直接能够识别的抗原一般是蛋白质、多糖、脂类和核酸等大分子物质,很多具有危害性的外源小分子化学物质通常只具有免疫反应性而无免疫原性,只有在与蛋白质等大分子物质结合之后才具有免疫原性,进而对机体产生有害的免疫应答效应。

免疫毒性是指化学物或物理、生物因素作用于免疫系统后造成的免疫系统功能障碍或结构损害,也包括有害因素作用于机体其他系统后引起免疫系统的继发性损害。外源化学物导致免疫异常的现象早已引起人们的关注,如青霉素等药物引起的过敏性休克等。根据免疫毒作用的不同,可分为免疫抑制、超敏反应、免疫缺陷和自身免疫。

免疫毒性评价是化学物和其他有害因素安全性评价的重要组成部分,通常外源化学物需要使用一组体内/体外试验来评估其引起免疫抑制、超敏反应、免疫缺陷和自身免疫等免疫毒作用。

## 第一节　概述

### 一、免疫系统的组成及功能

高等动物体内存在完整的免疫系统,免疫系统由免疫器官和组织,免疫细胞及免疫分子所组成(图 11-1)。

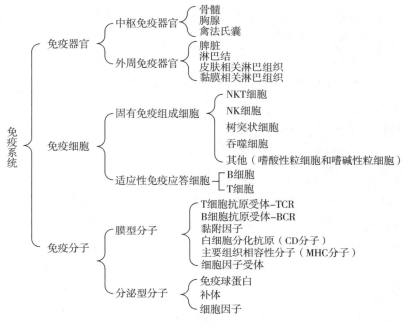

图 11-1　免疫系统的组成

免疫系统能识别自身和非己抗原,对自身耐受,且清除非己,从而维持内环境的稳定,表现为免疫防御、免疫自稳和免疫监视三大功能。

#### (一)免疫器官和组织

机体免疫器官和组织是由中枢免疫器官和外周免疫器官组成,两者通过血液循环及淋巴循环互相联系并构成免疫系统的完整网络。中枢免疫器官包括骨髓和胸腺,是免疫细胞发生、分化、发育和成熟的场所。外周免疫器官是成熟淋巴细胞(T 细胞、B 细胞)定居的场所,也是淋巴细胞对外来抗原产生免疫应答的主要场所。外周免疫器官和组织包括淋巴结、脾脏、皮肤相关淋巴组织和黏膜相关淋巴组织等。T 细胞或 B 细胞分化成熟后则进入外周免疫器官,在外周免疫器官经抗原作用,进一步分化为具有不同免疫功能的 T 淋巴细胞或 B 淋巴细胞。

#### (二)免疫细胞

免疫细胞(immunocyte)指对抗原物质产生特异性和非特异性免疫应答的相关细胞。

免疫细胞按其免疫特性可以分为固有免疫应答细胞和适应性免疫应答细胞两大类。

1. 固有免疫应答细胞

固有免疫应答细胞是机体固有免疫(非特异性免疫)的一个重要组成部分,是生物体在长期种系进化过程中形成的一系列免疫效应细胞。其在个体出生时就已具备,可对侵入的抗原迅速应答,产生非特异性免疫应答,同时也参与适应性免疫应答。包括吞噬细胞、树突状细胞、自然杀伤细胞(NK)、NKT 细胞、肥大细胞及各种粒细胞等。其中吞噬细胞和树突状细胞广泛分布于组织和脏器,在免疫应答中的主作用是抗原提呈作用。NK 细胞主要分布于外周血和脾脏,可非特异性地直接杀伤靶细胞,这种天然杀伤活性既不需要预先由抗原致敏,也不需要抗体参与,且无 MHC 限制性。肥大细胞广泛分布于皮肤及内脏黏膜下的微血管周围,分泌多种细胞因子,参与免疫调节(TB 细胞,APC 细胞活化),表达 MHC 分子和 B7 分子,具有抗原提呈功能。肥大细胞可表达大量的 IgE Fc 受体,释放过敏介质引起组织内速发型过敏反应。

2. 适应性免疫应答细胞

适应性免疫应答细胞主要有两种,T 淋巴细胞和 B 淋巴细胞。T 淋巴细胞简称 T 细胞,是由来源于骨髓的淋巴干细胞,在胸腺中分化、发育成熟后,通过淋巴和血液循环而分布到全身的免疫器官和组织中发挥免疫功能。T 细胞具有多种生物学功能,如直接杀伤靶细胞,辅助或抑制 B 细胞产生抗体,产生细胞因子等。按免疫应答中的功能不同,可将 T 细胞分辅助性 T 细胞、抑制性 T 细胞、效应 T 细胞、细胞毒性 T 细胞、迟发性变态反应 T 细胞、原始 T 细胞、记忆 T 细胞等。B 淋巴细胞亦可简称 B 细胞。来源于骨髓的多能干细胞。又称骨髓依赖性淋巴细胞。与 T 淋巴细胞相比,它的体积略大。这种淋巴细胞受抗原刺激后,在辅助 T 细胞的作用下会增殖分化出大量浆细胞。浆细胞可合成和分泌抗体,抗体在血液中循环,发挥体液免疫功能。B 细胞功能:一是产生抗体介导体液免疫应答,包括中和作用、调理作用、参与补体的溶细胞或溶菌作用、ADCC 作用等。二是 B 细胞是一类专职抗原提呈细胞,其表面 BCR 结合可溶性抗原,通过内吞和加工后,以抗原肽-MHC Ⅱ类分子复合物形式提呈给 CD4T 细胞。三是参与免疫调节,包括产生大量细胞因子、参与免疫调节、炎症反应及造血等。

(三)免疫分子

免疫分子大体分为细胞膜型免疫分子和分泌型分子两大类。免疫细胞膜分子的种类相当繁多,主要有 T 细胞抗原识别受体(TCR),B 细胞抗原识别受体(BCR),主要组织相容性抗原 MHC,白细胞分化抗原,黏附分子,促分裂原受体,细胞因子受体,免疫球蛋白的 Fc 段受体以及其他受体和分子。分泌型分子主要是免疫球蛋白、补体和细胞因子。免疫系统受抗原刺激后,B 细胞转化为浆细胞,分泌能与相应抗原特异性结合的蛋白,又称抗体(antibody,Ab)。免疫球蛋白是抗体的化学结构,抗体是免疫球蛋白的功能分子。免疫球蛋白是由相同的两条重链(heavy chain,H 链)和相同的两条轻链(light chain,L 链)组成。L 链与 H 链、H 链与 H 链之间是通过双硫键连接成 Y 字型。L 链有两种型别即 k 型和 λ 型;

H 链可分为 IgG(γ 链)、IgA(α 链)、IgM(μ 链)、IgD(δ 链)和 IgE(ε 链)五类。

1. 补体(complement)

补体是人及动物血清中存在的一组具有酶活性的、不稳定的、比抗体耐热的、无抗体活性的,但能帮助抗体发挥活性作用的一组蛋白。由于补体成分至少有 30 多个,因此称其为补体系统。补体的免疫功能是多方面的,补体在免疫防御体系中起作用,在免疫病理过程中是引起组织损伤、炎症和过敏反应的介质之一。其生物学作用有:①溶解细胞与杀菌作用;②促炎作用;③中和及溶解病毒作用。

2. 细胞因子(cytokines,CKs)

细胞因子是由免疫细胞及其细胞分泌的在细胞间发挥相互调控作用的一类小分子可溶性多肽蛋白,通过结合相应受体调节细胞生长分化和效应,调控免疫应答。在一定条件下也参与炎症等多种疾病的发生。细胞因子的作用方式有自分泌、旁分泌和内分泌(endocrine)等。细胞因子的特性如下:

(1)细胞因子具有高效性,可诱导产生,在较低浓度下即有生物学活性,是通过结合细胞表面相应受体发挥生物学效应。

(2)细胞因子具有多效性(pleitropism),一种细胞因子可以对不同的细胞发挥不同作用,例如 1L-4 可以活化 B 细胞并促进 B 细胞的增殖和分化,也可刺激胸腺细胞和肥大细胞的增殖。

(3)细胞因子具有重叠性(redundancy),两种或两种以上的细胞因子具有同样或类似的生物学作用,例如 IL-2,IL-4 和 IL-15 均可刺激 T 细胞增殖。

(4)细胞因子具有协同性(synergy),一种细胞因子可增强另一种细胞因子的功能,例如 IL-5 可增强 IL-4 诱导 B 细胞分泌的抗体类别向 IgE 转换。

(5)细胞因子具有拮抗性(anlagonism),一种细胞因子可抑制另一种细胞因子的功能,例如 IFN-γ 可阻断 IL-4 诱导 B 细胞分泌的抗体类别向 IgE 转换。

(6)细胞因子具有网络性(network),在免疫应答过程中,免疫细胞通过具有不同生物学效应的细胞因子之间相互刺激、彼此约束,形成复杂而又有序的细胞因子网络,对免疫应答进行调节,维持免疫系统的稳态平衡。

(7)细胞因子种类繁多,已发现 200 余种人细胞因子,根据结构和功能可分为六大类。

a. 白细胞介素(interleukin,IL),按照其发现顺序给予序号(如 IL-1、IL-2 等)并命名,随着科技的发展,新的白细胞介素会不断被发现。

b. 集落刺激因子(colony-stimulating factor,CSF),是指能够刺激多能造血干细胞和不同发育分化阶段的造血祖细胞分化、增殖的细胞因子。主要包括粒细胞—巨噬细胞集落刺激因子(GM-CSF)、巨噬细胞集落刺激因子(M-CSF)、粒细胞集落刺激因子(G-CSF)、红细胞生成素(EPO)、干细胞因子(SCF)和血小板生成素(TPO)等,它们分别诱导造血干细胞和祖细胞分化、增殖成为相应的细胞。IL-3 诱导早期造血祖细胞分化、增殖为多种血细胞,因此也具有集落刺激因子的功能。

c. 干扰素(interferon,IFN),IFN 根据来源和理化性质的不同,可分为 Ⅰ 型和 Ⅱ 型干扰素,Ⅰ 型干扰素主要包括 IFN-α、IFN-β,主要由病毒感染的细胞产生;Ⅱ 型干扰素即 IFN-γ,主要由活化 T 细胞和 NK 细胞产生。不同 IFN 的生物活性相似,具有抗病毒、抗细胞增殖、抗肿瘤和免疫调节等作用。目前已发现 10 余种干扰素家族的细胞因子。

d. 肿瘤坏死因子(tumor necrosis factor,TNF),分为 TNF-α 和 TNF-β 两种,前者主要由活化的单核/巨噬细胞产生,后者主要由活化的 T 细胞产生,又称淋巴毒素(lymphotoxin,LT)。TNF 家族目前已经发现 TRAIL(TNF related apoptosis-inducing ligand)、FasL、CD40L 等 30 余种细胞因子。TNF 家族成员在调节免疫应答、杀伤靶细胞和诱导细胞凋亡等过程中发挥重要作用。

e. 生长因子(growth factor,GF),泛指一类可促进相应细胞生长和分化的细胞因子。其种类较多,包括转化生长因子-β(transforming growth factor-β,TGF-β)、血管内皮细胞生长因子(VEGF)、表皮生长因子(EGF)、成纤维细胞生长因子(FGF)、神经生长因子(NGF)、血小板生长因子(PDGF)等。

f. 趋化因子(chemokine),由多种细胞分泌的对不同细胞具有趋化作用的细胞因子,统称为趋化因子。趋化因子除了趋化免疫细胞外,还能活化免疫细胞,也参与调节血细胞发育、血管生成、细胞凋亡等,并在肿瘤发生、发展、转移,病原微生物感染以及移植排斥反应等病理过程中发挥作用。目前已经发现 50 余种趋化因子,几乎所有的趋化因子都含有由 2 对或 1 对保守的半胱氨酸残基(C)形成的分子内二硫键。

### 二、免疫应答

免疫应答(immune response)是机体非特异性和特异性地识别并排除异己成分以维持自身稳定的全过程,因而免疫应答是整个免疫学的核心。非特异性免疫应答主要指吞噬作用和炎症反应,特异性免疫应答是指细胞免疫应答和体液免疫应答。抗原刺激 T、B 细胞产生致敏 T 细胞(或)抗体称正应答,未产生致敏 T 细胞或抗体的负应答即耐受,抗原还可诱导 T、B 细胞凋亡。免疫应答维护了内环境的稳定,因而是保护性的,但不适当的免疫应答也会导致病理性损伤。机体对抗原的应答是十分复杂的过程,可分三个阶段:启动阶段、诱导阶段和效应阶段。

## 第二节 免疫毒作用及其机制

外源化学物对免疫系统的影响常常是复杂的。在以免疫系统为毒作用靶的同时,对非免疫系统的毒作用也可以影响免疫功能;反过来,对免疫系统的损害也可以影响其他组织器官的功能,有时两者之间是很难区别的。外源化学物的免疫毒作用可以分为直接毒作用和间接毒作用(表 11-1)。

表 11-1　外源化学物引起免疫抑制的可能机制

| 作用类型 | 作用机制 | 举例 |
|---|---|---|
| 直接作用 | 功能改变 | 改变抗体介导的反应 |
| | | 改变细胞介导的反应 |
| | | 改变组胺等介质的释放 |
| | | 改变宿主抵抗力 |
| | | 一种或多种细胞不能发挥以下功能: |
| | | 产生抗体 |
| | | 释放细胞因子 |
| | | 处理和提呈抗原 |
| | | 增殖和分化 |
| | | 受体介导的信号传导 |
| | 结构改变 | 表面受体或配体改变 |
| | | 受体或配体的表达改变 |
| | | 淋巴器官的组织病理学改变 |
| | 混合改变 | 改变脾淋巴细胞 $CD3^+$、$CD4^+$、$CD8^+$、$B220^+$ 和(或)$Ig^+$ |
| | | 改变胸腺淋巴细胞 $CD4^+$、$CD8^+$、$CD4^+/CD8^+$ 和(或)$CD4^-/CD8^-$ |
| | | 改变血液细胞学参数 |
| | | 改变循环免疫球蛋白 |
| | | 改变骨髓祖细胞集落(CFU)组成 |
| 间接作用 | 代谢活化 | 转化为活性代谢产物 |
| | 继发于其他配器官的毒性 | 肝损伤诱导的急性期反应蛋白(如 C 反应蛋白) |
| | 激素水平改变 | 肾上腺释放皮质激素增加 |
| | | 改变神经内分泌调节 |
| | | 改变中枢神经系统的自律性输出 |
| | | 改变性腺释放的甾体激素 |

　　直接作用通常通过损伤免疫细胞和干扰免疫应答过程引起免疫细胞的功能改变和结构改变,其中损伤免疫细胞包括损伤骨髓干细胞和损伤中枢和外周免疫器官的淋巴细胞,免疫细胞的损伤影响免疫分子的合成、释放和生物活性,引起免疫细胞生成减少和抑制体液免疫等。干扰免疫应答过程是通过影响细胞膜表面分子和干扰细胞因子网络调控系统引起免疫功能损伤。

　　间接作用是通过干扰神经内分泌网络的激素水平改变、继发于其他靶器官的毒性和代谢活化等的间接作用,使免疫系统对抗原产生不适当的应答,应答过低使宿主对病原体或肿瘤的易感性增加,严重时表现为免疫缺陷;应答过高则表现为超敏反应,如自身抗原应答细胞被激活,则引起自身免疫反应。

## 一、免疫抑制作用

多数外源性化学物如多环芳烃、药物、农药以及一些嗜好品等均可以引起机体免疫抑制，免疫抑制可以是通过直接作用和间接作用引起的免疫功能抑制，外源化学物免疫抑制的结果是机体抵抗力降低，主要表现为抗感染能力降低和肿瘤易感性增加。

外源化学物引起的免疫抑制报道众多，如我国台湾地区多氯联苯污染食用油中毒事件中，受害者免疫功能出现下降，肺部感染率增高。父母吸烟的学龄儿童因患呼吸道感染性疾病而缺课的比例明显高于父母不吸烟的儿童，这是因为被动吸烟影响儿童呼吸道的抗感染力和免疫功能。

非霍奇金淋巴瘤的病因可能与接触二噁英、多氯联苯、氯丹、氯酚等化学污染物有关。室内烹调油烟污染与女性肺癌之间也存在一定的关系，这被认为与油烟中某些化学物的免疫抑制有关。免疫抑制作用的外源化学物种类繁多，常见的有多氯联苯、多环芳烃、重金属、乙醇、毒品等。

## 二、超敏反应

超敏反应（hypersensitivity reaction）又称变态反应（allergy），是指机体受同一抗原再次刺激后产生的一种异常或病理性免疫反应。在生活中机体通过各种途径接触各类化学物质，均可引起各型超敏反应，接触外源化学物引起的超敏反应，最主要的有接触性皮炎（包括光敏性皮炎）、过敏性哮喘、过敏性鼻炎、过敏性肺炎和肺部肉芽肿等。外源化学物引起的超敏反应涉及Ⅰ、Ⅱ、Ⅲ和Ⅳ型超敏反应类型（表11-2）。

**表11-2 外源化学物引起超敏反应的类型**

| 反应类型 | 参与细胞和分子 | 反应机制 | 临床表现 |
| --- | --- | --- | --- |
| Ⅰ型 速发型 | IgE、肥大细胞、嗜碱性粒细胞 | 致敏细胞释放血管活性物质等，使毛细血管扩张、通透性改变、导致腺体分泌增加、平滑肌收缩 | 哮喘、鼻炎、特应性皮炎、胃肠变态反应、荨麻疹、过敏性休克等 |
| Ⅱ型 细胞毒型或细胞溶解型 | IgG 或 IgM、补体，Mφ、K 细胞 | IgG 或 IgM 与靶细胞结合，活化补体，Mφ 吞噬、K 细胞 ADCC 杀伤作用 | 溶血性贫血、粒细胞减少、血小板减少性紫癜、输血反应等 |
| Ⅲ型 免疫复合物型或血管炎型 | IgG、IgM 或 IgA、补体，中性粒细胞、嗜碱性粒细胞 | 抗原抗体复合物在组织中沉淀引起细胞浸润、释放水解酶等 | 慢性肾小球骨炎等自身免疫性疾病、过敏性肺炎等 |
| Ⅳ型 迟发型 | $T_D$ 亚群细胞 | 致敏 $T_D$ 释放淋巴因子吸引 Mφ 并发挥作用 | 接触性皮炎、湿疹、移植排斥等 |

有些化学物可以在不同的条件下引起不同类型的超敏反应，或者多种超敏反应同时存在。如青霉素通常引起Ⅰ型超敏反应，表现为过敏性休克、哮喘和荨麻疹，但也可以引起 Arthus 反应和关节炎等Ⅲ型超敏反应，长期大剂量静脉注射还可以引起Ⅱ型超敏反应，反

复多次局部涂抹则可引起Ⅳ型超敏反应所致的接触性皮炎。

能引起超敏反应的外源化学物有数百种,主要来自环境污染物、动植物、食物和药物。常见的引起超敏反应的主要外源化学物有:①药物:青霉素类等抗生素药物;②食品:花生、蛋制品、乳制品、谷物、面粉、水产品、水果等含有的过敏成分;③化妆品:美容护肤品、香水、染发剂、脱毛剂、指甲油等;④工业用化学物:甲醛、增塑剂、染料等;⑤植物:花粉等。

### 三、自身免疫

正常机体的免疫系统具有区别"自己"和"非己"的能力,对非己抗原能够发生免疫应答,对自身抗原则处于无应答或微弱应答状态,称为免疫耐受。在免疫耐受状态下,一定量的自身反应性T细胞和自身抗体普遍存在于个体的外周免疫系统中,参与协助清除衰老变性的自身成分,称为自身免疫。当某些内因和外因诱发下,自身免疫耐受状态被打破,自身免疫对自身组织成分或细胞抗原性失去免疫耐受性,产生异常免疫应答,造成自身细胞破坏、组织损伤或功能异常,称为自身免疫病。

一般认为,引起自身免疫病与抗原、免疫系统、遗传等因素有关。外源化学物如何引起自身免疫病的确切机制尚未完全阐明,其可能的机制主要是外源化学物通过改变机体自身抗原产生自身抗体、引起免疫细胞和免疫调节异常以及MHC基因型遗传因素和生理因素等。

#### (一)针对自身细胞抗原产生自身抗体

针对自身细胞膜成分的自身抗体结合细胞后,通过Ⅱ型超敏反应引起细胞的破坏。如甲苯多巴胺、苯妥英等药物可改变细胞的抗原性,进而刺激机体产生抗血细胞表面抗原的抗体,引起血细胞的裂解而导致自身免疫性溶血性贫血、血小板减少症和中性粒细胞减少症;自身抗体也可通过直接结合自身抗原,阻断其生物学作用。如恶性贫血是由抗内因子的自身抗体引起的。内因子是胃壁细胞产生的一种可协助小肠吸收维生素$B_{12}$的蛋白,自身抗体结合内因子后,维生素$B_{12}$吸收受阻,进而引起红细胞生成障碍而发生贫血。

#### (二)T细胞的异常杀伤作用

外源化学物可以造成自身隐蔽抗原的暴露或释放、改变自身抗原或形成新的自身抗原,从而引起自身免疫。如研究发现吸烟引起肺部炎症损伤肺泡毛细血管内皮细胞,使位于毛细血管内皮细胞和肺泡上皮细胞之间的肺基底膜暴露,血液中的抗基底膜Ⅳ型胶原抗体得以结合在基底膜上,产生免疫损伤性炎症,引起肺出血。激活对自身抗原耐受的T细胞,如CD8$^+$TCL和ThI都可以造成对自身细胞的特异性杀伤。

#### (三)交叉免疫反应

与机体某些组织抗原成分相同的外来抗原称为共同抗原。由共同抗原刺激机体产生的共同抗体,可与有关组织发生交叉免疫反应,引起免疫损伤。如溶血性链球菌细胞壁的M蛋白与人体心肌纤维的肌膜有共同抗原,链球菌感染后,抗链球菌抗体可与心肌纤维发生交叉反应,引起损害,导致风湿性心肌炎。

### 四、免疫缺陷

免疫缺陷是指先天性或继发性免疫系统功能不全的疾病。这主要缘于抗体缺陷、细胞免疫缺陷、巨噬细胞缺陷或补体系统缺陷。发生免疫缺陷的主要原因是先天性免疫系统遗传基因异常。此外，感染（如 HIV）、药物作用、外源化学毒物接触、罹患疾病（如恶性肿瘤等）、营养不良等也可导致其发生。外源因素引起的免疫出生缺陷的研究近年来引起了人们的关注。妊娠期或围生期接触外源化学物会严重影响胎儿出生后 T 细胞、B 细胞、吞噬细胞的发育、迁移、归巢及其功能，可能暂时或永久性地损伤机体的免疫系统。动物实验已证实妊娠期（尤其是围生期）接触能引起子代肿瘤高发的外源化学物已有 30 余种。这些化学物易导致机体免疫监视功能低下或缺陷。

## 第三节　免疫毒性试验方法

目前我国有关外源化学物的免疫毒性鉴定主要是依据《化学品免疫毒性试验方法》（GB/T 27817—2011）进行，本节通过介绍我国的《化学品免疫毒性试验方法》，确保学习者了解标准的免疫毒性鉴定方法。

### 一、免疫毒性试验的目的

通过免疫毒性试验可以了解亚慢性染毒受试物（一般是经口感染）对机体产生的健康损害作用，这些免疫毒性试验可以定性或定量评价受试物对抗体介导的体液免疫以及特异性和非特异性细胞免疫的影响。

由于免疫系统组成、结构、功能及其功能调节的高度复杂性以及外源化学物免疫毒作用靶器官、靶细胞和靶分子的广泛多样性，免疫毒性试验需要阶段性开展，包括第 1 阶段免疫毒性试验（第 1 阶段试验）及第 2 阶段免疫毒性试验（第 2 阶段试验）。第 1 阶段试验的主要目的是筛选药物，这些药物对免疫系统可能会显示出直接或间接的毒性；第 2 阶段试验的目的在于从质量上和数量上证明免疫毒性的大小程度。免疫毒性试验中，如果第 1 阶段的任何一项免疫试验证明受试物具有免疫毒性，则应开展第 2 阶段的免疫毒性试验。如果第 1 阶段免疫毒性试验的结果不能被明确解释或有资料证明受试物或其类似物具有免疫毒性时，也应进行第 2 阶段免疫毒性试验。如果第 1 阶段试验明确证明受试物没有免疫毒性，或没有相关资料可以证明受试物或其结构类似物具有免疫毒性时，不需要进行第 2 阶段试验。

### 二、外源因素免疫毒作用的检测

#### （一）第一阶段试验

外源化学物对免疫系统的毒作用可表现为淋巴器官重量或组织学的改变、淋巴组织及骨髓细胞的量或质的变化、外周血淋巴细胞数目以及淋巴细胞表面标记改变等。除了检查外周血白细胞计数和分类外,首先要观察免疫器官的大小(重量)和大体形态,然后进行组织病理学检查。主要观察胸腺、脾脏、淋巴结和骨髓的组织结构和细胞类型,同时要注意检查局部黏膜相关淋巴组织,包括鼻黏膜相关淋巴组织(MALT)、支气管黏膜相关淋巴组织(BALT)、肠黏膜相关淋巴组织(GALT)、皮肤黏膜相关淋巴组织(SALT)等。一般先用常规染色法染色,根据需要再选择免疫组化等特异性方法。

利用荧光标记单克隆抗体和流式细胞仪观察淋巴细胞表面标记是目前检查淋巴细胞表型的可靠方法,而以往多采用直接或间接免疫荧光法。双色荧光染料可以让细胞同时染上两种标记,用这一方法,在单一细胞样品中可以同时检测 $CD4^+$ 和 $CD8^-$(双阳性)细胞。用这种双染色法可以确定胸腺中 $CD4^+/CD8^-$(双阳性)和 $CD4^+/CD8^-$(双阴性)细胞数,这样可以发现哪种 T 细胞是外源化学物毒作用的靶细胞,还可以了解外源化学物是否影响 T 淋巴细胞的成熟。利用细胞表面免疫球蛋白(Ig)和 B220(B 细胞上的 CD45 磷酸酶)抗体,可以区分 B 淋巴细胞。根据细胞表面标记可以发现淋巴细胞亚群的改变,这往往是免疫功能完整性受损的表现。

**(二)第二阶段免疫毒性试验**

1. 体液免疫试验

首先用抗原免疫动物,然后采用抗体形成细胞检测(Antibody Plaque Forming Cell,简称 PFC 试验,也称溶血空斑试验)方法或酶联免疫吸附(Enzyme Linked Immunosorbent Assay,简称 ELISA)检测抗体滴度的方法评价受试物对体液免疫的影响。

(1)PFC 试验　杰尼(Jerne)和诺尔丁(Nordin)的 PFC 方法经卡尼海姆(Cunningham)和森博格(Szenberg)修改后,被用于检测亚慢性染毒受试物(30 d)对脾脏内产生抗体的细胞的毒作用。试验时,应对如下因素进行考虑:

a. 于染毒的第 26 天经静脉注射 T 细胞依赖性抗原绵羊红细胞(sheep red blood cells,SRBCs);应对各种种属和品系的动物在注射抗原后测定 PFC 的最佳时间作出评价;

b. 测定每批补体的活性;

c. 对上述所引用的 PFC 方法存在一些修改可能是有用的。但是,引用某种方法时应对方法进行整体引用,对方法所做的任何修改都应予以说明并能证明其合法性和合理性;应说明主要试剂的来源,最好也说明这些试剂的活性或纯度;

d. 为了验证试验方法的敏感性,应设立经免疫抑制剂(如环磷酰胺)染毒的阳性对照组;

e. 使用双盲法进行 PFC 计数;

f. 测定脾细胞的活性。

(2)定量测定免疫球蛋白　通过该试验评价受试物是否影响抗体对抗原的反应性。在染毒结束前 4~5 d,用适当的胸腺依赖性抗原免疫动物后,经过适当的时间再次用抗原免疫动物,然后测定每只动物血清中 IgG 和 IgM 的滴度。测定抗体滴度的时间点应足够多,以便对染毒组和对照组动物的初级抗体反应和次级抗体反应进行比较。测定抗体时受试物的染毒时间至少为 30 d。试验时,测定血清中 IgG 和 IgM 度的方法应足够敏感以便测得每只动物的 IgG 和 IgM 滴度,ELISA 被认为是一种灵敏、可靠、重复性好的方法。

2. 特异性细胞免疫反应

为了评价亚慢性染毒受试物(30 d)对特异细胞免疫反应的影响,应采用下列三种方法中的一种进行试验。

(1)单向混合淋巴细胞培养法(One-way Mixed Lymphocyte Culture,MLC)　该方法可以证明亚慢性染毒受试物(30 d)对同种异品系淋巴细胞刺激引起的淋巴细胞增殖能力的影响。通过测量放射性标记物(一般为 3H-胸腺嘧啶)掺入 DNA 的量来说明淋巴细胞的增殖。试验时,应对如下因素进行考虑:

a. 应答细胞来自对照组和染毒组动物的脾细胞,在无菌条件下制备脾细胞,应答细胞的 DNA 合成没有采取阻断处理;

b. 刺激细胞来自未经染毒的同种异品系动物的脾细胞,在无菌条件下制备脾细胞。刺激细胞的 DNA 合成用丝裂素或 X 线处理进行阻断;

c. 测定应答细胞和刺激细胞的活力;

d. 应设 3 份或 4 份对照,用于证明收获细胞的效益、保证刺激细胞的非反应性、测定 DNA 合成的基础水平;

e. 对空白对照和溶剂对照同时进行测定;

f. 用每个培养皿中掺入应答细胞的放射性标记物的量来表示脾细胞的增殖程度,表示为每分钟居里数(curie per minute,CPM)。要计算净 CPM(nCPM),即应答细胞被刺激细胞刺激后参入的 CPM 均值减去未经刺激的脾细胞参入 CPM 的均值。染毒组与对照组差异的百分比表示为:[1-(染毒组 nCPM/对照组 nCPM)];

g. 不同的单向混合淋巴细胞培养法中存在许多不同,应说明所引用的试验方法及详细的试验步骤,说明主要试剂的来源,最好也说明这些试剂的纯度;

h. 为了证明方法的灵敏性,应设立阳性对照组,用已知的免疫抑制剂进行染毒。

(2)迟发型过敏(Delayed-type Hypersensitivity,DTH)反应　该方法是一种检测受试物对实验动物诱导性 DTH 影响的体内方法,一般来说,动物被胸腺依赖性抗原致敏,之后用相同的抗原进行激发,激发后 24~48 h,比较染毒组和对照组 DTH 反应的差异。开展该试验时,应对如下因素进行考虑:

a. DTH 检测方法有数种,应选用灵敏度高、可重复性好,并适用于所选用实验动物品系的方法;

b. 不同的方法中下列参数也可能不同,如,致敏及激发动物所用抗原的性质、免疫性注射的次数及途径、免疫激发的时间、同位素的使用等。试验时选用的这些参数及其他相关的参数应可以使所选用的实验动物产生足够的 DTH 反应;

c. 测定 DTH 反应前,应对动物染毒至少 30 d。

（3）细胞毒性 T 淋巴细胞（Cytotoxic T-lymphocyte，CTL）检测　该方法用于证明亚慢性染毒受试物（30 d）对 CTL 生成的影响。该试验中使用同种异品系肿瘤抗原对 CTL 进行诱导（体内或体外诱导），然后，来自染毒组和对照组动物的脾细胞与 $^{51}Cr$ 标记的同种异品系肿瘤细胞共孵育，4 h 后，肿瘤细胞所释放的放射性标记物的量可以说明 T 淋巴细胞溶解肿瘤细胞的能力。试验时，应对如下因素进行考虑：

a. 应设立对照组来测定效应细胞不存在时，靶细胞释放的放射性标记物的本底量和放射性标记物的总释放量；

b. 应可以证明试验中所选用的动物可产生 CTLs，所选用的试验方法应适合于诱导动物 CTL 的生成；

c. CTL 检测有数种不同的方法，引用某一种方法时应做到完全引用，对方法进行修改时应予以说明，合适的情况下应说明主要试剂的来源、活性和/或纯度。

3. 非特异性细胞免疫反应

通过测定 NK 细胞的功能、巨噬细胞数及其吞噬作用可以评价亚慢性染毒（30 d）受试物对非特异性细胞免疫的影响。

（1）NK 细胞的活性（natural killer cell activity）　建议采用瑞纳尔兹（Reynolds）和贺伯门（Herberman）的微量培养法来检测亚慢性染毒（30 d）受试物对 NK 细胞活性的影响。染毒组和未染毒组动物的脾细胞与 $^{51}Cr$ 标记的 YAC-1 淋巴瘤细胞共培养。靶细胞与效应细胞共培养 4 h 后，靶细胞中释放的放射性标记物的量可用于表示 NK 细胞杀伤肿瘤细胞的能力。开展该试验时，应对如下因素进行考虑：

a. 应设立几个对照以说明在没有效应细胞存在时，靶细胞释放放射性标记物的本底量以及放射性标记物总的释放量；

b. 试验使用除 YAC-1 淋巴瘤细胞之外的靶细胞也许是合适的。任何情况下都应测定靶细胞的存活力；

c. 也许需要对方法的某些步骤进行修改，但是，引用某种方法时应对方法进行整体引用，对方法所做的任何修改都应予以说明并能证明其合法性和合理性；应说明主要试剂的来源，最好也能说明这些试剂的活性或纯度。

（2）巨噬细胞检测　该试验可以评价亚慢性染毒（30 d）受试物对巨噬细胞数及其噬功能的影响。应对如下方面进行检测：

a. 试验中应计数腹腔细胞的总数及分类计数；

b. 评价在有或没有促进因子（如 γ-干扰素或细菌脂多糖）存在的情况下腹腔细胞对颗粒（如荧光乳液珠）的吞噬作用；

c. 有数种不同的巨噬细胞检测方法，因此，应对所选用的方法进行描述并说明方法引证的来源；如果对所选用的方法作了一些修改，则应说明修改的合理和合法性。

### 三、超敏反应检测

Ⅰ型超敏反应常用的检测方法有被动皮肤过敏试验(PCA)、主动皮肤过敏试验(ACA)和主动全身过敏试验(ASA),但多用于检测蛋白或多肽的致敏性。而在检测小分子致敏原方面并没有得到充分验证。用小分子化学物处理后的动物血清,在 PCA 或 ACA 中出现阳性反应,提示可能有致敏性,但阴性结果并不能排除其致敏性。目前还没有预测Ⅱ型和Ⅲ型超敏反应的标准试验方法。检测Ⅳ型超敏反应最常用的是 Buecher 试验(BA)、豚鼠最大值试验(GPMT)和豚鼠迟发型皮肤超敏反应(DHR)。这些方法比较可靠,而且与人皮肤致敏试验有良好的相关性。

化学品的皮肤致敏试验按中华人民共和国国家标准(GB/T 21608—2008)化学品皮肤致敏试验方法进行。

1. 术语、定义和缩略语

(1)皮肤致敏反应/过敏性接触性皮炎 皮肤对一种物质产生的免疫原性皮肤反应。对于人类这种反应可能以瘙痒、红斑、丘疹、水泡、融合水泡为特征。动物的反应不同,可能只是皮肤红斑和水肿。

(2)诱导接触 机体通过接触受试样品以达到诱导产生致敏状态目的的试验性暴露。

(3)诱导期 机体通过接触受试样品而诱导过敏状态所需的时间。

(4)激发接触 机体接受诱导接触后,再次接触受试样品的试验性接触,以确定皮肤是否会出现过敏反应。

2. 试验目的

确定重复接触化学品对哺乳类动物是否可引起皮肤变态反应及其程度。

3. 试验基本原则

实验动物通过多次皮肤涂抹诱导剂量受试样品 10~14 d(诱导期)后,给予激发剂量的受试样品,观察实验动物,并与对照动物比较对激发接触受试样品的皮肤反应强度。

4. 试验方法

(1)实验动物和饲养环境 动物首选健康的白化豚鼠,按 GB 14925—2001 规定饲养。

(2)动物数量和性别 依据实验方法确定数量,Buecher 试验(BA)的试验组至少 20 只豚鼠,对照组 10 只;豚鼠最大值试验(GPMT)试验组至少 10 只豚鼠,对照组 5 只。阳性对照物一般采用己苯乙烯醛、巯基苯并噻唑、氨基苯甲酸乙酯、2,4-对二硝基氯苯、DER 331 环氧树脂等。

5. 结果解释

试验结果应能得出受试样品的致敏能力和强度,这些结果只能在很有限的范围内外推到人类。

## 四、自身免疫反应检测

预测药物自身免疫反应的标准和方法目前还没有统一。鼠腘窝淋巴结试验(PLNA)和局部淋巴结试验(LLNA)可以用来预测药物引起的自身免疫。

## 五、预包装食品中的致敏原成分

食品致敏原是指普通食品中正常存在的天然或人工添加物质,被过敏体质人群消耗后能够诱发过敏反应。预包装食品中的致敏原成分主要包括含麸质的谷类及其制品,如小麦、黑麦、大麦、燕麦及其杂交品系;甲壳类及其制品,如蟹、龙虾或虾;鱼类及其制品,如鲈、鲽或鳕;坚果及其制品,如杏仁、榛子、胡桃、腰果、坚果等;蛋类及其制品、花生及其制品、大豆及其制品、乳及其制品等。

## 六、外源因素免疫毒作用评价

几乎所有发现的外源化学物都可影响机体的免疫功能,且外源化学物引起的免疫功能变化往往出现在其他毒作用之前。加之这种免疫毒作用在机体出现的其他毒作用机制中具有重要的意义。因此,外源化学物的免疫毒作用的研究与评价日益引起国内外的高度重视。但是,免疫系统的组成和功能十分复杂,外源化学物的免疫毒作用常表现出双向性、选择性、多样性等特点,因此,外源化学物免疫毒作用评价问题也颇具复杂性。

1. 组合检测方法、制订检测程序已成为化学物免疫毒作用检测的发展趋势,但目前尚缺乏一个由权威的专业机构统一制定、政府认可的评价方案。我国在农药、化妆品、食品安全性评价中特别提出了进行过敏试验的要求,但尚未要求系统进行免疫毒性试验。

2. 由于免疫系统的复杂性,参与免疫调节的器官组织、细胞或分子不是单一的,因此要确定一个化学物是否对免疫系统结构和功能有影响,通常需要进行一组试验。如免疫分子(如细胞因子)含量、组成比例或其活性变化在免疫毒性机制研究中(但不仅是免疫毒性机制)具重要意义,但不宜单纯地用于评价化学物的免疫毒性。单纯某一项免疫功能指标的变化尚难以说明任何问题。

3. 目前采用的组合试验方法,即便可以弥补单项试验的缺陷,增加试验的敏感性,但仍存在一些问题,如尚难以确定轻微的免疫改变在肿瘤、感染性疾病中的临床意义等。

4. 动物试验结果外推到人的问题仍是十分明显。这不仅是动物种属、品系间可能存在的遗传学差异,而且涉及免疫学方法运用的局限性。如动物试验中包括了一些损伤性步骤(如免疫预防接种等),这不太适合人群研究。

5. 免疫功能的变化与健康关系的认识仍有待深入。毫无疑问,随着免疫学科的发展,对化学物免疫毒性的检测方法、检测指标乃至于评价程序也将不断地变化与发展。

6. 免疫功能检测与评价指标的选择,应考虑其科学性与实用性等,前者包括指标的特异度、敏感度、准确性、稳定性等,后者包括经济快速、方便、技术可能、检测效率等。某一项指标的变化通常仅反映机体系统内分泌免疫网络这一复杂系统中某一方面的免疫学改变。这种改变不能等同于免疫毒作用。即便是多指标组合测定结果也应在综合分析中去解释其免疫毒理学意义。

7. 外源化学物的免疫毒作用常呈"双向性"特点,即在较低剂量时常呈现定的轻微免疫"兴奋"效应,而在较大剂量时则呈现免疫抑制作用。加之免疫功能及其调节的高度复杂性,因此,免疫毒作用评价中应特别重视毒作用剂量问题。在化学物免疫毒性安全评价及危险度评估中应予以重视。

8. 遗传因素对机体免疫系统及其功能的影响大为明显。这种影响同样表现在物种品系之间的差异和同物种的个体差异之中。这在实验动物体内外实验结果外推到人的免疫毒理学评价中同样不容忽视。

9. 当免疫毒性试验结果具有统计学意义,在判定免疫反应是否具有生物学意义和临床意义时,需要综合考虑的因素如下:①是否具有剂量—反应关系;②试验中出现的异常指标变化是否导致普遍的生物学的异常效应;③到底是功能变化所致的效应,还是仅为某个检测终点的效应;④出现的效应是否具有可逆性;⑤暴露剂量和时间是否充分;⑥可能的靶器官和作用机制;⑦发生异常变化的动物总数和终点数量。

10. 随着分子免疫学研究技术与方法的不断发展,分子生物学方法在免疫毒理学研究中的应用日益广泛和深入。

## 参考文献

[1] 中华人民共和国国家质量监督检验检疫总局,中国国家标准化管理委员会. GB/T 201608—2008 化学品皮肤致敏试验方法[S]. 北京:中国标准出版社,2008.

[2] 中华人民共和国国家质量监督检验检疫总局,中国国家标准化管理委员会. GB/T 23779—2009 预包装食品中的过敏原成分[S]. 北京:中国标准出版社,2009.

[3] 孙志伟. 食品毒理学[M]. 7版. 北京:人民卫生出版社,2019.

[4] 严卫星,丁晓雯. 食品毒理学[M]. 北京:中国农业大学出版社,2019.

[5] 王心如. 毒理学实验方法与技术[M]. 北京:人民卫生出版社,2014.

[6] 陈成漳. 免疫毒理学[M]. 郑州:郑州大学出版社,2008.

[7] 曹雪涛. 医学免疫学[M]. 6版. 北京:人民卫生出版社,2013.

# 第十二章 转基因食品的安全性评价

**内容提要**

本章主要介绍了转基因食品的安全性评价方法。

**教学目标**

1. 掌握我国国家标准转基因食品安全性评价方法。

2. 了解转基因食品潜在的危险性。

**思考题**

1. 转基因食品安全性评价的原则有哪些?

2. 如何看待转基因食品的安全性?

3. 转基因食品安全性的主要内容有哪些?

4. 我国对转基因工程技术的管理要求是什么?

5. 转基因食品对我国工业的发展将产生什么样的影响?

近几年,"转基因食品"相关的安全性问题已成为人们关注的热点话题。对于面向终端消费者的转基因食品,各国安全评价的模式和程序虽然不尽相同,但总的评价原则和技术方法都是按照国际食品法典委员会的标准制定的。依据国际食品法典委员会的标准,我国制订了转基因植物安全评价指南、转基因动物安全评价指南和动物用转基因微生物安全评价指南等系列评价指南。

目前,世界转基因发展势头强劲,呈现出三个发展特点。一是研发对象更加广泛,已涵盖了至少35个科,200多个种,涉及大豆、玉米、棉花、油菜、水稻和小麦等重要农作物,以及蔬菜、瓜果、牧草、花卉、林木及特用植物等。二是研究目标更加多样,由抗虫和抗除草剂等传统性状向抗逆、抗病、品质改良、营养保健拓展。三是转基因技术更加精准,基因编辑技术、定点重组技术的突破使基因操作实现安全化、精准化。全球转基因产业化应用发展迅速。1996年转基因作物开始商业化种植,到2015年种植转基因作物的国家已经增加到29个,年种植面积接近27亿亩。转基因技术的推广显著促进了农业增产增效。

2016年4月13日,农业部新闻办公室举行新闻发布会,向媒体介绍我国农业转基因有关的情况,新闻发布会上介绍我国基因克隆技术已经达到世界先进水平,克隆了137个重要基因,获得了专利1036项,专利总数仅次于美国,居世界第二位。在国际上率先将基因编辑技术应用于水稻、小麦等作物育种,培育出"华恢1号"和"汕优63"等一批抗虫水稻、抗虫玉米、抗除草剂大豆新品系,育成新型转基因抗虫棉新品种147个,取得了抗虫棉、抗虫玉米、耐除草剂大豆等一批重大成果,我国具备了转基因技术产品自主研发能力。

据测算,我国大豆需求量从1990年的1100万吨增加到2015年的9300万吨。以食用豆油为例,在十几亿人食用油大量增加的背景下,人均使用量年消费从80年代初的2.6公斤增加到目前的22公斤,在这样大量增加的背景下,我国大豆总产量远不能满足国内需求。从1996年起,我国成为大豆的净进口国,进口量从当年的111万吨持续增加到2015年的8169万吨。2015年的进口量相当于我国要用6.7亿亩的耕地才能生产出来,如果都由国内来生产,这是不可想象的,肯定会挤占其他作物的耕地。因此要满足国内大豆消费需求,在发展国内生产的同时,还要靠进口来弥补。

但是,随着我国转基因产品的推广应用,在媒体中出现了很多针对转基因食品的负面报道,比如转基因玉米和转基因大豆会导致癌症、转基因玉米导致广西大学生精子活力下降、转基因食品导致不育、欧美人不吃转基因食品、转基因马铃薯致实验大鼠中毒、转基因玉米导致老鼠减少、母猪流产、转基因正成为超过原子弹的杀伤武器等。虽然很多报道被科学界一一否定,却也给转基因技术的推广应用带来了巨大阻力,致使我国众多的具有良好经济效益的转基因技术产品迟迟难以推广应用,目前我国批准种植的转基因作物只有棉花和番木瓜,其他已经完成研发的玉米、大豆、水稻、番茄、辣椒等品种因各种原因还没有能够推广。

随着转基因食品种类和数量的急剧增加,我们有必要正确认识转基因食品及其安全性评价的内容。

## 第一节　转基因食品的定义

转基因生物技术是指在特定生物物种基因组中人为导入外源基因并使其有效表达相应产物的新型育种技术。导入基因的来源可以是提取特定生物体基因组中所需要的目的基因,也可以是人工合成指定序列的基因片段。基因被转入特定生物中,与其本身的基因组进行重组,再从重组体中进行人工选育,从而获得具有稳定表现抗虫、抗病等特定遗传性状的新品种。

转基因食品是指利用转基因生物技术获得的转基因生物,经过评估与传统食品实质等同,并以该转基因生物为直接食品或为原料加工生产的食品。

按照《食品安全法》中食品的定义,食品是指各种供人食用或者饮用的成品和原料以及按照传统既是食品又是药品的物品,但是不包括以治疗为目的的物品。

结合以上几个定义可知,所谓的转基因食品至少要包含以下几个内容,一是转基因食品是基于转基因生物技术而开发的新型食品,转基因食品或食品原料中通常含有导入的外源基因及其表达产物;二是转基因食品是经过严格开展安全性评估后,被相关管理部门或机构认定为与传统食品具有实质等同的食品;三是没有经过安全性评估和认定的转基因生物不能用于制作食品的原料,也不应属于转基因食品,就如同食品非法添加物不属于食品添加剂一样。

目前世界上能够完全满足以上定义条件的可作为食品或食品原料的转基因品种极为

有限,众多的转基因生物因为无法满足安全性评估而不能用于食品或食品原料。即便如此,在开发转基因生物的过程中常常发现有些转基因会产生不良后果,经过评估不能被用于转基因食品或食品原料,比如,美国先锋种子公司的科研人员发现巴西坚果(*Bertholletia excelsa*)中有一种蛋白质(2S albumin)富含甲硫氨酸和半胱氨酸,并将这一基因转到大豆中时发现这种蛋白质能引起过敏而放弃了开发。虽然这些没有通过安全性评估的转基因生物无法成为转基因食品,但是考虑到转基因技术本身存在的利弊双面性,很多人对即使已经通过安全性评估的转基因食品也常常存有不信任感,并提出了众多的安全性问题,比如,制作转基因食品广泛使用的转基因生物技术本身是否具有安全性、导入的外源基因及其表达产物是否具有生物学活性、未经加工而直接食用的转基因食品进入胃肠后其中的外源基因是否会飘移至胃肠道微生物中而产生超级微生物等。

截至 2020 年 1 月,我国批准发放的转基因作物生产应用安全证书分别是耐贮存番茄、抗虫棉花、改变花色矮牵牛、抗病辣椒、抗病番木瓜、转植酸酶玉米、抗虫水稻 2 种抗虫耐除草剂玉米和耐除草剂大豆等 10 种,以及大豆、玉米、油菜、棉花、甜菜的进口安全证书。其中实现大规模商业化生产的只有抗虫棉和抗病番木瓜,抗病辣椒和耐贮存番茄在生产上没被消费者接受,故未实现商业化种植,而抗虫水稻和植酸酶玉米没完成后续的品种审定,未进行商业化种植。我国还没有进口转基因作物的商业化种植。

因此,在我国市场上流通的转基因的相关产品,只有上述批准种植和批准进口的几个作物及以其为原料的加工食品。像小麦,水稻,水果,蔬菜(包括番茄、大蒜、洋葱、紫薯、土豆、彩椒、胡萝卜)等作物都不是转基因品种。

## 第二节　转基因食品的分类

由于目前转基因生物广泛应用于食品,使得转基因食品的种类与普通食品一样多种多样,据统计有一万种以上的食品是利用或含有转基因生物的,因此,与其对转基因食品分类不如对作为食品原料的转基因生物为基础进行分类更有助于了解转基因食品。按此思路,转基因食品的分类可以根据转基因食品来源的不同分为植物性转基因食品、动物性转基因食品和微生物转基因食品等三种类型。其中植物性转基因食品中的农作物类型最受关注。

### 一、抗除草剂植物

农作物种植过程中杂草的危害是影响农作物产量的一个主要因素,现代农业中多用化学除草剂来控制杂草,但是具有活性的除草剂除草的同时也能显著地伤害作物,这就限制了这些除草剂的应用。

通过基因工程的方法,把耐除草剂的基因导入现有作物品种使其对除草剂产生耐性。耐除草剂的转基因植株的出现,极大地扩大了现有除草剂的应用范围。

目前,抗除草剂的基因工程主要有两种方式,一是修饰除草剂作用的靶蛋白,使其对除草剂不敏感或促其过量表达,以使植物吸收除草剂后仍能进行正常代谢;二是引入酶或酶系统,在除草剂发生作用前将其降解或解毒。bar 基因是迄今为止用得最多的一个抗除草剂基因,已成功地用于小麦、水稻、玉米、大麦、油菜等作物。如 bar 基因编码的草丁磷乙酰转移酶可以降解草丁磷等除草剂,aroA 编码的 5-烯醇式丙酮酸-3-磷酸莽草酸(EPSP)对草甘膦敏感性降低,已商品化的有:抗草甘膦的大豆、玉米、棉花、油菜、向日葵、甜菜、水稻;抗咪唑啉酮的玉米、油菜、甜菜、水稻;抗溴苯腈的棉花、烟草等。

## 二、抗病虫害植物

虫害是目前造成农作物减产的一大重要因素。将抗虫基因引入农作物的细胞中并使其在寄主细胞内稳定地遗传和表达,从而形成抗虫新品系,从理论上讲有下述优点:可控制任何时期内发生的虫害、只杀害摄食害虫而对非危害生物没有影响、化学杀虫剂很难作用的部位也可得到保护、抗虫物质只存在于植物体内不易被环境因素破坏、节省了费用、与发展新型杀虫剂相比投资较少。

### (一)抗虫基因

目前,在植物抗虫基因工程中使用的抗虫基因主要有三大类:一是从微生物苏云金芽孢杆菌(Bacillus thuringiensis,Bt)分离出的杀虫晶体蛋白(insecticidal crystal protein,ICP)基因,简称 Bt 基团;二是从植物中分离出的昆虫的蛋白酶抑制剂基因,其中应用最为广泛的是豇豆胰蛋白酶抑制剂基因(CpTI);三是植物外源凝集素基因(lectingene)。

### (二)抗病毒基因

植物病害往往使农业生产蒙受严重损失,迄今常规杂交育种对病毒尚无防范良策。基因工程技术为培育抗病毒的新品种开辟了途径。植物抗病毒基因大体分为三大类:抗植物病毒基因、抗植物真菌病基因与抗植物细菌病基因。

## 三、改善食品成分植物

所谓的改善食品成分内容包括有益于健康的植物油(如不饱和脂肪酸);增加营养价值(如维生素);富含抗癌蛋白质的大豆;高营养的饲料(如高赖氨酸、表达植酸酶的玉米)等方面。利用转基因植物生产稀有蛋白等产品植物生物反应器将是未来基因工程发展的另一个重要领域之一。它具有投资少、成本低的优点,能避免微生物(大肠杆菌)发酵系统中容易出现的产物聚集不溶现象的发生。利用植物生产口服疫苗、工业用酶、脂肪酸、药物等已成为人们关注的热点和工作重心。

## 四、改善农作物品质

农作物所处的非生物逆境包括干旱、盐渍、冷冻/高温、营养贫乏、重金属胁迫、水灾、紫外线等。随着人们对非生物逆境的作用机制和植物对非生物逆境信号的反应的分子机制逐渐了解,克隆与非生物逆境信号传导(signal transduction)相关的基因并转入植物将可能使转基因植物获得对非生物逆境的抗性。

### (一)抗低温基因

提高植物抗冻能力的一个基本措施就是避免冰晶在植物体内的形成和阻止冰晶的生长。这一生理机制可以通过抗冻蛋白(anti freeze protein,AFP)来实现,抗冻蛋白是指可降低冰点和减慢冰晶生长速度的蛋白质。虽然在各种动植物中均存在有抗冻蛋白,但是在各种生物产生的不同抗冻蛋白中,研究最多的是鱼类的抗冻蛋白。南北极地区的海洋鱼类主要依靠血液内所含的 AFP 来降低体液的冰点,以防止因体液冻结而致死。AFP 降低冰点效果比分子物质的效果好 200~300 倍。用鱼类 AFP 处理植物组织细胞,可以减少细胞冰晶生长,降低冰冻温度,从而获得抗低温的转基因植株。

### (二)抗渗透胁迫(抗旱、抗盐)基因

干旱给世界农业生产带来极大的灾害。渗透调节是植物抵御干旱和耐盐的主要方式。大量研究表明 DREB 家族的基因,可以通过控制细胞的信号传导,提高植物抗旱能力,转入 DREB2A 的拟南芥有明显的抗旱性状,该家族的基因也正被用于作物的转化。渗透蛋白(osmotin,OSM)是和脯氨酸等小分子物质所不同的另一类渗透调节物质。此外,有研究表明光呼吸的增强可以提高水稻的抗盐能力,将水稻的叶绿体谷氨酰胺合成酶的 GS 转入水稻,会明显提高水稻的抗盐能力。

### (三)植物抗土壤营养逆境基因

转谷氨酸脱氢酶基因玉米可以大大提高对氮肥的利用率,其生长量提高了 10%,植物根系表面氮肥残留物降低 50%。土壤中缺乏一些植物生长必要的无机盐也是一种逆境,通过基因工程手段也可以使植物获得抵抗这种逆境的能力。重金属是一类严重的污染源,散布在土壤和水分中,会给人类和动植物造成很大伤害。重金属又不同于有机污染物,不能用化学方法或生物方法降解除去。转基因植物在清除重金属污染物方面已经表现出一定的作用。例如,高表达谷胱甘肽合成酶的油菜可以在体内积累镉,高表达锌转运蛋白的拟南芥可以大量积累锌,因而这些转基因植物将有望用于抵抗诸如镉、锌等重金属离子的毒害,并有效清除环境中的重金属污染物。

## 五、延长货架期

通过转移或修饰与控制成熟期有关的基因使转基因生物的成熟期延迟或提前,以适应市场需求。最典型的例子是使果蔬成熟速度慢,不易腐烂,易贮存。番茄、香蕉、苹果、菠菜等果蔬在贮存及运输过程中,由于果实熟化过程迅速,难以控制,常常导致过熟、腐烂,从而造成巨大损失。长期以来,人们采用各种物理、化学的方法来延缓果实采后生理代谢进程,以延长货架期。然而传统的贮存保鲜方法由于成本、技术限制及效果欠佳等原因难以满足需求。通过基因工程的方法改良果蔬品种的遗传特性,生产营养价值高、耐贮存果蔬已成为可能。果蔬成熟的基因调控研究主要集中于番茄上,并已扩大到了苹果、草莓、梨、香蕉、芒果、甜瓜、桃、西瓜等的遗传转化研究中。尽管其他果实成熟机理与番茄有一定的区别,

但果实成熟中乙烯的生成和果胶的降解在果蔬中是相当普遍的现象,因此对其他果蔬保鲜、延缓衰老有重要指导意义。

# 第三节　转基因食品评价原则

## 一、转基因食品的安全性评价的必要性

转基因技术同常规育种方法(如杂交)相比,两者本质上是一样的,都是在原有品种的基础上,清除不利性状或增加新性状。但两者存在育种方式的不同。常规杂交育种,是常规育种模拟自然现象进行的,基因重组和交流的范围很有限,仅限于种内或近缘种间,在长期的育种实践中并未发现什么灾难性的结果。而转基因技术则不同,它可以把任何生物甚至人工合成的基因转入生物。因为这种事件在自然界不可能发生,所以人们无法精确预测将基因转入一个新的遗传背景中会产生什么有害的作用,这需要长期的观察和等待更加先进的评估技术。人们担心的潜在危害包括转基因食品被人们食用时,是否会向人体胃肠道微生物发生转移? 是否会产生一些新物质而影响人体健康? 转基因技术使物种的进化速度如此之快,自然界能否容纳和承受? 生态系统的其他组成部分是否会因此受到伤害或破坏? 这是转基因生物需要安全性评价的主要原因和理由。

## 二、转基因食品的安全性评价原则

### (一)一般性原则

对转基因食品安全性评价,一般需要考虑如下几个原则:

(1)分析转基因食品的生物学特性有助于判断某种食品与现有食品是否有显著差异。分析的主要内容包括供体、受体、载体、插入基因和插入点。

(2)要了解被评价食品的遗传学背景与基因改造方法,检测食品中可能存在的毒素,进行毒理学试验。这三方面的内容没有必要同时进行,只有在某一层次分析表明它不存在安全性问题时才进入下一层次的工作。

(3)实质等同性原则,实质等同性是指对单一的、生化上明确的食品或食品原料,它的生化属性在相似的传统食品的自然变动之内。对于复合的食品或原料,在成分、营养价值、代谢、用途以及不良物质等在相似的传统食品或原料的已知和可测的自然变动范围之内。现在,实质等同性原则已被一些国际组织(如世界卫生组织、联合国粮农组织等)用作对转基因食品进行安全性评价的主要依据。评价转基因食品安全性的目的是评价它与同类的非转基因食品比较的相对安全性。如果某种食品或食品成分与现有的食品或食品成分是实质等同的,那么它们就是同等安全的。

(4)等同或相似原则,等同或相似原则(safety assessment of food by equivalence and similarity targeting,SAFEST)是由国际生命科学学会欧洲分会新食品领导小组提出的。该

原则要求对转基因食品从营养与毒理学两方面进行个案评价。等同或相似原则的主要内容有:转基因食品是来源于具有安全食用历史的生物,把它与传统食品进行等同性和相似性比较,阐明其不同点和作为食品中安全性评价的靶点,并且在杂质水平、新成分的结构与功能、营养成分、毒素水平等几个主要方面与传统食品进行比较。对一种转基因食品进行安全性评价,首先要了解和描述转基因食品的名称、来源、基因改造方法、使用目的、使用人群、人体摄入量、食品成分、加工方法等。

根据以上原则可将转基因食品分为三类:

a. SAFEST1

与传统食品既不相同也不相似。相同与相似指与传统食品相比两者生化特性一致,差异仅在传统食品自然变异范围之内。对成分复杂的食品来说,相同与相似指两者在食物成分、营养价值、体内代谢途径、在人体膳食中的作用、杂质水平等指标的差异在传统食品已知的变异范围之内。转基因食品与传统食品既不相同也不相似,对于这一类食品需要做广泛的毒理学评价。

b. SAFEST2

与传统食品非常相似,但是存在某种新特性或新成分或缺乏某一种原有的成分或特性。对于这一类食品需要做进一步的分析评价。

c. SAFEST3

与传统食品非常相同或相似。对于这一类食品不需做进一步的营养和毒理学评价。

**(二)FAO/WHO 联合专家评议会的原则**

FAO/WHO 联合专家评议会制定的转基因食品的安全性评价原则包括如下几个方面:

(1)首先应阐明转基因食品的 DNA 分子生物学特性、化学特性。转基因食品的 DNA 分子特性是指转基因过程中所运用的 DNA 分子的特性(包括载体向宿主转化的方法、载体的成分与特性、目的基因的成分与特性等)。转基因食品的生物学特性是指目的基因的供体、基因型、表型、宿主的分类,尤其重视它在产生致病性、感染性、毒素等方面的特点。转基因食品的化学特性是指对基因改造后的表达产物进行化学结构分析,结合生物学、化学分析数据来与传统食品相比较,根据个案的实际情况来决定所需的毒理试验范围与项目。如果生物学、化学分析表明,该食品与传统食品在安全性方面相似,那么就不必做毒理学评价,对于无安全使用历史的食品则应该进行广泛的毒理学评价。

(2)其次应以科学为依据,灵活与慎重相结合,重视个案分析,适应生物技术的发展方向。既不过高估计该类食品的危害性,也不低估该类食品可能存在的危害性问题。

(3)哺乳动物本身的健康状况就可作为安全性评价的指标。如果导入的外源基因具有负面效应,那么转基因动物本身的生长发育就会出现障碍,因此动物本身的健康状况就可作为安全性评价的指标。但是有些无脊椎动物和鱼类本身会产生一些毒素,则需要做进一步的安全性评价。

(4)关于由转基因微生物制作的食品,如果它的分子、生化分析与传统食品一致,那么主要对其加工过程和杂质进行安全性评价。

（5）对于已经进行安全性评价并且已经被批准用于食品当中的转基因食品，需要对使用后的人群进行有计划的健康检测。

# 第四节　转基因食品的评价内容

我国对转基因食品的评价主要是针对转基因食品原料的转基因生物制定了相应的法规条例和办法。根据《农业转基因生物安全管理条例》，国务院建立了由农业、科技、卫生、商务、环境保护、检验检疫等部门组成的部际联席会议，负责研究、协调农业转基因生物安全管理工作中的重大问题。

2017年，农业部重新修订了《转基因植物安全评价指南》和《动物用转基因微生物安全评价指南》，制定了《转基因动物安全评价指南》。由于转基因食品主要是植物方面为主，因此，在这里把我国《转基因植物安全评价指南》和《动物用转基因微生物安全评价指南》全部内容进行介绍，但重点需要掌握的部分是《转基因植物安全评价指南》中的食用安全部分的评价。

## 一、转基因植物安全评价指南

我国对农业转基因生物实行分级、分阶段评价管理。分级管理，即按照对人类、动植物、微生物和生态环境的危险程度，将农业转基因生物分为四个等级：安全等级Ⅰ，尚不存在危险；安全等级Ⅱ，具有低度危险；安全等级Ⅲ，具有中度危险；安全等级Ⅳ，具有高度危险。分阶段管理，即转基因生物研究与试验按照试验研究、中间试验、环境释放、生产性试验和申请安全证书5个阶段依序进行，实行报告制或审批制管理。

我国《转基因植物安全评价指南》全部内容如下：
### 第一部分　总体要求
**（一）分子特征**
从基因水平、转录水平和翻译水平，考察外源插入片段的整合和表达情况。

1. 表达载体相关资料

（1）目的基因与载体构建的物理图谱　详细注明表达载体所有元件名称、位置和酶切位点。

（2）目的基因　详细描述目的基因的供体生物、结构（包括基因中的酶切位点）、功能和安全性。

供体生物：如 Bt 基因 cry1A 来源于苏云金芽孢杆菌××菌株。

结构：完整的 DNA 序列和推导的氨基酸序列。

功能：生物学性状，如抗鳞翅目昆虫。

安全性：从供体生物特性、安全使用历史、基因结构、功能及有关安全性试验数据等方面综合评价目的基因的安全性。

（3）表达载体其他主要元件

启动子：供体生物来源、大小、DNA 序列（或文献）、功能、安全应用记录。

终止子：供体生物来源、大小、DNA 序列（或文献）、功能、安全应用记录。

标记基因：供体生物来源、大小、DNA 序列（或文献）、功能、安全应用记录。

报告基因：供体生物来源、大小、DNA 序列（或文献）、功能、安全应用记录。

其他表达调控序列：来源（如人工合成或供体生物名称）、名称、大小、DNA 序列（或文献）、功能、安全应用记录。

2. 目的基因在植物基因组中的整合情况

采用转化事件特异性 PCR、Southern 杂交等方法，分析外源插入片段在植物基因组中的整合情况，包括目的基因和标记基因的拷贝数，标记基因、报告基因或其他调控序列删除情况，整合位点等。

外源插入片段的转化事件特异性 PCR 检测：具有片段名称、引物序列、扩增产物长度、PCR 条件、扩增产物电泳图谱（含图题、分子量标准、阴性对照、阳性对照、泳道标注）。

外源插入片段的 Southern 杂交：采用两种以上限制性内切酶分别消化植物基因组总DNA，获得能明确整合拷贝数的、具有转化事件特异性的分子杂交图谱。文字描述至少包括探针序列位置、内切酶名称、特异性条带的大小、图题、分子量标准、阴性对照、阳性对照、泳道标注。

外源插入片段的全长 DNA 序列：实际插入受体植物基因组的全长 DNA 序列和插入位点的两端边界序列（大于 300 bp）。提供转化事件特异性 PCR 验证时相应引物名称、序列及其扩增产物长度。

3. 外源插入片段的表达情况

（1）转录水平表达（RNA） 采用 Real-time PCR，RT-PCR 或 Northern 杂交等方法，分析主要插入序列（如目的基因、标记基因等）的转录表达情况，包括表达的主要组织和器官（如根、茎、叶、种子等）。

RT-PCR 检测：引物序列、扩增产物长度、RT-PCR 条件、扩增产物电泳图谱（含图题、分子量标准、阴性对照、阳性对照、泳道标注）。

Northern 杂交：探针序列位置、特异性条带的大小、Northern 杂交条件、杂交图谱（含图题、分子量标准、阴性对照、阳性对照、泳道标注）。

（2）翻译水平表达（蛋白质） 采用 ELISA 或 Western 杂交等方法，分析主要插入序列（如目的基因、标记基因等）的蛋白质表达情况，包括表达的主要组织和器官（如根、茎、叶、种子等）。

ELISA 检测：描述定量检测的具体方法，包括相关抗体、阴性对照、阳性对照、光密度测定结果、标准曲线等。

Western 免疫印记：相关抗体名称、特异性蛋白条带的大小、Western 免疫印记条件、免疫印记图谱(含图题、分子量标准、阴性对照、阳性对照、泳道标注、样品和阳性对照的加样量)。

（二）遗传稳定性

主要考察转基因植物世代之间目的基因整合与表达情况。

1. 目的基因整合的稳定性

用 Southern 或转化事件特异性 PCR 手段检测目的基因在转化体中的整合情况，明确转化体中目的基因的拷贝数以及在后代中的分离情况，提供不少于 3 代的试验数据。

2. 目的基因表达的稳定性

用 Northern，Real-time PCR，RT-PCR，Western 等手段提供目的基因在转化体不同世代在转录(RNA)和(或)翻译(蛋白质)水平表达的稳定性(包括不同发育阶段和不同器官部位的表达情况)，提供不少于 3 代的试验数据。

3. 目标性状表现的稳定性

用适宜的观察手段考察目标性状在转化体不同世代的表现情况，提供不少于 3 代的试验数据。

（三）环境安全

1. 生存竞争能力

提供在自然环境下，转基因植物与受体关于种子活力、种子休眠特性、越冬越夏能力、抗病虫能力、生长势、生育期、产量、落粒性等适合度变化与杂草化风险评估等的试验数据和结论。

若受体植物为多年生草类(饲草、制种用的草坪草)或目标性状增强生存竞争力(如抗旱、耐盐等)，应根据个案分析的原则提出有针对性的补充资料。

2. 基因漂移的环境影响

（1）受体物种的相关资料　如果存在可交配的野生近缘种，提供野生近缘种的地理分布范围、发生频率、生物学特性(生育期、生长习性、开花期、繁殖习性、种子及无性繁殖器官的传播途径等)以及与野生近缘种的亲缘关系(包括基因组类型、与栽培种的天然异交结实性(%)、杂种 F1 的育性及其后代的生存能力和结实能力)的资料。如果存在同一物种的可交配植物类型，需提供同一物种植物类型的分布及其危害情况。

（2）外源基因漂移风险　对于存在可交配的野生近缘种或存在同一物种可交配的植物类型，又无相关数据和资料的，可设计试验评估外源基因漂移风险及可能造成的生态后果，如基因漂移频率、外源基因在野生近缘种中表达情况、目的基因是否改变野生近缘种的生态适合度等。

3. 功能效率评价

提供自然条件下转基因植物的功能效率评价报告。如为有害生物抗性转基因植物，则需要提供对靶标生物的抗性效率试验数据。抗性效率指抗有害生物转基因植物所产生的抗性物质对靶标生物综合作用的结果，一般通过转基因品种与受体品种在靶标生物数量变化、危害程度、植物长势及产量等方面的差别进行评价。抗病虫转基因植物需提供在室内和田间试验条件下,转基因植物对靶标生物的抗性生测报告、靶标生物在转基因品种及受体品种田季节性发生危害情况和种群动态的试验数据与结论。

4.有害生物抗性转基因植物对非靶标生物的影响

根据转基因植物与外源基因表达蛋白特点和作用机制,有选择地提供对相关非靶标植食性生物、有益生物(如天敌昆虫、资源昆虫和传粉昆虫等)、受保护的物种等其他非靶标生物潜在影响的评估报告。

5.对植物生态系统群落结构和有害生物地位演化的影响

根据转基因植物与外源基因表达蛋白的特异性和作用机理,有选择地提供对相关动物群落、植物群落和微生物群落结构和多样性的影响,以及转基因植物生态系统下病虫害等有害生物地位演化的风险评估报告等。

6.靶标生物的抗性风险

靶标生物的抗性是指靶标生物由于连续多代取食转基因植物,敏感个体被淘汰,抗性较强的个体存活、繁殖、逐渐发展成高抗性种群的现象。抗病虫害转基因植物需提供对靶标生物的作用机制和特点等资料,转基因植物商业化种植前靶标生物的敏感性基线数据,抗性风险评估依据和结论,拟采取的抗性监测方案和治理措施等。

**(四)食用安全**

按照个案分析的原则,评价转基因植物与非转基因植物的相对安全性。传统非转基因对照物选择:无性繁殖的转基因植物,以非转基因植物亲本为对照物;有性繁殖的转基因植物,以遗传背景与转基因植物有可比性的非转基因植物为对照物。对照物与转基因植物的种植环境(时间和地点)应具有可比性。

1.新表达物质毒理学评价

(1)新表达蛋白资料 提供新表达蛋白质(包括目标基因和标记基因所表达的蛋白质)的分子和生化特征等信息,包括分子量、氨基酸序列、翻译后的修饰、功能叙述等资料。表达的产物若为酶,应提供酶活性、酶活性影响因素(如 pH、温度、离子强度)、底物特异性、反应产物等。

提供新表达蛋白质与已知毒蛋白质和抗营养因子(如蛋白酶抑制剂、植物凝集素等)氨基酸序列相似性比较的资料。

提供新表达蛋白质热稳定性试验资料,体外模拟胃液蛋白消化稳定性试验资料,必要时提供加工过程(热、加工方式)对其影响的资料。若用体外表达的蛋白质作为安全性评价的试验材料,需提供体外表达蛋白质与植物中新表达蛋白质等同性分析(如分子量、蛋白测序、免疫原性、蛋白活性等)的资料。

(2)新表达蛋白毒理学试验 当新表达蛋白质无安全食用历史,安全性资料不足时,必须提供急性经口毒性资料,28 天喂养试验毒理学资料视该蛋白质在植物中的表达水平和人群可能摄入水平而定,必要时应进行免疫毒性检测评价。如果不提供新表达蛋白质的经口急性毒性和 28 天喂养试验资料,则应说明理由。

（3）新表达非蛋白质物质的评价　新表达的物质为非蛋白质，如脂肪、碳水化合物、核酸、维生素及其他成分等，其毒理学评价可能包括毒物代谢动力学、遗传毒性、亚慢性毒性、慢性毒性、致癌性、生殖发育毒性等方面。具体需进行哪些毒理学试验，采取个案分析的原则。

（4）摄入量估算　应提供外源基因表达物质在植物可食部位的表达量，根据典型人群的食物消费量，估算人群最大可能摄入水平，包括同类转基因植物总的摄入水平、摄入频率等信息。进行摄入量评估时需考虑加工过程对转基因表达物质含量的影响，并应提供表达蛋白质的测定方法。

2. 致敏性评价

外源基因插入产生新蛋白质，或改变代谢途径产生新蛋白质的，应对其蛋白质的致敏性进行评价。提供基因供体是否含有致敏原、插入基因是否编码致敏原、新蛋白质在植物食用和饲用部位表达量的资料。

提供新表达蛋白质与已知致敏原氨基酸序列的同源性分析比较资料。

提供新表达蛋白质热稳定性试验资料，体外模拟胃液蛋白消化稳定性试验资料。

对于供体含有致敏原的，或新蛋白质与已知致敏原具有序列同源性的，应提供与已知致敏原为抗体的血清学试验资料。受体植物本身含有致敏原的，应提供致敏原成分含量分析的资料。

3. 关键成分分析

提供受试物基本信息，包括名称、来源、所转基因和转基因性状、种植时间、地点和特异气候条件、贮存条件等资料。受试物应为转基因植物可食部位的初级农产品，如大豆、玉米、棉籽、水稻种子等。同一种植地点至少三批不同种植时间的样品，或三个不同种植地点的样品。

提供同一物种对照物各关键成分的天然变异阈值及文献资料等。

（1）营养素　包括蛋白质、脂肪、碳水化合物、纤维素、矿物质、维生素等，必要时提供蛋白质中氨基酸和脂肪中饱和脂肪酸、单不饱和脂肪酸、多不饱和脂肪酸含量分析的资料。矿物质和维生素的测定应选择在该植物中具有显著营养意义或对人群营养素摄入水平贡献较大的矿物质和维生素。

（2）天然毒素及有害物质　植物中对健康可能有影响的天然存在的有害物质，根据不同植物进行不同的毒素分析，如棉籽中棉酚、油菜籽中硫代葡萄糖苷和芥酸等。

（3）抗营养因子　对营养素的吸收和利用有影响、对消化酶有抑制作用的一类物质。如大豆胰蛋白酶抑制剂、大豆凝集素、大豆寡糖等；玉米中植酸；油菜籽中单宁等。

（4）其他成分　如水分、灰分、植物中的其他固有成分。

（5）非预期成分　因转入外源基因可能产生的新成分。

4. 全食品安全性评价

大鼠90天喂养试验资料。必要时提供大鼠慢性毒性试验和生殖毒性试验及其他动物喂养试验资料。

### 5.营养学评价

如果转基因植物在营养、生理作用等方面有改变的,应提供营养学评价资料。

(1)提供动物体内主要营养素的吸收利用资料。

(2)提供人群营养素摄入水平的资料以及最大可能摄入水平对人群膳食模式影响评估的资料。

### 6.生产加工对安全性影响的评价

应提供与非转基因对照物相比,生产加工、贮存过程是否可改变转基因植物产品特性的资料,包括加工过程对转入 DNA 和蛋白质的降解、消除、变性等影响的资料,如油的提取和精炼、微生物发酵、转基因植物产品的加工和贮存等对植物中表达蛋白含量的影响。

### 7.按个案分析的原则需要进行的其他安全性评价

对关键成分有明显改变的转基因植物,需提供其改变对食用安全性和营养学评价资料。

## 第二部分　阶段要求

转基因植物安全评价应按照《农业转基因生物安全评价管理办法》的规定撰写申报书,并参照如下要求提供各阶段安全评价材料。以下规定是申请该阶段时所需材料的基本要求。

### (一)申请实验研究

#### 1.外源基因

包括目的基因、标记基因、报告基因以及启动子、终止子和其他调控序列。外源基因名称应当是按国际通行规则正式命名的名称或 Genbank 中的序列号,未正式命名或无 Genbank 序列号的应提供基因序列。

#### 2.转基因性状

包括产量性状改良、品质性状改良、生理性状改良、杂种优势改良、抗逆、抗病、抗虫、抗除草剂、生物反应器、其他十种类型。

产量性状改良:指改良株高、株型、籽粒数量、籽粒大小、棉铃数量等。

品质性状改良:指改良淀粉成分、蛋白成分、微量元素含量、硫苷含量、芥酸含量、饱和脂肪酸含量、纤维品质、含油量等。

生理性状改良:指改良生育期、光合效率、营养物质利用率、种子贮存活力、根系活力等。

杂种优势改良:指雄性不育、育性恢复以及改良育性恢复能力等。

抗逆:指改良抗旱性、耐涝性、耐寒性、耐盐性等。

#### 3.实验转基因植物材料数量

一份申报书中只能包含同一物种的受体生物和相同的转基因性状。

#### 4.实验年限

一般为一至两年。

**（二）申请中间试验**

（1）提供外源插入序列的分子特征资料。

（2）提供每一个转化体的转基因植株自交或杂交代别，及相应代别目的基因和标记基因 PCR 检测或转化事件特异性 PCR 检测的资料。

（3）按《转基因植物及其产品食用安全性评价导则》（NY/T 1101—2006）提供受体植物、基因供体生物的安全性评价资料。

（4）提供新表达蛋白质的分子和生化特征等信息，以及提供新表达蛋白质与已知毒蛋白质和抗营养因子氨基酸序列相似性比较的资料。

（5）提供抗虫植物表达蛋白质和已商业化种植的转基因抗虫植物对靶标害虫作用机制的分析资料，评估交互抗性的风险。

**（三）申请环境释放**

（1）申请中间试验提供的相关资料，以及中间试验结果的总结报告。

（2）提供每个转基因株系中目的基因和标记基因整合进植物基因组的 Southern 杂交图和插入拷贝数，或提供每个转基因株系转化事件特异性 PCR 检测图，并注明转基因株系的代别和编号。

（3）提供目的基因在转录水平或翻译水平表达的资料。

（4）提供转基因株系遗传稳定性的资料，包括目的基因和标记基因整合的稳定性、表达的稳定性和表型性状的稳定性。

（5）对于抗病虫转基因植物，提供目标蛋白的测定方法，植物不同发育阶段目标蛋白在各器官中的含量，以及对靶标生物的田间抗性效率。

（6）新蛋白质（包括目的基因和标记基因所表达的蛋白质）在植物食用和饲用部位表达含量的资料。

（7）提供靶标害虫对新抗虫植物和已商业化种植的抗虫植物交互抗性的研究资料。

（8）提供对可能影响的非靶标生物的室内生物测定资料。

（9）提供目标性状和功能的评价资料。如抗虫植物应明确靶标生物种类并提供室内或田间生测报告。

**（四）申请生产性试验**

分为两种类型，一是转化体申请生产性试验，二是用取得农业转基因生物安全证书的转化体与常规品种杂交获得的衍生品系申请生产性试验。

1. 转化体申请生产性试验

（1）申请环境释放提供的相关资料，以及环境释放结果的总结报告。

（2）提供转化体外源插入片段（如转化载体骨架、目的基因和标记基因等）整合进植物基因组的 Southern 杂交图和插入拷贝数，或提供转化事件特异性 PCR 检测图，并注明供试材料的名称和代别。

（3）提供目的基因和标记基因翻译水平表达的资料，或目标基因（被 RNAi 等方法所干涉的基因)在转录水平或翻译水平表达的资料。

(4)提供该转化体遗传稳定性至少 2 代的资料,包括目的基因整合的稳定性、表达的稳定性和表现性状的稳定性。

(5)提供该转化体个体生存竞争能力的资料。

(6)提供该转基因植物基因漂移的资料。

(7)提供目标性状和功能的评价资料。如抗虫植物应提供田间试验条件下,靶标生物在转基因品种及受体品种田季节性发生危害情况和种群动态的试验数据。

(8)提供靶标生物对抗病虫转基因植物的抗性风险评价资料。

(9)提供对非靶标生物和生物多样性影响的评价资料。

(10)提供新表达蛋白质体外模拟胃液蛋白消化稳定性试验资料。

(11)必要时提供全食品毒理学评价资料。

2. 用取得农业转基因生物安全证书的转化体与常规品种杂交获得的衍生品系申请生产性试验

(1)已取得农业转基因生物安全证书的转化体综合评价报告及相关附件资料。

(2)提供亲本名称及其选育过程的资料。

(3)提供外源插入片段(如转化载体骨架、目的基因和标记基因等)整合进植物基因组的 Southern 杂交图和插入拷贝数,或提供转化事件特异性 PCR 检测图,并注明供试材料的名称和代别。

**(五)申请安全证书**

分为农业转基因生物安全证书(生产应用)和农业转基因生物安全证书(进口用作加工原料)两种类型。其中,农业转基因生物安全证书(生产应用)包括转化体申请生产证书,以及用取得农业转基因生物安全证书的转化体与常规品种杂交获得的衍生品系申请安全证书两种情况。

**类型 1:申请农业转基因生物安全证书(生产应用)**

1. 转化体申请生产证书

(1)汇总以往各试验阶段的资料,提供环境安全和食用安全综合评价报告。

(2)提供外源插入片段整合进植物基因组的资料。包括能明确外源片段(如转化载体骨架、目的基因和标记基因等)整合拷贝数并具有转化事件特异性的分子杂交图谱,整合进植物基因组的外源片段的全长 DNA 序列和插入位点两端的边界序列,以及转化事件特异性 PCR 检测图等。

(3)提供该转化体遗传稳定性至少 3 代的资料,包括目的基因整合的遗传稳定性、表达的稳定性和表现性状的稳定性。

(4)提供该转化体个体生存竞争能力、自然延续或建立种群能力的资料。

(5)提供该转基因植物基因漂移的资料。

(6)提供至少 2 代对目标性状和功能的田间评价资料。

（7）提供靶标生物对转基因植物所产生抗病/虫物质的敏感性基线资料，抗性风险评估的依据和结论；拟采取的靶标生物综合治理策略、抗性监测方案和治理措施等。

（8）提供至少 2 代对非靶标生物和生物多样性影响的评价资料，以及转基因植物生态系统下病虫害地位演化的风险评估报告。

（9）提供完整的毒性、致敏性、营养成分、抗营养因子等食用安全资料。

（10）如为续申请，则需要提供上次批准期限内的商业化种植数据和环境影响监测报告。

2. 取得农业转基因生物安全证书的转化体与常规品种杂交获得的衍生品系申请安全证书

（1）申请生产性试验提供的相关资料，以及生产性试验的总结报告。

（2）提供亲本名称及其选育过程的资料。

（3）提供外源插入片段整合进植物基因组的资料。包括能明确外源片段（如转化载体骨架、目的基因和标记基因等）整合拷贝数并具有转化事件特异性的分子杂交图谱，整合进植物基因组的外源片段的全长 DNA 序列和插入位点两端的边界序列，或转化事件特异性 PCR 检测图等。

（4）提供目的基因和标记基因翻译水平表达的资料，或目标基因（被 RNAi 等方法所干涉的基因）在转录水平或翻译水平表达的资料。

（5）提供遗传稳定性的资料，包括目的基因整合的稳定性、表达的稳定性和表现性状的稳定性。

（6）提供目标性状和功能的评价资料。如抗虫植物应提供田间试验条件下，靶标生物在转基因及受体品种田季节性发生危害情况和种群动态的试验数据。

（7）如为续申请，则需要提供上次批准期限内的商业化种植数据和环境影响监测报告。

**类型 2：申请农业转基因生物安全证书（进口用作加工原料）**

（1）提供环境安全和食用安全综合评价报告。

（2）农业转基因生物技术检测机构出具的环境安全和食用安全检测报告，环境安全检测报告一般包括生存竞争能力、基因漂移的环境影响、对非靶标生物和生物多样性影响的评价资料等；食用安全检测报告一般包括抗营养因子分析、全食品喂养安全性（大鼠 90 天喂养）等。对于新性状、新类型的转基因植物的检测内容根据个案原则确定。

（3）提供外源插入片段整合进植物基因组的资料。包括能明确外源片段（如转化载体骨架、目的基因和标记基因等）整合拷贝数并具有转化事件特异性的分子杂交图谱，整合进植物基因组的外源片段的全长 DNA 序列和插入位点两端的边界序列，以及转化事件特异性 PCR 检测图等。

（4）提供完整的毒性、致敏性、营养成分、抗营养因子等食用安全资料。

（5）输出国家或者地区经过科学试验证明对人类、动植物、微生物和生态环境无害的资料。

### 二、动物用转基因微生物安全评价指南

#### (一)定义和分类

动物用转基因微生物,是指利用基因工程技术改变基因组构成,在农业生产或者农产品加工中用于动物的重组微生物及其产品。动物用转基因微生物主要分为基因工程亚单位疫苗、基因工程重组活载体疫苗、基因缺失疫苗、核酸疫苗、基因工程激素类疫苗及治疗制剂、饲料用转基因微生物、基因工程抗原与诊断试剂盒等。

(1)基因工程亚单位疫苗是指利用细菌、病毒、哺乳动物细胞、酵母、植物等体系表达的病原微生物保护性抗原蛋白制备的疫苗。该疫苗可以是纯化的抗原蛋白,也可以是未纯化的灭活混合物,其特点是含有目的抗原蛋白,无复制特性。

(2)基因工程重组活载体疫苗是指利用基因重组技术将病原微生物的保护性抗原蛋白基因插入到低毒或无毒的细菌、病毒、支原体等载体微生物基因组中获得的活载体疫苗。该疫苗的特点是在体内可复制,且低毒或无毒。

(3)基因缺失疫苗是指利用同源重组技术将病原微生物的致病或(和)毒力相关的、且复制非必需的基因或基因片段全部或部分删除后获得的低毒或无毒微生物制备的疫苗。该疫苗的特点是带有基因缺失的遗传标记,可以据此区分疫苗毒株和野生毒株。

(4)核酸疫苗是指将病原微生物的主要保护性抗原基因插入到真核表达质粒(含真核启动子)中形成 DNA 重组体,纯化获得的重组质粒即为核酸疫苗。核酸疫苗的特点是质粒 DNA,而非蛋白,质粒 DNA 进入细胞后表达抗原蛋白,可以诱导机体免疫反应。

(5)基因工程激素类疫苗及治疗制剂是指利用基因工程技术体外表达的激素(如生长激素、生长抑素等)、细胞因子(如干扰素、白细胞介素、肿瘤坏死因子等)和其他具有重要生物活性的因子。这些制剂的特点是和正常动物体内相应因子的生物学功能相似或相同,在机体内可调节、干扰或增强相应的生理功能。

(6)饲料用转基因微生物是指利用细菌、病毒、哺乳动物细胞、酵母、植物等体系表达的功能性蛋白或肽类(如植酸酶、抗菌肽等)作为饲料添加剂。转基因微生物产品可以是纯化蛋白、活性转基因微生物或灭活转基因微生物。

(7)基因工程抗原与诊断试剂盒是指利用基因工程技术,通过细菌、病毒、哺乳动物细胞、酵母、植物等体系表达的病原微生物功能蛋白,以此蛋白作为诊断抗原建立诊断方法,并组装诊断试剂盒。此类制剂的特点是不含有病原微生物,只含有病原微生物的一种或几种蛋白;不用于动物体内,只用于体外检测。

(8)其他,无法纳入上述 7 类的其他动物用转基因微生物,如利用反向遗传操作技术体系构建的疫苗。

#### (二)申报程序

根据《农业转基因生物安全管理条例》和《农业转基因生物安全评价管理办法》规定,农业转基因生物安全评价试验,一般应当经过中间试验、环境释放、生产性试验三个阶段。

中外合作、合资或者外方独资在中华人民共和国境内从事农业转基因生物研究与试验的，应当在实验研究开始前向农业部申请。农业转基因生物试验结束后，可以申请农业转基因生物安全证书。不同类别动物用转基因微生物的申报程序可参照如下要求进行。

1. 基因工程亚单位疫苗

利用基因工程技术表达的抗原并经纯化后制备的基因工程亚单位疫苗，在中间试验结束后，可直接申请安全证书。

利用基因工程技术表达的抗原未经纯化后制备的基因工程亚单位疫苗，在中间试验和环境释放结束后，依据安全评价情况，可直接申请安全证书。

2. 基因工程重组活载体疫苗

利用已知的、安全的载体与已知的、安全的外源基因构建的基因工程重组活载体疫苗，在中间试验和环境释放结束后，可直接申请安全证书。

利用新型的、安全性不明的载体或外源基因制备的基因工程重组活载体疫苗，应按中间试验、环境释放、生产性试验、安全证书四个阶段申报安全评价。

3. 基因缺失疫苗

基因缺失活疫苗应按中间试验、环境释放、生产性试验、安全证书四个阶段申报安全评价。

基因缺失灭活疫苗在中间试验结束后，可直接申请安全证书。

4. 核酸疫苗

应按中间试验、环境释放、生产性试验、安全证书四个阶段申报安全评价。

5. 基因工程激素类疫苗及治疗制剂

表达蛋白作为激素使用的，在中间试验和环境释放结束后，依据安全评价情况，可直接申请安全证书。

以核酸疫苗应用的激素应按中间试验、环境释放、生产性试验、安全证书四个阶段申报安全评价。

用活载体表达的激素应按中间试验、环境释放、生产性试验、安全证书四个阶段申报安全评价。

以纯化表达蛋白使用且安全的基因工程治疗制剂（如细胞因子和其他具有重要生物活性的因子），在中间试验结束后，可直接申请安全证书。

6. 饲料用转基因微生物

利用转基因微生物的表达产物（如植酸酶、抗菌肽）或代谢物，以及转基因微生物灭活制备的产品，在中间试验和环境释放结束后，依据安全评价情况，可直接申请安全证书。

利用活性转基因微生物制备的产品，应按中间试验、环境释放、生产性试验、安全证书四个阶段申报安全评价。

7. 基因工程抗原与诊断试剂盒

中间试验结束后，可直接申请安全证书。

**8. 其他**

利用反向遗传操作技术体系构建的基因组序列与原毒株一致且无基因插入或缺失的活疫苗,在中间试验结束后,可直接申请安全证书。

利用反向遗传操作技术体系构建的经基因缺失、插入或重组制备的活疫苗,应按中间试验、环境释放、生产性试验、安全证书四个阶段申报安全评价。

凡是经过基因操作的毒株,终产品为灭活的,在中间试验结束后,可直接申请安全证书。

### (三) 总体要求

**1. 分子特征**

从基因水平和翻译水平,考察外源基因插入和表达情况。

(1) 表达载体相关情况

① 目的基因与载体构建的物理图谱详细注明表达载体所有元件名称、位置和酶切位点。

② 详细描述目的基因的供体微生物、结构(包括基因中的酶切位点)、功能和安全性。

供体微生物:如 VP1 基因来源于口蹄疫病毒 ×× 毒株。

结构:完整的 DNA 或 cDNA 序列和推导的氨基酸序列。

功能:生物学功能,如免疫原性、致病性。

安全性:从供体微生物特性、安全使用历史、基因结构、功能及有关安全性试验数据等方面综合评价目的基因的安全性。

③ 表达载体其他主要元件。

启动子:供体(微)生物来源、大小、DNA 序列(或文献)、功能、安全应用记录。

标记基因和(或)报告基因:供体(微)生物来源、大小、DNA 序列(或文献)、功能、安全应用记录。

其他表达调控序列:来源(如人工合成或供体生物名称)、名称、大小、DNA 序列(或文献)、功能、安全应用记录。

(2) 目的基因在微生物基因组中的插入或缺失情况 采用 PCR 扩增外源基因片段,进行扩增产物的序列测定,分析外源基因片段的插入情况或分析微生物基因缺失情况。

(3) 目的基因在微生物体中的表达情况 采用 Western-Blot 等血清学方法,从蛋白质水平分析外源基因的表达情况。

**2. 遗传稳定性**

评价转基因微生物菌(毒)种的遗传稳定性和目的基因在转基因微生物中表达的稳定性。

(1) 目的基因整合的稳定性 用 Southern 或 PCR 技术检测目的基因在转基因微生物菌(毒)种中的整合情况,提供不少于 5 代的试验数据。

(2) 目的基因表达的稳定性 用 Western-Blot 等血清学方法分析目的基因在转基因微

生物菌(毒)种中蛋白水平表达的稳定性,提供不少于 5 代的试验数据。

3.转基因微生物的生物学特性

转基因微生物的生长或培养特性、理化特性(细菌)、致病性与免疫特性。

4.转基因微生物对动物的安全性

转基因微生物对靶动物和非靶动物的安全性、高剂量使用对靶动物的安全性、对妊娠动物的安全性。

5.转基因微生物对人类的安全性

评价转基因微生物对人类的感染性和致病性。以提供资料为主,涉及到人兽共患病病原应提供在历史上有无对人类感染或致病记录,必要时应提供人体细胞、特定模型动物和灵长类动物感染性试验报告。

6.转基因微生物对生态环境的安全性

评价转基因微生物在应用环境中的存活情况,在靶动物之间的水平和垂直传播能力,以及与其他相近微生物发生遗传重组的可能性,对动物体内正常菌群和环境微生物的影响。

**(四)各类动物用转基因微生物安全评价要求**

动物用转基因微生物安全评价应按照《农业转基因生物安全评价管理办法》的规定撰写申报书,并参照如下要求提供各类动物用转基因微生物安全评价材料。

申请动物用转基因微生物实验研究的,项目名称应包含目的基因名称、受体微生物名称、实验研究所在省(市、自治区)名称和实验研究阶段等内容,如表达新城疫病毒 HA 基因的重组鸡痘病毒基因工程疫苗在江苏省的实验研究。一份申报书只能包含同一种受体微生物和相同的基因。外源基因包括目的基因、标记基因、报告基因以及启动子、终止子和其他调控序列。外源基因名称应当是按国际通行规则正式命名的名称或 GenBank 中的序列号,未正式命名或无 GenBank 序列号的应提供基因序列。实验年限一般为一至两年。

1.基因工程亚单位疫苗

(1)申请中间试验　提供前期研究报告,包括表达载体的构建、外源基因的表达和蛋白纯化工艺等。评价产品对靶动物的安全性,重点是产品用于靶动物后的临床反应。

(2)申请环境释放　提交中间试验阶段安全性试验的总结报告。未经纯化的产品用于靶动物后,产品中抗性质粒在环境中的转移情况。

(3)申请生物安全证书　提交各阶段的安全评价试验总结报告。

2.基因工程重组活载体疫苗

(1)申请中间试验　提供前期研究报告,包括重组活载体疫苗的构建、外源基因的表达、重组微生物的遗传稳定性、生物学特性等。评价产品对靶动物致病性,以及产品用于非靶动物后的临床反应。

(2)申请环境释放　提交中间试验阶段安全性试验的总结报告。评价疫苗毒株的水平传播和垂直传播能力;检测疫苗毒株在应用环境中的存活能力,以及疫苗毒株在靶动物的存留和排毒情况。涉及人兽共患病病原的产品,还应评价产品对人类的安全性,以及疫苗毒株与其他微生物发生遗传重组的可能性。

（3）申请生产性试验　提交中间试验和环境释放阶段安全性试验的总结报告。继续检测疫苗毒株在应用环境中的存活能力,以及疫苗毒株在靶动物的存留和排毒情况。

（4）申请生物安全证书　提交各阶段的安全评价试验总结报告。

3. 基因缺失疫苗

（1）申请中间试验　提供前期研究报告,包括基因缺失疫苗的构建、遗传稳定性和生物学特性等。

基因缺失活疫苗:评价基因缺失疫苗毒株对靶动物致病性,以及用于非靶动物后的临床反应;提供实验室内基因缺失毒株与野生毒株重组获得缺失致病基因能力的研究报告。

基因缺失灭活疫苗:评价产品对靶动物的安全性,重点是产品用于靶动物后的临床反应。

（2）申请环境释放　提交中间试验阶段安全性试验的总结报告。评价基因缺失疫苗毒株在靶动物体内的增殖、分布和存活情况;评价基因缺失疫苗毒株水平传播和垂直传播能力。涉及人兽共患病病原的产品,还应评价产品对人类的安全性,以及疫苗毒株与其他微生物发生遗传重组的可能性。

（3）申请生产性试验　提交中间试验和环境释放阶段安全性试验的总结报告。继续观察基因缺失疫苗毒株的水平传播和垂直传播能力。监测缺失毒株与野生毒株重组获得缺失致病基因的能力。

（4）申请生物安全证书　提交各阶段的安全评价试验总结报告。

4. 核酸疫苗

（1）申请中间试验　提供前期研究报告,包括核酸疫苗的构建、外源基因的表达、制备工艺等。评价核酸疫苗质粒 DNA 在靶动物注射部位存留情况,以及在靶动物体内相关组织分布情况;监测靶动物血液中质粒 DNA 的存在和持续时间;评价重组质粒与宿主细胞染色体（基因组）的整合情况。

（2）申请环境释放　提供中间试验阶段安全性试验的总结报告。监测靶动物粪便中核酸疫苗质粒 DNA 的存在;检测重组质粒 DNA 抗性基因向环境微生物（如以大肠杆菌作为指示菌）中转移的可能性。

（3）申请生产性试验　提供中间试验和环境释放阶段安全性试验的总结报告。继续检测重组质粒 DNA 抗性基因向环境微生物（如以大肠杆菌作为指示菌）中转移的可能性。

（4）申请生物安全证书　提交各阶段的安全评价试验总结报告。

5. 基因工程激素类疫苗及治疗制剂

（1）申请中间试验　提供前期研究报告,包括表达载体构建、外源基因的表达、重组微生物的遗传稳定性等。在实验室可控条件下,检测靶动物的临床安全性、生理学和病理学变化;监测产品在体内的代谢（消长规律）。以核酸疫苗应用的应评价质粒 DNA 在靶动物注射部位存留情况,以及在体内相关组织分布情况;监测靶动物血液中质粒 DNA 的存在和持续时间;评价重组质粒与宿主细胞染色体(基因组)的整合情况。

(2)申请环境释放　提交中间试验阶段安全性试验的总结报告。分析靶动物的食用安全性;检测靶动物的生理学和病理学变化。以核酸疫苗应用的应监测靶动物粪便中核酸疫苗质粒 DNA 的存在;检测重组质粒 DNA 抗性基因向环境微生物(如以大肠杆菌作为指示菌)中转移的可能性。以活载体疫苗应用的应评价疫苗毒株的水平传播和垂直传播能力;检测疫苗毒株在应用环境中的存活能力,以及疫苗毒株在靶动物的存留和排毒情况。涉及人兽共患病病原的产品,还应评价产品对人类的安全性,以及疫苗毒株与其他微生物发生遗传重组的可能性。

(3)申请生产性试验　提交中间试验和环境释放阶段安全性试验的总结报告。继续检测靶动物的生理学和病理学变化。以核酸疫苗应用的继续检测重组质粒 DNA 抗性基因向环境微生物(如以大肠杆菌作为指示菌)中转移的可能性。以活载体疫苗应用的继续检测疫苗毒株在应用环境中的存活能力,以及疫苗毒株在靶动物的存留和排毒情况。

(4)申请生物安全证书　提交各阶段的安全评价试验总结报告。

6. 饲料用转基因微生物

(1)申请中间试验　提供前期研究报告,包括重组微生物的构建、外源基因的表达、遗传稳定性等。在实验室可控条件下,检测产品对靶动物的安全性,重点是产品用于靶动物后的临床反应,以及产品的食用安全性(如分析产品对小鼠的急性毒性)。

(2)申请环境释放　提交中间试验阶段安全性试验的总结报告。检测产品对靶动物的安全性;分析产品中抗性质粒在环境中的转移情况。以活载体微生物应用的应评价重组微生物的水平传播和垂直传播能力;检测重组微生物在应用环境中的存活能力,以及重组微生物在靶动物的存留和排毒情况。涉及人兽共患病病原的产品,还应评价产品对人类的安全性,以及重组微生物与其他微生物发生遗传重组的可能性。

(3)申请生产性试验　提交中间试验和环境释放阶段安全性试验的总结报告。继续检测产品对靶动物的安全性。继续分析产品中抗性质粒在环境中的转移情况。以活载体微生物应用的继续检测重组微生物在应用环境中的存活能力,以及重组微生物在靶动物的存留和排毒情况。

(4)申请生物安全证书　提交各阶段的安全评价试验总结报告。

7. 基因工程抗原与诊断试剂盒

包括申请中间试验,提供前期研究报告(包括表达载体的构建、外源基因的表达、蛋白纯化工艺等),申请生物安全证书,提交中间试验安全评价总结报告。

8. 其他

利用反向遗传操作技术体系构建的基因组序列与原毒株一致而且无基因插入或缺失的活疫苗,只进行基因操作评价。

利用反向遗传操作技术体系构建的经基因缺失、插入或重组制备的活疫苗,按基因缺失疫苗安全评价要求进行评价。

凡是经过基因操作的毒株,终产品为灭活的,按基因工程亚单位疫苗安全评价要求进行评价。

### 三、转基因食品的管理与思考

#### (一)转基因食品管理的主要内容

转基因食品管理体系包括品种管理、安全性认证和强制性标签三部分内容。

1. 品种管理

品种管理是转基因食品管理的基础,具有十分重要的现实意义。转基因生物作为食品原料通过食品加工体系迅速地扩散,如果对食品原料品种没有进行合理的管理,就无法确定最终产品中是否含有转基因成分。

(1)品种划分　从遗传学的角度来看,DNA 序列在一定程度上具有差异的动植物就可以认为是不同的品种。导入异源 DNA 片段的特性以及在受体中的位置是划分品种的基础。

(2)品种命名　传统商品名称的命名方式已经不能跟上时代的步伐,为了有效地对转基因生物进行品种管理,因此有必要对传统的品种命名方式进行改进。例如,经过基因重组具备抗病毒特性的美国加州小麦,就不应该再称为美国加州小麦,也不能笼统地称为抗病毒美国加州小麦,应该将经过基因重组所具备不同 DNA 的特征作为品种名称的一部分,或者在品种名称中缀以品种代号。当然这些品种代号必须有唯一性,代号及其所代表的意义必须事先向管理当局备案并获得认可。

(3)品种纯度验证　对转基因农作物,生产商应提供品种的特征资料,包括该 DNA 特征描述、序列谱、验证方法,并具体说明品种改良的目的。有些出于商业上的考虑不愿意提供 DNA 序列谱,也可以只提供验证品种纯度的检验方法,或者提供验证品种的试剂盒。

2. 安全性认证

就现代生物技术的检测能力而言,对已知的导入 DNA 片段的鉴定并不困难,即便如此,由于转基因技术及其产品的复杂性和多样性,进行安全性认证并不是简单地进行 DNA 鉴定或者进行毒理试验就能够解决全部的问题,需要进行长期的观察和持续的检验。

对转基因食品的安全性认证包括了生产应用安全证书和进口安全证书。

国际上对转基因安全的评价基本上是两种类型:一种是美国模式,针对产品进行评估,不管是转基因技术还是其他技术,都是对研究出来的产品进行评估;一种是欧盟模式,是对过程进行评估,只要是使用转基因技术,都对技术过程进行评估。中国既对转基因产品也对转基因过程进行评估,从全球来看,是最严格的评估体系。

我国按照全球公认的评价准则,借鉴欧美普遍做法,结合我国国情,建立了法律法规体系,包括农业转基因生物进口安全管理办法、农业转基因生物标识管理办法、农业转基因生物安全评价管理办法、农业转基因生物安全管理条例等,转基因食品实行严格的分阶段评价,评价分为实验研究、中间试验、环境释放、生产性试验和申请安全证书 5 个阶段,满足 5 个阶段评价的可获得生产应用安全证书。

凡申请我国进口安全证书,必须满足四个前置条件:一是输出国家或者地区已经允许作为相应用途并投放市场。二是输出国家或者地区经过科学试验证明对人类、动植物、微生物和生态环境无害。三是经过我国认定的农业转基因生物技术检验机构检测,确认对人类、动物、微生物和生态环境不存在风险。四是有相应的用途安全管制措施。批准进口安全证书后,进口与否、进口多少,由市场决定。

虽然发放的安全证书安全性是有保障的,但在我国商业化种植还需满足以下三个条件:一是进口安全证书的品种还需获得生产应用安全证书;二是主要农作物还需要按《种子法》的规定通过品种审定;三是种子生产经营者还需要经过知识产权权利人的同意才能生产经营。私自种植的违反《种子法》《专利法》《农业转基因生物安全管理条例》,将受到严肃查处。

总之,对转基因食品的安全性评估是一项综合性的管理措施,它们的进出口管理则更为复杂,因此,评价需要充分考虑以下几点:

(1)进口国对转基因食品进行安全性评估　由于转基因食品的安全性关系到消费者的安全和健康,进口国应该对进口转基因食品实行强制性的安全性评估。

(2)生产商应提供转基因食品的安全证明　转基因产品必须通过所在国政府的安全性评估,并经所在国主管部门正式批准种植,在本国进行过商业性销售。生产商应提供足够的证据来证明该转基因食品是安全无害的。这些证明可以由生产厂商提供,也可以由国际认可的科学研究部门或检验机构提供。

(3)国际上对该转基因食品的接受程度　转基因食品在世界各国被接受的程度是一个比较重要的参考因素。一般情况下,被广泛接受的转基因产品比较可信,其安全性方面的风险较小。

3. 强制性标签管理

根据《农业转基因生物安全管理条例》(简称《条例》)的有关规定,国家对农业转基因生物实行标识制度。实施标识管理的农业转基因生物目录,由国务院农业行政主管部门商议,国务院有关部门制定、调整和公布。凡是列入标识管理目录并用于销售的农业转基因生物,应当进行标识;未标识和不按规定标识的,不得进口或销售。农业部负责全国农业转基因生物标识的监督管理工作。列入农业转基因生物标识目录的农业转基因生物,由生产、分装单位和个人负责标识;经营单位和个人拆开原包装进行销售的,应当重新标识。

标识的标注方法:

转基因动植物(含种子、种畜禽、水产苗种)和微生物,转基因动植物、微生物产品,含有转基因动植物、微生物或者其产品成分的种子、种畜禽、水产苗种、农药、兽药、肥料和添加剂等产品,直接标注“转基因××”。

转基因农产品的直接加工品,标注为“转基因××加工品(制成品)”或者“加工原料为转基因××"。

用农业转基因生物或用含有农业转基因生物成分的产品加工制成的产品,但最终销售产品中已不再含有或检测不出转基因成分的产品,标注为"本产品为转基因××加工制成,但本产品中已不再含有转基因成分"或者标注为"本产品加工原料中有转基因××,但本产品中已不再含有转基因成分"。

农业转基因生物标识应当醒目,并和产品的包装、标签同时设计和印制。难以在原有包装、标签上标注农业转基因生物标识的,可采用在原有包装、标签的基础上附加转基因生物标识的办法进行标注,但附加标识应当牢固、持久。

难以用包装物或标签对农业转基因生物进行标识时,可采用下列方式标注:

(1)难以在每个销售产品上标识的快餐业和零售业中的农业转基因生物,可以在产品展销(示)柜(台)上进行标识,也可以在价签上进行标识或者设立标识板(牌)进行标识。

(2)销售无包装和标签的农业转基因生物时,可以采取设立标识板(牌)的方式进行标识。

(3)装在运输容器内的农业转基因生物不经包装直接销售时,销售现场可以在容器上进行标识,也可以设立标识板(牌)进行标识。

(4)销售无包装和标签的农业转基因生物,难以用标识板(牌)进行标注时,销售者应当以适当的方式声明。

(5)进口无包装和标签的农业转基因生物,难以用标识板(牌)进行标注时,应当在报检(关)单上注明。

有特殊销售范围要求的农业转基因生物,还应当明确标注销售的范围,可标注为"仅限于××销售(生产、加工、使用)"。

农业转基因生物标识应当使用规范的中文汉字进行标注。

销售农业转基因生物的经营单位和个人在进货时,应当对货物和标识进行核对。

第一批实施标识管理的农业转基因生物目录包括:大豆种子、大豆、大豆粉、大豆油、豆粕、玉米种子、玉米、玉米油、玉米粉(含税号为 11022000、11031300、11042300 的玉米粉)、油菜种子、油菜籽、油菜籽油、油菜籽粕、棉花种子、番茄种子、鲜番茄、番茄酱。

**(二)转基因食品管理的思考**

有效的转基因作物管理,一是要严格按照法律法规开展安全评价和安全管理,获得生产应用安全证书;二是要按照非食用→间接食用→食用的路线图进行开发,首先发展非食用的经济作物,其次是饲料作物、加工原料作物,再次是一般食用作物,最后是口粮作物;三是要充分考虑产业的需求,重点解决制约我国农业发展的抗病、抗虫、节水抗旱、高产优质等瓶颈问题。

# 参考文献

［1］中华人民共和国国家卫生和计划生育委员会.GB 15193.15—2015 食品安全国家标准生殖毒性试验［S］.北京:中国标准出版社,2015.

［2］农业农村部农业转基因生物安全管理办公室,农业农村部科技发展中心.农业转基因生物安全管理政策与法规汇编(2018 版)［M］.北京:中国农业出版社,2018.

［3］严卫星,丁晓雯.食品毒理学［M］.北京:中国农业大学出版社,2009.

［4］王心如.毒理学实验方法与技术.北京:人民卫生出版社,2014.

［5］陈君石.国外食品毒理学进展［J］.卫生研究,1995,24(特辑):2-5.

［6］张森,陈欢,王安,等.甲醛的遗传毒性及作用机制研究进展［J］.环境与健康杂志,2017,34(11):1022-1027.

［7］张佳乐,吴建美,曲琳.双酚 A 在生殖毒性领域的研究进展［J］.包头医学院学报,2019,35(7):131-133.

［8］韦日明,黄俊杰,罗峙均,等.烧烤牛肉食品对果蝇突变型的影响［J］.环境与职业医学,2009,16(6):575-577.

［9］袁振华.食品中致突变物及抗突变研究进展［J］.浙江预防医学,2003,15(8):52-56.

# 第十三章　风险分析

**内容提要**

风险分析的基本概念、风险评估的过程、风险管理的基本知识和风险交流的一般内容。

**教学目标**

1. 掌握风险分析的基本概念。

2. 掌握风险评估的基本步骤、风险管理的内容、风险交流的内容等。

3. 理解风险交流的原则。

**思考题**

1. 风险分析的意义主要体现在哪些方面？

2. 风险评估的基本步骤有哪些？

3. 风险交流的原则、风险交流的要素是什么？

## 第一节　风险分析概述

食品安全直接关系到人体健康和生命安全，关系到经济发展和社会稳定，并对国际贸易产生非常重要的影响。无论是发达国家还是发展中国家，食源性疾病一直是一个现实且棘手的问题，它不仅造成大量人群患病，而且带来巨大的经济损失，许多国家在加强食品安全体系方面取得了长足进展，但是食源性疾病的发生率依然很高，食品供应链中新的危害因素仍然不断出现。如美国每年约有 7200 万人（占总人口的 30% 左右）发生食源性疾病，造成 3500 亿美元的损失。英国自 1986 年公布发生疯牛病以后，1987 年至 1999 年间被证实患疯牛病达 17 万头之多，英国的养牛业、饲料业、屠宰业、牛肉加工业、奶制品工业、肉类零售业无不受到严重打击。仅禁止进出口这一项，英国每年就损失 52 亿美元。为彻底杜绝"疯牛病"而不得以采取的宰杀行动更是一个致命的打击。据估计，英国为此次灾难要损失 300 亿美元。比利时发生的二噁英污染事件，不仅造成了比利时的动物性食品被禁止上市并大量销毁，而且导致世界各国禁止其动物性产品的进口，据估计其经济损失达 13 亿欧元。无论是为人熟知的还是新出现的一系列食源性危害，都给人类健康带来了风险，而且阻碍了国际食品贸易的发展。影响人体健康的食源性风险可能来自于自然界的生物、化学、物理等方面的因素，进一步减少食源性疾病、强化食品安全体系的一个重要方法就是风险分析。风险分析可以为食品安全问题提供一整套科学有效的宏观管理模式和风险评价体系。通过实施风险分析，不仅可以促进公众健康的改善，同时也为扩大国际食品贸易打下坚实基础。

### 一、风险分析发展史

风险分析应用于多个领域,最早出现在环境科学危害控制领域中。首次将风险分析方法应用于航空和航天(如著名的阿波罗计划)中取得了巨大成功。1975 年美国核管理委员会(Nuclear Regulatory Commission, NRC)发表了拉斯穆森的报告:《反应堆安全研究》(WASH-1400),首次将风险分析方法应用于商用核电厂的安全分析。食品风险分析是针对国际食品安全性应运而生的一种宏观管理模式,同时也是一门正在发展中的新兴学科。早在 20 世纪 80 年代末期,很多发达国家就已经意识到了风险分析在食品安全中的重要性,于是风险分析相关理论出现在了食品安全领域并用于食品安全的评估。

1986~1994 年举行的乌拉圭回合多边贸易谈判中讨论了包括食品在内的产品贸易问题,最终形成了与食品密切相关的两个正式协定,既"实施卫生与动植物检疫措施协定"(SPS 协定)和"贸易技术壁垒协定"(TBT 协定)。SPS 协定确认了各国政府通过采取强制性卫生措施保护该国人民健康、免受进口食品带来危害的权利。SPS 协定同时要求各国政府采取的卫生措施必须建立在风险评估的基础上,以避免隐藏的贸易保护措施。另外,采取的卫生措施必须是非歧视性的和没有超过必要贸易限制的,同时必须建立在充分的科学证据之上,依据有关的国际标准进行。

1991 年,联合国粮农组织(FAO)、世界卫生组织(WHO)和关贸总协定(GATT)联合召开了"食品标准、食品中的化学物质与食品贸易会议",建议 CAC 在制定决定时应采用风险评估原理。

1995 年 3 月,在世界卫生组织总部瑞士日内瓦召开了"风险分析在食品标准中应用"的 FAO/WHO 联合专家咨询会议,会议最终形成了一份题为"风险分析在食品标准问题上的应用"的报告。该报告确认了食品安全风险分析包括风险管理、风险评估和风险交流三个部分,该报告一经问世就立即受到各方面的高度重视,这次会议的召开,是国际食品安全分析领域的一个发展里程碑。同年,CAC 要求下属所有有关的食品法典分委会对这一份报告进行研究,并将风险分析的概念应用到具体的工作程序中去。

1997 年 1 月,在罗马 FAO 总部 FAO/WHO 举行了第二次联合专家咨询会议,会议就食品安全中应用风险管理进行了磋商。咨询会议的主要目标是要在食品安全中应用风险管理上达成一系列的建议,这些建议将主要应用于食品法典委员会、它的分支委员会和专家顾问机构制定标准,也适用于制定风险管理的国家标准。与会者致力于提供一个风险管理的总框架,确定管理程序中的基本方法和主要机构的活动和作用。解决食品中化学和生物两种危害的风险管理都是很必要的。

1998 年 2 月在罗马召开了 FAO/WHO 联合专家咨询会议,会议提交了题为"风险交流在食品标准和安全问题上的应用"的报告,对风险交流的要素和原则进行了规定,同时对进行有效风险交流的障碍和策略进行了讨论。至此,有关食品风险分析原理的基本理论框架已经形成。

2000 年 10 月 23 日至 28 日,CAC 食品卫生法典委员会(CCFH)第 33 次会议在美国华盛顿召开,会上形成了关于风险分析准则制定的主要文件。

2000 年 12 月 11 日至 15 日,CAC 食品进出口检验和认证系统法典委员会(CCFICS)第 9 次会议在澳大利亚的珀斯召开,会议制定的主要文件 CX/FICS00/8 国际贸易紧急情况下食品控制的风险管理准备讨论稿。欧盟于 2000 年发布了长达 52 页的食品安全白皮书。

《中华人民共和国食品安全法》是为保证食品安全,保障公众身体健康和生命安全而制定,于 2015 年 4 月 24 日第十二届全国人民代表大会常务委员会第十四次会议修订通过,自 2015 年 10 月 1 日起施行。在《中华人民共和国食品安全法》第二章食品安全风险监测和评估中明确指出,国家建立食品安全风险监测制度,对食源性疾病、食品污染以及食品中的有害因素进行监测。县级以上人民政府食品药品监督管理部门和其他有关部门、食品安全风险评估专家委员会及其技术机构,应当按照科学、客观、及时、公开的原则,组织食品生产经营者、食品检验机构、认证机构、食品行业协会、消费者协会以及新闻媒体等,就食品安全风险评估信息和食品安全监督管理信息进行交流沟通。

随着经济全球化步伐的进一步加快,世界食品贸易量也持续增长,食源性疾病也随之呈现出流行速度快、影响范围广等新特点。各国政府和有关国际组织都在采取措施,以保障食品的安全。为了保证各种措施的科学性和有效性,以及最大限度地利用现有的食品安全管理资源,迫切需要建立各种管理措施和制度,并对其实施的有效性进行评价,这便是食品风险分析。可以说,食品风险分析是作为针对国际食品安全性问题应运而生的一种宏观管理模式。

## 二、风险分析的基本概念

危害(hazard):是指当机体、系统或人群暴露时可能产生有害作用的某一种因子或场景的固有性质。食品安全风险分析工作原则(GB/T 23811—2009)中的危害定义为食品中所含有的对健康有潜在不良影响的生物、化学或物理因素或食品存在的状态。

风险(risk):也称为危险性或危险度,系指在具体的暴露条件下,某一种因素对机体、系统或人群产生有害作用的概率。食品安全风险分析工作原则(GB/T 23811—2009)中风险的定义为食品中危害产生某种不良健康影响的可能性和该影响的严重性。

风险分析(risk analysis):是指对机体、系统或人群可能暴露于某一危害的控制过程。风险分析包括三部分内容,即风险评估、风险管理和风险交流。

风险分析是一种用来估计人体健康和安全风险的方法,它可以确定并实施合适的方法来控制风险,并与利益相关方就风险及所采取的措施进行交流。风险分析不但能解决突发事件的或因食品管理体系的缺陷导致的危害,还能支撑和改进标准的发展完善。风险分析能为食品安全监管者提供作出有效决策所需的信息和依据,有助于提高食品安全水平,改善公众健康状况。无论背景制度怎样,风险分析的原则为所有食品安全管理机构提供了一个可显著改善食品安全状况的工具。

例如,可以利用风险分析来获得食品供应链中某种污染物风险水平的信息和证据,帮助政府决定采取何种应对措施(如设定或修改该污染物的最大限制、增加污染物的检测频率、审核标识要求、为特殊人群提供建议、对问题食品发布产品召回和(或)进口禁令等)。而且,管理机构通过进行风险分析,能够在食物链中找出多个可实施控制措施的控制环节,衡量不同控制措施的成本效益,最终决定哪一种措施最为有效,因此,风险分析为我们提供了一个框架,借此可对各种可能措施产生的可能影响进行分析(包括对特定群体,如食品企业等部门的影响),并通过重点关注食品安全风险最大的因素来促进公共资源的有效利用。

食品安全风险分析是基于现代科学技术进行评估的有效的管理工具,它可以建立一个基础模型,再对不同的危险因素进行具体分析,对食品安全进行系统研究,为消费者建立一个安全可靠的食品环境。一个常见的风险分析框架包括三个部分:风险分析、风险管理和风险交流,这三个部分在风险分析中互相补充,成为一个高度统一的整体,在典型的食品安全风险分析过程中,管理者和评估者几乎持续不断地在以风险交流为特征的环境中进行互动交流(图 13-1)。

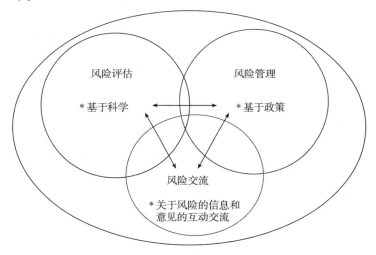

图 13-1　风险分析框架

可接受的风险(acceptable risk):是指公众和社会在精神、心理等各方面可以承受的风险。风险的可接受性是一个相对的概念,它受众多因素的影响,这些影响中需要考虑的因素可能包括:风险的确定性和严重性;对健康影响的可逆性;对风险的理解或熟悉程度;风险是自愿接受还是被动强加的;个人是否能因遭受风险而获得补偿;所采取行动的优势所在等。比如,随着生活水平的提高人们对于食品防腐剂、高盐食品和高糖食品的危害风险性越来越担心,但是相对于易腐食品的微生物危害风险,人们对于腌制的食品等还是可接受的。

### 三、风险分析意义

食品法典委员会总结了三十多年的工作经验,将"风险分析"的概念引入食品管理中,并将之系统化和理论化,成为法典工作的重要原则和方法。世界贸易组织(WTO)的两项协定——《实施卫生与动植物卫生措施协定》(SPS协定)和《贸易技术壁垒协定》(TBT协定)都将"风险分析"列入其中,作为国家卫生措施与国际食品法典不一致时采用的判定原则。

因此国际食品法典工作中应用"风险分析"原则的重要意义体现在:建议了一整套科学系统的食源性危害的评估、管理理论,为制定国际上统一协调的食品卫生标准体系奠定了基础;风险分析的应用将科研、政府、消费者、生产企业以及媒体和其他有关各方有机地结合在一起,加强了政府机构、学术界、企业以及消费者之间信息的交流,使各国风险管理的决策建立在科学、客观及协调的基础之上,促进食品安全管理体系的发展和完善;有效地保护本国贸易利益的非关税贸易壁垒,促进公平的食品贸易;风险分析的应用对于确定不同成员国食品安全管理措施是否具有等同性、简化食品进出口检验程序、促进双边和多边互认、促进国际食品公平贸易等方面影响深远。

食品安全风险分析是目前我国最有效的食品质量管理手段,它可以提前检测出食品中存在的潜在危险和质量问题,是一种有预见性的规避风险的措施。主要体现在以下三个方面:

#### (一)有效预防食品安全风险

随着食品问题的不断复杂化和多样化,传统的监管方式表现出了极大的效果和效率方面的无能。而风险分析这种监管方式能够最有效地将风险控制在萌芽状态,因此,很好地起到了预防食品安全风险的作用。

#### (二)高效整合现有监管资源

我国传统的食品安全管理体制是以分段管理为主的体制,各部门各自为政,导致资源浪费严重。而建立在风险分析之上的管理体制,各部门都紧紧围绕着风险进行运作,避免了各部门凭主观意志而进行割裂的管理,极大地整合了现有的资源。

#### (三)科学提供食品安全监管依据

风险分析建立了一整套科学系统的食源性危害的评估、管理理论,为制定国际上统一协调的食品卫生标准体系奠定了基础。另外,在风险分析过程中,评估者和管理者的职能划分也保证了监管的科学和客观。

## 第二节 风险评估

风险评估用于测量风险的大小以及确定影响风险的各种因素。国家标准风险管理风险评估技术(GB/T 27921—2011)中界定的风险评估旨在为有效的风险应对提供基于证据的信息和分析。风险评估的主要作用包括:认识风险及其对目标的潜在影响;为决策者提供相关信息;增进对风险的理解,以利于风险应对策略的正确选择;识别那些导致风险的主要因素,以及系统和组织的薄弱环节;沟通风险和不确定性;有助于建立优先顺序;帮助确定风险是否可接受;有助于通过事后调查来进行事故预防;选择风险应对的不同方式;满足监管要求。进行风险评估时尤其应该清楚以下事项:组织所处环境和组织目标;组织可容许风险的范围及类型,以及如何应对不可接受的风险;风险评估的方法和技术,及其对风险管理过程的促进作用;实施风险评估的义务、责任及权利;可用于风险评估的资源;如何进行风险评估的报告及检查;风险评估活动如何融入组织日常运行中。

《中华人民共和国食品安全法》第二章第十七条要求:国家建立食品安全风险评估制度,运用科学方法,根据食品安全风险监测信息、科学数据以及有关信息,对食品、食品添加剂、食品相关产品中生物性、化学性和物理性危害因素进行风险评估。国务院卫生行政部门负责组织食品安全风险评估工作,成立由医学、农学、食品、营养、生物、环境等方面的专家组成的食品安全风险评估专家委员会进行食品安全风险评估。食品安全风险评估结果由国务院卫生行政部门公布。对农药、肥料、兽药、饲料和饲料添加剂等的安全性评估,应当由食品安全风险评估专家委员会的专家参加。食品安全风险评估不得向生产经营者收取费用,采集样品应当按照市场价格支付费用。

第十八条要求有下列情形之一的,应当进行食品安全风险评估:通过食品安全风险监测或者接到举报发现食品、食品添加剂、食品相关产品可能存在安全隐患的;为制定或者修订食品安全国家标准提供科学依据需要进行风险评估的;发现新的可能危害食品安全因素的;需要判断某一因素是否构成食品安全隐患的;国务院卫生行政部门认为需要进行风险评估的其他情形。

国际法典委员会中,风险评估是一个以科学为依据的过程,由危害识别、危害特征描述、暴露评估以及风险特征描述四个步骤组成。

## 一、危害识别

危害识别是风险评估的重要组成部分,提供关于评估对象代谢和毒作用的有效信息,是指对可能给人类及环境带来不良影响的危害物质所进行的识别,以及对其所带来的影响或后果的定性描述,简单来说,危害识别主要是指要确定某种危害物质的危害性(产生的不良影响),并在可能时对这种物质导致的不良影响的性质进行识别。

危害识别的主要内容包括:识别危害物质的性质,并确定其所带来的危害的性质和种类等;确定这种危害对人体的影响结果;检查对于所关注的危害物质的检验和测试程序是否合适、有效(这一点对于确保危害物质及其所带来危害的识别结果的准确性,确保相应的观察、测试的有效性和适用性都是十分必要的);确定什么是显著危害(这对于评估能否完成和彻底是很重要的,在某些时候,不同分析人员可能会对某些个别的危害物质所带来的不利影响究竟有多大存在不同的看法);

相对于危害特征描述来说，危害识别可以被当作是一个最初的定性的影响效果的描述。需要特别强调的是，在进行危害识别时，应该确保所有的显著不利影响均被识别并且都得到足够的重视。

## 二、危害特征描述

危害特征描述是指对那些对人类健康产生不良影响的危害物质的性质进行的定性的或者是定量的评估。在可能的情况下，这种评估必须包含一个剂量—反应评估。其中剂量—反应评估是指在风险评估中，我们将人类摄入微生物病原体的数量、有毒化学物剂量或其他危害物质的量与人体发生不良反应的可能性之间的转变用数学关系进行描述。简单地说，剂量—反应评估就是指确定摄入危险物质的剂量与发生不良影响的可能性的数学关系的评估过程。

危害特征描述的内容主要就是描述不良影响的严重性和持久性，并定量估计可以造成不良影响的危害物质的大概数目，在进行危害特征描述的过程中，一定要明确被感染的主体，并尽可能测定感染的结果。

## 三、暴露评估

暴露评估是指对于食品中的危害物质的可能摄入量以及通过其他途径接触的危害物质的剂量的定性或定量的评价。一项暴露评估包括暴露在危害物质下的人群的规模、自然特点以及暴露的程度、频率和持续时间等内容。

当我们进行暴露评估时，主要回答以下问题：污染的频率和程度有多深；危害物质将如何作用；危害物质在特定食品中的分布情况。另外，同化学因素在加工过程中只发生细微的变化不同，对于生物性危害物质来说，食品中的病原体的数量是动态变化的，会产生十分明显的升高或降低。因此对于生物性危害，我们要特别关注：病原体的生态学特征，如特定病原体进入寄主体内将如何变化（生长或失活）；食品的加工、包装和贮存及其中相应的控制措施对病原体有哪些影响；消费特定食品的人群（接受者）是什么样的，在使用前如何进行加工。

为了尽可能全面地描述危害物质的特点，对于每种"暴露"可以按照以下几种方法对其进行描述：接受者（人类或环境物种）对于危害物质中各成分的暴露水平（一般用"暴露剂量"或"外部剂量"指标描述）；评估或衡量这种危害物质被人体及组织器官所摄入的水平，及这种摄入水平被新陈代谢和排泄的分化作用损耗后的水平；确定考虑时间因素后的危害物质对于目标器官、组织的富集剂量。很重要的一个问题是外部剂量应该如何表达。传统上，偏向使用"每体重单位的摄入剂量"或"身体表面区域单位表面积的接触剂量"等指标。另外，还应注意各种化学制品剂量方面的表述，如有时峰面积是重要的指标，有时则要求用时间—剂量水平表示。

## 四、风险特征描述

风险特征描述是指对特定人群中发生不良影响的可能性和严重性的估计。风险特征描述的内容主要包括：风险的性质特征和产生不良影响的可能性；哪些人属于该风险的易感人群；不良影响的严重性及不良影响是否可逆；风险特征中的不确定性和可变性；进行风险评估的科学证据有哪些，是否充分、可信；风险评估及其所做出的预测的可信程度有多高时，为风险管理提供部分可选择的措施；另外对于风险特征描述来说，甚至对于整个风险评估来说，还要求它能够有助于回答关于所关注的风险的相关问题，它应该易于理解并具有良好的可追溯性，以便于对其有效性进行检查。

# 第三节　风险管理

风险管理是发展与实施控制风险的各种策略与政策。国家标准风险管理原则与实施指南（GB/T 24353—2009）中界定的风险管理过程包含以下因素：明确环境信息；风险评估（包括风险识别、风险分析与风险评价）；风险应对；监督和检查；沟通和记录。在风险管理过程中，风险评估并非一项独立的活动，必须与风险管理过程的其他组成部分有效衔接。国际法典委员会中，风险管理与风险评估不同，是一个在与各利益方磋商过程中权衡各种政策方案的过程，该过程考虑风险评估和其他与保护消费者健康及促进公平贸易活动有关的因素，并在必要时选择适当的预防和控制方案。

## 一、风险管理内容

风险管理的首要目标是通过选择和实施适当的措施，尽可能有效地控制食品风险，从而保障公众健康。措施包括制定最高限量，制定食品标签标准，实施公众教育计划，通过使用其他物质，或者改善农业或生产规范以减少某些化学物质的使用等。风险管理的内容可以大致分为四个部分：风险评价、对风险管理选择的评估、执行风险管理决定、监控和审查。

风险评价的主要步骤包括：确认食品安全性问题；描述风险概况；就风险评估和风险管理的优先性对危害进行排序；为进行风险评估，制定风险评估政策；进行风险评价；对风险评价结果的审议。

对风险管理选择的评估的主要步骤：确定现有的管理选择；选择最佳的风险管理措施（包括考虑一个合适的安全标准）；最终的管理决定。

执行风险管理决定，将风险管理选择的评估过程中确定的最佳的风险管理措施付诸实施。

监控和审查的主要步骤：对实施措施的有效性进行评估；在必要时对风险管理和（或）风险评价进行审查。

为了做出风险管理决定，风险评价过程的结果应当与现有风险管理选择的评价相结合。食品风险管理的主要目标是通过选择和实施合适的措施,尽可能有效地控制风险以保护公众健康。因此保护人体健康应当是首先考虑的因素,同时可适当考虑如经济费用、效益、技术可行性、对风险的认知程度等其他因素,可以进行费用—效益分析。执行管理决定之后,应当对控制措施的有效性以及风险对消费者暴露人群的影响进行监控,以确保食品安全目标的实现。

重要的是,所有可能受到风险管理决策影响的有关组织都应有机会参与风险管理的过程。其中包括(但不仅限于)消费者组织、食品工业和贸易代表、教育研究机构和制定规章制度的行业主管机构。他们可以以各种方式进行协商讨论,包括参加公共会议、在公开发表的文章中进行评论。在风险管理策略制定的各个阶段,都应吸收相关组织共同进行评价和审议等工作。

## 二、风险管理一般原则

食品安全风险管理的一般原则包括:

(1)风险管理应当采用一个具有结构化的方法,它包括风险评价、风险管理选择评估、执行管理决定,以及监控和审查。在某些情况下,并不是所有这些方面都必须包括在风险管理活动当中。

(2)在风险管理决策中应当首先考虑保护人体健康。对风险的可接受水平应主要根据对人体健康的考虑决定,同时应避免风险水平上随意性的和不合理的差别。在某些风险管理情况下,尤其是决定将采取的措施时,应适当考虑其他因素(如经济费用、效益、技术可行性和社会习俗)。这些考虑不应是随意性的,而应当保持清楚和明确。

(3)风险管理的决策和执行应当透明。风险管理应当包含风险管理过程(包括决策)所有方面的鉴定和系统文件,从而保证决策和执行的理由对所有有关团体是透明的。

(4)风险评估政策的决定应当作为一个特殊的组成部分包括在风险管理中。风险评估政策是为价值判断和政策选择制定准则,这些准则将在风险评估的特定决定点上应用,因此最好在风险评估之前,与风险评估人员共同制定。从某种意义上讲,决定风险评估政策往往成为进行风险分析实际工作的第一步。

(5)风险管理应当通过保持风险管理和风险评估二者功能的分离,确保风险评估过程的科学完整性,减少风险评估和风险管理之间的利益冲突。但是应当认识到,风险分析是一个循环反复的过程,风险管理人员和风险评估人员之间的相互作用在实际应用中至关重要。

(6)风险管理决策应当考虑风险评估结果的不确定性。如有可能,风险的估计应包括将不确定性量化,并且以易于理解的形式提交给风险管理人员,以便他们在决策时能充分考虑不确定性的范围。例如,如果风险的估计很不确定,风险管理决策将更加保守。

(7)在风险管理过程的所有方面,都应当包括与消费者和其他有关团体进行清楚的相互交流。在所有有关团体之间进行持续的相互交流是风险管理过程的一个组成部分。风险情况交流不仅仅是信息的传播,而更重要的是将对有效进行风险管理至关重要的信息和意见并入决策的过程。

（8）风险管理应当是一个考虑在风险管理决策的评价和审查中所有新产生资料的连续过程。在应用风险管理决定之后，为确定其在实现食品安全目标方面的有效性，应对决定进行定期评价。为进行有效的审查，监控和其他活动是必须的。

# 第四节 风险交流

风险交流是相对较新的一个综合应用性学科内容，国内外传播学、心理学、社会学等相关专家都在展开研究，在传入我国不过 20 年的时间里，在健康风险、食品安全风险这些与公众切身相关、高关注度的领域中，其相关理论在公共卫生领域应用逐渐广泛，也对政府专家与媒体和公众的沟通方式产生了长足的影响，并带来了良好的效果。

风险交流一词最初由美国环保署首任署长威廉·卢克西斯于 20 世纪 70 年代提出。美国国家科学院对风险交流作过如下定义：风险交流是个体、群体以及机构之间交换信息和看法的相互作用过程；这一过程涉及多侧面的风险性质及其相关信息，它不仅直接传递与风险有关的信息，也包括表达对风险事件的关注、意见以及相应的反应，或者发布国家或机构在风险管理方面的法规和措施等。风险交流是在各种与风险相关的组织之间进行信息的沟通。

风险交流在国际食品法典委员会中的定义为，在风险分析全过程中，风险评估人员、风险管理人员、消费者、产业界、学术界和其他感兴趣各方就风险、风险相关因素和风险认知等方面的信息和看法进行互动式交流，内容包括风险评估结果的解释和风险管理决定的依据。

2011 年在北京召开的食品安全风险交流国际研讨会上，原卫生部副部长陈啸宏指出，风险交流是将科学的食品安全信息在政府、学术界、食品行业、媒体和消费者之间进行沟通和互动。只有及时、准确、透明地沟通食品安全信息，才能使公众真正了解并认识食品安全的真实情况，从而增强对食品安全的信心并理性参与。

简而言之，风险交流就是与目标受众双向交流潜在的、不确定的风险有关的信息，其目的是为了降低风险造成的影响、避免危机的发生。在我国，所谓风险交流又称大众风险交流，是指针对风险性事件，政府相关部门及时有效地与大众互动交流与沟通，以争取理解、支持与合作。食品安全风险交流，则是针对与食品安全有关的风险性事件。此外，风险交流也有利于风险管理者尽可能多地收集科研、政府相关部门、消费者、生产企业、媒体和其他各方面的信息与意见，有利于管理者获知更多的影响因素和决策信息，避免片面决策，做出更高质量的风险管理决策。

## 一、风险交流要素

进行有效风险交流的要素包括：风险的性质、风险评估的不确定性，以及风险管理的措施。

**（一）风险的性质**

（1）危害的特征和重要性。

（2）风险的大小和严重程度。

（3）情况的紧迫性。

（4）风险的变化趋势。

（5）危害暴露的可能性。

（6）暴露的分布。

（7）能够构成显著风险的暴露量。

（8）风险人群的性质和规模。

（9）最高风险人群。

（10）受益的性质。

（11）与每种风险相关的实际或预期的利益等。

**（二）风险评估的不确定性**

（1）评估风险所采用的方法。

（2）每种不确定性的重要性。

（3）所获数据的薄弱点或不准确性。

（4）评估所依据的假设。

（5）假设中各因素的变化对评估的灵敏度的影响。

（6）风险评估结论的变化对风险管理的影响。

**（三）风险管理措施**

（1）控制或管理风险的行动。

（2）个人可采取的降低其风险的行动。

（3）选择特定的风险管理措施的理由。

（4）特定措施的有效性。

（5）特定措施的益处。

（6）管理风险的费用，以及由谁来支付。

（7）实施风险管理措施后，仍然存在的风险。

## 二、风险交流原则

风险交流原则主要包括八项内容：认识交流对象；科学专家的参与；建立交流的专门技能；确保信息来源可靠；分担责任；分清"科学"和"价值判断"两者的区别；确保透明度；正确认识风险。

**（一）认识交流对象**

在制作风险交流的信息资料时，应该分析交流对象，了解他们的动机和观点。除了在总体上知道交流对象是谁以外,更需要把他们分别对待,甚至把他们作为个体,来了解他们所思所感,并与他们保持一条开放的交流渠道。倾听所有有关各方的意见是风险交流的一个重要组成部分。

### (二)科学专家的参与

作为风险评估者,科学专家必须有能力解释风险评估的概念和过程。他们要能够解释其评估的结论和科学数据以及评估所基于的假设和主观判断,以使风险管理者和其他有关各方能清楚地了解风险。而且,他们还必须能够清楚地表达出他们知道什么,不知道什么,并且解释风险评估过程的不确定性。反过来说,风险管理者也必须能够解释风险管理决定是怎样做出的。

### (三)建立交流的专门技能

成功的风险交流需要所有有关各方传达易理解的有用信息的专门技能。风险管理者和技术专家可能没有时间或技能去完成复杂的交流任务,比如对各种各样的交流对象(公众、企业、媒体等)的需求做出答复,并且撰写有效的信息资料。所以,具有风险交流技能的人员应该尽早地参与进来。这种技能可以靠培训和实践获得。

### (四)确保信息来源可靠

来源可靠的信息比来源不可靠的信息更可能影响公众对风险的看法。对某一对象,危害的性质以及文化、社会和经济状况和其他因素的不同,来源的可靠性也会有变化。如果多种来源的信息是一致的,那么其可靠性就得加强。决定来源可靠性的因素包括被承认的能力或技能、可信任度、公正性以及无偏见性,比如消费者认为同"可靠性高"相联系的词包括基于事实、有知识、专家、公众福利、负责的、真实的以及良好的可追溯性。新人和可靠性必须不断培养,否则会因缺乏有效的或不适当的交流而受到破坏或丧失。研究表明,消费者的不信任感和可靠性低是由夸大、歪曲和明显出于既得利益的宣传而产生的。

有效的交流应该是承认目前存在的问题和困难,在内容和方法上是公开的,并且是及时的。消息的及时传递是极其重要的,因为许多争论都集中于这个问题,即"为什么不早一点告诉我们",而不是风险本身。对信息的遗漏、歪曲和出于自身利益的声明从长远来看,都会损害可靠性。

### (五)分担责任

国家、地区和地方政府管理机构都对风险交流负有根本的责任。公众期望政府在管理公众健康风险方面起领导作用。当风险管理的决定是不采取行动时,更是这样。如果是后者,交流时应解释为什么不采取行动时最佳措施。为了了解公众所关注的问题,并且确保风险管理的决定已经以适当的方式回答了这些问题,政府需要确定公众对风险指导些什么,以及公共对各种风险管理措施的看法。

媒体在交流过程中扮演一个必不可少的角色,因而也分担这些责任。在交流过程中,涉及人类健康的紧急风险,特别是有潜在严重健康后果的风险(如食源性疾病),就不能等同于非紧急的食品安全问题。企业对风险交流也负有责任,尤其是其产品或加工过程所产生的风险。即使参与风险交流的各方(如政府、企业、媒体等)的各自作用不同,但都对交流的结果负有共同的责任。因为管理措施必须以科学为基础,所以,所有参与风险交流的各方,都应了解风险评估的基本原则和支持数据以及做出风险管理决定的政策依据。

### (六)分清"科学"和"价值判断"两者的区别

在考虑风险管理措施时,有必要将"事实"与"价值"分开。在实际中,及时报道所了解的事实以及在建议的或实施中的风险管理决定中包含的不确定性是十分有用的。风险交流者有责任说明所了解的事实,以及这种认识的局限性。而"价值判断"包含在"可接受的风险水平"这个概念中。因而,风险交流应该能够对公众说明可接受的风险水平的理由。许多人将"安全的食品"理解为零风险的食品,但是零风险通常是不可能达到的。在实际中,"安全的食品"通常意味着食品是"足够安全的"。解释清楚这一点,是风险交流的一个重要功能。

### (七)确保透明度

为了使公众接受风险分析过程及其结果,要求这个过程必须是透明的。除了因为合法原因需保密(比如专利信息或数据)外,风险分析的透明度必须体现在其过程的公开性和可供有关各方面之间进行的有效的双向交流,这是风险管理的一个必不可少的组成部分,也是确保透明度的关键。

### (八)正确认识风险

要正确认识风险,一种方法是研究可能带来风险的食品加工工艺或加工过程的作用;另一种方法,是将所探讨的风险与其他相似的更熟悉的风险相比较。一般来说,风险比较只有在下列情况下采用:两个(或所有)风险评估是同样合理的;两个(或所有)风险评估都与特定对象有关;在所有风险评估中,不确定性的程度是相似的;对象所关注的问题得到认可并着手解决;有关物质、产品或活动本身都是直接可比的,包括自觉和非自觉暴露的概念。

## 三、风险交流对象

食品安全问题属于重大的公共安全领域,因此食品安全涉及了较多的社会群体,风险交流活动就是为了保证这些社会群体之间就风险信息能够进行充分的互动,保证各方的参与权和知情权,那么这也预示着风险交流活动会面对大量的不同国家、不同知识背景、不同风险认知程度、不同价值观和利益诉求等复杂的社会群体,对于这些差异化的交流对象,如何能保证风险信息的有效交流是食品安全风险交流所面临的问题,因此了解和区分不同的风险交流对象,是保证有效风险交流的前提,应该讲,在风险交流活动中,不同的交流对象在其中的地位和所起到的作用是不同的,只有各方在风险交流中能够起到自己应有的作用和承担应有的责任,风险交流活动才能有效进行。比如风险管理者在风险管理活动中往往忽视大众对决策的意见,不能保证大众对风险管理活动的知情权,对于风险管理措施的出台只是告知大众,这就导致风险管理措施的实施在很多情况下不能得到大众的理解,实施的效果就会降低。因此,如何认识和保证风险交流对象在风险交流中的作用和责任就显得非常重要。不同交流对象在风险交流中的作用和责任包括:

**(一)政府**

不管采用什么方法来管理危害公众健康的风险,政府都对风险交流负有根本的责任。政府应致力于食品安全法规的建立和实施,在法律的框架范围内改进国家食品安全管理机构的组织形式和管理模式。同时协调与国际组织,尤其是国内涉及食品安全的各行政机构的信息收集、交换和整合工作。当风险管理的职责是使有关各方充分了解和交流信息时,政府的决策就有义务保证,参与风险分析的有关各方能有效地交流信息。建立系统高效的科学检测体系,对食品安全性、环境影响和社会经济效果等进行有效的综合评价,提高检测能力。这些都为风险管理提供了保证。

在交流风险信息时,政府应该尽力采用一致的和透明的方法。交流的方法因不同问题和对象而异。这在处理不同特定人群对某一风险有着不同看法时最为明显。这些认识上的差异可能取决于经济、社会和文化上的不同,但是,这些差异应该得到承认和尊重,其产生的结果(即有效地控制风险)才是最重要的。不同方法产生相同结果是可以接受的,通常政府有责任进行公共健康教育,并向卫生界传达有关信息。在这些工作中,风险交流能够将重要的信息传递给特定对象,如孕妇和老年人。

**(二)企业界**

企业有责任保证其所生产食品的质量和安全。同时,企业也同政府一样,有责任将风险信息传递给消费者,企业全面参与风险分析工作,对作出有效的决定是十分必要的,并且这可以为风险评估和管理提供一个主要的信息来源。

充分发挥企业和行业协会的作用可以有效地降低食源性风险。危害分析和关键控制点(HACCP)体系是一种以风险分析为基础的用于食品安全质量的控制措施,也是迄今为止控制食源性危害最经济有效的手段。我国许多食品企业已经在生产过程中引用了HACCP管理。HACCP通过对整个食品链,包括原辅材料的生产、食品加工、流通乃至消费的每一环节中的物理性、化学性和生物性危害进行分析、控制以及控制效果验证的完整系统。风险分析是对HACCP管理体系的进一步补充和完善,也是实行HACCP管理体系的基础。作为主体企业的自律行为和实践经验,行业协会的监督约束,均为进行风险管理提供了宝贵的经验。

企业和政府间经常性的信息交流通常涉及制定标准或批准新技术,并且通常用于传递有关食物成分以及如何安全食用的信息。风险管理的一个目标是确定最低的、合理的和可接受的风险。这就要求对食品加工和处理过程中一些特定信息有一定的了解,而企业对这些信息具有最好的认识,这在风险管理和风险评估者拟定有关文件和方案时将发挥至关重要的作用。

**(三)消费者和消费者组织**

在公众看来,广泛而公开地参与国内的风险分析工作,是切实保护公众健康的一个必要因素。在风险分析过程的早期,公众或消费者组织的参与有助于确保消费者关注的问题得到重视和解决,并且还会使公众更好地理解风险评估过程,以及如何做出风险决定。而且这能够进一步为由风险评估产生的风险管理决定提供支持。消费者和消费者组织有责任向风险管理者表达他们对健康风险的关注和观点。消费者组织应经常和企业、政府一起工作,以确保消费者关注的风险信息能得到很好地传播。

### (四)学术界和研究机构

学术界和研究机构的人员,以他们对于健康和食品安全的科学专业知识,以及识别危害的能力,在风险分析过程中发挥重要作用。媒体或其他有关各方可能会请他们评论政府的决定。通常,他们在公众和媒体心目中具有很高的可信度,同时也可作为不受其他影响的信息来源。研究消费者对风险的认识或如何与消费者进行交流,以及评估交流的有效性。这些科研工作者也可有助于风险管理者寻求对风险交流方法和策略的建议。

### (五)媒体

媒体在风险交流中显然也起到非常关键的作用。公众得到的有关食品的健康风险信息大部分是通过媒体获得的。各种大众媒体针对不同事件、不同场合发挥着各式各样的作用。媒体可以仅仅是传播信息,但也可以制造或说明信息。媒体并不局限于从官方获得信息,它们的信息常常反映出公众和社会其他部门所关注的问题。这使得风险管理者可以从媒体中了解到以前未认识到的公众关注的问题。所以媒体能够促进风险交流工作。

# 参考文献

[1]宋怿.食品风险分析理论与实践[M].北京:中国标准出版社,2005.

[2]严卫星.食品毒理学[M].北京:中国农业大学出版社,2008.

[3]石阶平,翻译.食品安全手册[M].北京:中国农业大学出版社,2006.

[4]中华人民共和国国家标准.GB/T 23811—2009 食品安全风险分析工作原则[S].北京:中国标准出版社,2009.

[5]中华人民共和国国家标准.GB/T 27921—2011 风险管理 风险评估技术[S].北京:中国标准出版社,2011.

[6]孙俐,贾伟.食品安全风险分析的发展与应用[J].食品研究与开发,2008(6):164-166.

[7]曾莉娜.中国食品安全风险分析机制研究[D].上海:上海师范大学,2010.